Dr. med. Chris Winter
MÜDE WAR GESTERN

Dr. med. Chris Winter

MÜDE WAR GESTERN

Wie du deine Schlafstörung selbst behandelst und wieder Schlaf findest

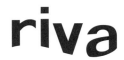

Bibliografische Information der Deutschen Nationalbibliothek
Die Deutsche Nationalbibliothek verzeichnet diese Publikation in der Deutschen Nationalbibliografie. Detaillierte bibliografische Daten sind im Internet über http://dnb.d-nb.de abrufbar.

Für Fragen und Anregungen:
info@rivaverlag.de

Wichtiger Hinweis:
Sämtliche Inhalte dieses Buches wurden sorgfältig geprüft. Dennoch stellen sie keinen Ersatz für eine qualifizierte ärztliche Beratung dar. Verlag und Autor haften für keine nachteiligen Auswirkungen, die in einem Zusammenhang mit den im Buch enthaltenen Informationen stehen.

1. Auflage 2018

© 2018 by riva Verlag, ein Imprint der Münchner Verlagsgruppe GmbH
Nymphenburger Straße 86
D-80636 München
Tel.: 089 651285-0
Fax: 089 652096

Die Originalausgabe erschien bei New American Library, einem Imprint der
Penguin Publishing Group, einem Geschäftsbereich von Penguin Random House LLC,
unter dem Titel *The sleep solution: why your sleep is broken and how to fix it*/W. Chris Winter, MD.
All rights reserved. © 2017 by CNSM Consulting LLC

Alle Rechte, insbesondere das Recht der Vervielfältigung und Verbreitung sowie der Übersetzung, vorbehalten. Kein Teil des Werkes darf in irgendeiner Form (durch Fotokopie, Mikrofilm oder ein anderes Verfahren) ohne schriftliche Genehmigung des Verlages reproduziert oder unter Verwendung elektronischer Systeme gespeichert, verarbeitet, vervielfältigt oder verbreitet werden.

Übersetzung: Christa Trautner-Suder
Redaktion: Asta Machat
Umschlaggestaltung: Manuela Amode
Umschlagabbildungen: Shutterstock.com: Nazar Yosyfiv/Igor Samoilik
Satz: Satzwerk Huber, Germering
Druck: GGP Media GmbH, Pößneck
Printed in Germany

ISBN Print 978-3-7423-0240-3
ISBN E-Book (PDF) 978-3-95971-689-5
ISBN E-Book (EPUB, Mobi) 978-3-95971-688-5

Weitere Informationen zum Verlag finden Sie unter

www.rivaverlag.de
Beachten Sie auch unsere weiteren Verlage unter www.m-vg.de.

*Für meine Patienten – für die, denen ich bereits zu
helfen versuchte, und für die, die ich noch treffen werde.
Dieses Buch schrieb ich einzig für Sie.*

*Für meine Frau Ames – du bist meine Liebe
und meine Inspiration.
Dieses Buch schrieb ich einzig wegen dir.*

INHALT

Prolog 9

Einführung in die Schlafmedizin 13

1. Wozu ist der Schlaf nütze? Zu absolut allem! 17
2. Primäre Triebe 35
3. Schläfrig versus müde 51
4. Schlafstadien 73
5. Vigilanz und Wachheit 93
6. Falsche Wahrnehmung des Schlafzustandes 109
7. Zirkadiane Rhythmen 117

Zwischenakt 127

8. Schlafhygiene... 133
9. Insomnie.. 161
10. Schwere Insomnie..................................... 179
11. Schlafhilfen 203

12. Zeitpläne für den Schlaf	227
13. Nickerchen	245
14. Schnarchen und Apnoe	261
15. Weitere Schlafstörungen, die so merkwürdig sind, dass sie ernst sein müssen	273
16. Zeit für eine Schlafstudie	289
Schlussbetrachtung	303
Anmerkung des Autors	305
Danksagung	307
Weiterführende Literaturhinweise	311
Register	319

PROLOG

Geschlafen habe ich schon immer gerne, das war mir immer wichtig. Ich erinnere mich, wie fantastisch ich es als Kind fand, am Wochenende ausschlafen zu können. Sehr deutliche Erinnerungen habe ich auch noch daran, wie ich bei Schneefall aufstand, um mich für die Schule fertig zu machen, und begierig Radio hörte in der Hoffnung, es käme eine Meldung, dass die Schule geschlossen bleibt. Blieb die Schule tatsächlich einmal geschlossen, konnte ich direkt zurück in mein Bett und mir eine Extramütze voll Schlaf gönnen! Da meine Eltern beide an einer öffentlichen Schule unterrichteten, wurde daraus immer ein Familienereignis.

Als ich sieben Jahre alt war, verschrieb mir der Arzt wegen einer schlimmen Erkältung ein Medikament. Es musste in regelmäßigen Abständen rund um die Uhr eingenommen werden, daher weckte mich meine Mutter nachts und ich musste das intensiv schmeckende flüssige Antibiotikum schlucken. Das nächtliche Erwachen und nachfolgende erneute Einschlafen schien die Nacht länger zu machen. Ich liebte es.

In der dritten Klasse stand mein Entschluss fest, Arzt zu werden, weil ich mit großem Vergnügen Organe zeichnete und mir gerne die lateinischen Namen der Muskeln merkte. Familie und Freunde lobten mich immer sehr, wenn ich von meinen Plänen erzählte, wodurch sich meine Entschlossenheit sicher noch weiter verfestigte. Später war ich eine Zeit lang in der Dermatologie, eine Zeit lang in der Pädiatrie und sogar in der

Orthopädie tätig. Diverse Lebensentscheidungen und ein glücklicher Zufall ließen jedoch letztlich den Schlaf zu meinem Arbeitsgebiet werden.

Mit dem Schlaf beschäftigte ich mich bereits lange, bevor ich Arzt wurde. Ja sogar noch bevor ich überhaupt Medizin studierte. Ich war fasziniert vom Studium des Schlafs, führte Schlafstudien durch und machte mir durchaus auch die Hände schmutzig, wenn es um Forschung ging. So richtig schmutzig wurden meine Hände bei Studien zur Schlafapnoe mit Yucatán-Minischweinen, die ich noch als Schüler durchführte. Schweine sind fantastische Versuchs-„Personen" für Schlafstudien, sie können genauso laut schnarchen wie jeder menschliche Apnoe-Patient. Für alle, die mit dem Yucatán-Minischwein nicht so vertraut sind: »Mini« ist an ihnen eigentlich nichts, außer ihrer Geduld, wenn ein Teenager versucht, ihr Schwänzchen zu rasieren und eine Sonde zu befestigen. Beim Thema Schlaf war mir der Preis nicht zu hoch, wie ein Misthaufen zu duften.

Meine Neugier ist bis heute ungewöhnlich groß geblieben. Als Arzt möchte ich über das, was meine Patienten durchmachen, möglichst viel wissen. Zu diesem Zweck habe ich mir im Lauf der Jahre immer wieder freiwillig Blut abnehmen lassen und eine dreistündige neuropsychologische Testbatterie absolviert. Ich ließ mir eine Magensonde durch die Nase legen, meine Muskeln durch Stromschläge traktieren und Lidocain in mein Hüftgold injizieren, wodurch es gefühllos wurde. Ich bekam sogar einen starken Elektromagneten am Kopf fixiert, wodurch sich mein Arm unkontrollierbar verkrampfte.

Ihren Höhepunkt erreichten meine medizinischen Experimente, als ich während einer langweiligen Bereitschaftsnacht fragte, ob ich nicht schnell einmal in die MRT-Röhre springen könnte, um ein paar Bilder von meinem Gehirn zu bekommen. Mich interessierte die Erfahrung an sich, außerdem wollte ich wissen, was da in meinem Oberstübchen so los war. Alle meine Patienten erzählten, es sei sehr laut in der Röhre, man bekäme leicht Platzangst und es sei insgesamt erbärmlich. Mich beeindruckte es nicht sonderlich. Was mich beeindruckte, war die Größe meines Kleinhirns – es war merkwürdig klein. Ich hängte mein MRT-Bild am nächsten Vormittag im Lesesaal der Assistenzärzte in der Neurologie auf. Es war üblich, ungewöhnliche Bilder oder ein diagnostisches Dilemma auszuhängen, damit andere Assistenzärzte ihre Vermutungen und Theorien neben die Bilder schreiben konnten. Von denen, die meinen Namen auf den Aufnahmen nicht registrierten, schrieb praktisch jeder »zerebellare Hypotrophie des Kleinhirns« oder »ungewöhnlich kleines Kleinhirn«. Überraschenderweise war mein Kleinhirn (der Teil des Gehirns, der für die Muskelkoordination zuständig ist, auf dem Bild durch den Pfeil gekennzeichnet) etwas winzig, wie auf dem Bild zu erkennen ist. Von denen, die meinen Namen bemerkten, lautete die Vermutung bei der überwältigenden Mehrheit »testikuläre Atrophie« (Hodenschwund). Klugscheißer.

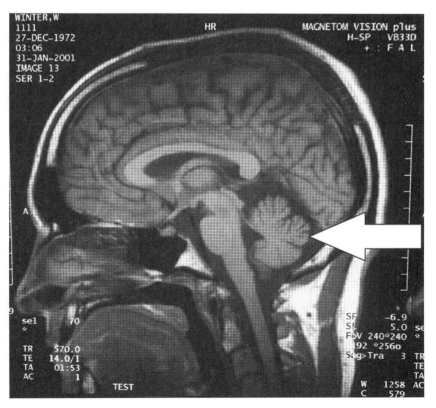

Mein Gehirn, circa 2001

Das Entscheidende ist: Trotz einiger gelegentlich unliebsamer Informationen möchte ich gerne erlebt haben, was meine Patienten erleben. Das erzeugt Vertrauen und eine Gemeinsamkeit, auf deren Basis es sich arbeiten lässt. Ich will meinen Patienten, so gut ich kann, bei ihren Problemen helfen und verstehen, was sie durchmachen.

Als Schlafexperte helfe ich tagtäglich Patienten bei ihren Schlafproblemen. Ich habe auch das große Glück, mit vielen Profi-Sportlern zu arbeiten, um auch ihnen bei der Lösung ihrer Schlafprobleme zu helfen. Das kann beispielsweise bedeuten, dass ich einem Team helfe, für eine lange Autoreise die Zeiten zu planen, an denen sie am günstigsten unterwegs sind. Es kann bedeuten, dass ich einem Sportler und seiner Familie helfe, sich an ein neues Baby im Haus anzupassen. Viele Sportler leiden vor wichtigen Wettkämpfen oder nach schlechten Leistungen unter Schlafstörungen. In jeder Situation hoffe ich, Spielern zu einer Optimierung ihrer Leistung zu verhelfen, indem sich ihr Schlaf verbessert.

Das Großartige am Schlaf ist, dass er die verschiedensten Menschengruppen betrifft. Im Lauf der Jahre durfte ich in meinem Heimatland, den USA, mit Elite-Angehörigen aus Militär und Technologie ebenso arbeiten wie mit Studenten und ihnen durch besseren Schlaf zu besseren Leistungen verhelfen. Durch diese Erfahrungen bin ich für meine Patienten ein besserer Arzt geworden.

Es ist eine dankbare Aufgabe. Aus dem Wunsch, meinen Patienten zu helfen, ist dieses Buch entstanden. Ich wollte den Menschen, die mit dem Schlaf zu kämpfen haben, etwas Konkretes in die Hand geben, damit sie in Bezug auf ihren Schlaf das Steuer wieder selbst in die Hand nehmen können. Und ich wollte weitergeben, was ich in mehr als zwanzig Jahren auf diesem Gebiet gelernt habe.

Dieses Buch sollen Sie lesen wie einen spannenden Roman. Es ist kein Referenzbuch. Sie sollen auch nichts überspringen, um direkt den Teil zu lesen, den Sie für sich als den wichtigsten betrachten. *Alles* ist wichtig! Sehen Sie es als einen kompletten Vorgang, bei dem Sie sowohl Ihren Schlaf als auch Ihre Denkweise über den Schlaf verstehen und überarbeiten. Wenn Sie dies in meinem Sinne machen, werden Sie am Ende der Lektüre ein neues Gefühl dafür haben, was es heißt, gesund zu schlafen.

EINFÜHRUNG IN DIE SCHLAFMEDIZIN

Die tödliche familiäre Schlaflosigkeit ist eine sehr seltene, aber tatsächlich existierende Störung, die im Zusammenhang mit BSE (Rinderwahn) auftritt. Betroffene entwickeln fortschreitende Schlafstörungen, begleitet von Halluzinationen, Panikattacken und rascher Gewichtsabnahme. Es setzen schwere kognitive Beeinträchtigungen ein, irgendwann kann der Betroffene nicht mehr sprechen. Der Tod tritt letztlich als Folge der unerbittlich fortschreitenden Schlaflosigkeit ein.

Entspannen Sie sich. Sie haben diese Krankheit nicht.

Obgleich diese Erkrankung so selten auftritt, haben die meisten Menschen, die mit ihrem Schlaf zu kämpfen haben, das Gefühl, auch sie befänden sich in einer hoffnungslosen Lage. Nur wenige gesundheitliche Probleme verursachen mehr Stress und Angst als Schlafstörungen und nur wenige sind andererseits so harmlos und gut zu behandeln. Als Neurologe hatte ich es schon mit ernsten und niederschmetternden Krankheiten zu tun. Amyotrophe Lateralsklerose, auch bekannt als Lou-Gehrig-Syndrom, führt zu einem Verlust der Muskelkontrolle und in der Folge zu einem langsamen und schmerzhaften Sterben. Ein Schlaganfall, der einem Patienten die Sprechfähigkeit rauben kann, ist eine furchtbare Krankheit mit häufig bleibenden Folgen, für deren Behandlung es kaum Möglichkeiten gibt. Schlafstörungen können die Gesundheit ernsthaft beeinträchtigen, im Gegensatz zu vielen neurologischen Erkrankungen gibt es dafür jedoch Behandlungsmöglichkeiten. Schlafstörungen lassen sich beheben.

Damit soll die Bedeutung von Schlafstörungen sicherlich nicht heruntergespielt werden. Krankheitsbilder wie die Schlafapnoe, bei der ein Patient mehrmals während der Nacht zu atmen aufhört, können Bluthochdruck, Diabetes und Herzinsuffizienz verursachen. 2007 stellte der herausragende Schlafforscher Tom Roth fest, dass ein Drittel unserer Bevölkerung jederzeit von Schlaflosigkeit betroffen werden kann. Maurice Ohayons Studien zeigten, dass bei mindestens 5 Prozent der Erwachsenen das Restless-Legs-Syndrom für eine schlechte Schlafqualität verantwortlich sein kann. Schlafstörungen können zu so unterschiedlichen Problemen beitragen wie der gastroösophagealen Refluxkrankheit, zu Stimmungsstörungen, Gedächtnisproblemen und Gewichtszunahme. Dabei handelt es sich um ernste Probleme, von denen eine große Anzahl von Menschen betroffen ist.

Warum lesen Sie also dieses Buch, wenn Sie eine Behandlung brauchen, statt auf dem Untersuchungstisch Ihres Hausarztes zu liegen, um das Problem zu beheben? Vielleicht liegt es daran, dass weniger als 10 Prozent von Ihnen jemals Ihren Hausarzt aufgesucht haben, um speziell Ihr Schlafproblem anzusprechen. Laut der National Sleep Foundation stellen nur 30 Prozent der Hausärzte ihren Patienten Fragen über ihren Schlaf, wenn diese das Thema nicht selbst ansprechen. Das ist schockierend, weil wir beinahe ein Drittel unseres Lebens mit Schlafen zubringen. Bis zum heutigen Tag habe ich noch nie eine plötzliche Veränderung des Sehvermögens oder eine signifikante rektale Blutung erlebt, über diese Symptome werde ich jedoch bei jedem Arztbesuch befragt. Glauben Sie mir, würde ich plötzlich Blut sehen, das aus dieser Körperöffnung kommt, würde mein Arzt das sofort erfahren. Danach müsste er mich nicht erst fragen.

Wo wir gerade von Ärzten sprechen, möchte ich Sie einen Blick hinter die Kulissen einer typischen medizinischen Fakultät werfen lassen. Ungeachtet des Fachgebiets, das ein Arzt letztlich wählen wird, studiert in einer medizinischen Fakultät jeder Student alles. Medizinstudenten verbringen Jahre damit, eine Vorlesung nach der anderen über sämtliche Aspekte der Medizin zu hören. Daher eignet sich dieser Teil der Arztausbildung nicht für eine spannende TV-Serie. In meinem zweiten Studienjahr betrat ein Neurologe, der Schlafmedizin lehrte, unseren Vorlesungssaal und sagte uns, während der folgenden fünfzig Minuten würden wir etwas über Schlafstörungen lernen.

Ich erinnere mich noch gut an diese Vorlesung. Sie begann mit der Videoaufzeichnung eines Interviews eines älteren Paares. Die Frau weinte, als ihr Mann mit erstickter Stimme erzählte, dass er geträumt hatte, einen Hirsch durch seinen Stall zu jagen. Er erinnerte sich, dass er, als er den Hirsch eingefangen hatte und sich anschickte, dessen Kopf gegen die Stallwand zu drücken, aufwachte und den Kopf seiner Frau in der Hand hatte.

Das war ein Beispiel für eine REM-Schlaf-Verhaltensstörung, bei der die Motorik, die im Schlaf und im Traum normalerweise reduziert ist, aufrechterhalten bleibt. Der Neurologe besprach auch noch die Schlafapnoe, aber daran erinnere ich mich nicht mehr, weil ich, wie die meisten anderen Studenten, von dem Video, das wir soeben gesehen hatten, zu schockiert war, um noch aufpassen zu können.

So schnell wie die Vorlesung begonnen hatte, war sie auch wieder beendet. Das war der gesamte Umfang unserer Ausbildung zum Thema Schlaf und Ihr Hausarzt hat möglicherweise auch nicht mehr über den Schlaf gelernt. Dem Wissenschaftler Raymond Rosen zufolge erhalten die meisten Ärzte während ihres vierjährigen Medizinstudiums weniger als *zwei Stunden* Ausbildung über das gesamte Gebiet des Schlafes. Eine 2007 von Mihai Teodorescu und dem Schlafexperten Ronald Chervin durchgeführte Recherche ergab, dass der Schlaf in medizinischen Lehrbüchern dramatisch unterrepräsentiert ist. Wenn Sie bedenken, dass unsere Psychiatrie-Vorlesung über Männer, die über die Schuhe ihrer Ehefrauen fantasieren, dreißig Minuten dauerte, sehen Sie bereits, wie dramatisch unterrepräsentiert die gesamte Schlafmedizin in unserem Lehrplan war.

Trotz der oft nur minimalen Ausbildung im Bereich Schlafmedizin gehören Schlafstörungen zu den häufigsten Problemen, wegen denen Patienten einen Arzt aufsuchen. Dennoch kann für Ihren Arzt der Versuch schwierig werden, ein Problem zu behandeln, das etwas anderes beinhaltet als einen alten Burschen, der sich im Traum an Wildtieren vergreift. Das soll kein Angriff auf die Hausärzte dieser Welt sein. Da ihre Vergütung durch die Krankenversicherungen abnimmt und ihre Beiträge zu einer Versicherung gegen Kunstfehler steigen, sehen sie mehr Patienten innerhalb kürzerer Zeit. Häufig weisen ihre Patienten mehrere Diagnosen auf, die ärztliche Aufmerksamkeit verlangen, sodass Schlafprobleme nebensächlich werden. Einen Hausarzt dafür zu kritisieren, dass er Schlafstörungen nicht erfolgreich behandeln kann, wäre so, als sei man wegen einer schwierigen Entbindung über einen Pathologen verärgert – es ist einfach nicht deren Job.

Was also können Sie tun? Seien Sie klug und hören Sie auf, Ihre Informationen zum Thema Schlaf aus Zeitschriften zu beziehen, aus Schlafbüchern, die ein einfaches Thema kompliziert machen oder von Ihrem Nachbarn von nebenan. Es wird Zeit, dass Sie aufhören, sich über Ihren schlechten Nachtschlaf zu beklagen, und dass Sie Ihre irrigen Meinungen über den Schlaf über Bord werfen. Sie *können* den Schlaf verstehen und auch, warum er bei Ihnen nicht funktioniert. Sammeln Sie daher Ihre rezeptfrei erworbenen Schlafmittelchen zusammen und werfen Sie sie weg. Der Unterricht beginnt.

1.
WOZU IST DER SCHLAF NÜTZE? ZU ABSOLUT ALLEM!

Erinnern Sie sich an die Lückentext-Spiele aus Ihrer Kindheit wie bei »Onkel Otto sitzt in der Badewanne«? Ich liebte dieses Spiel. Die Blätter waren angefüllt mit Lückengeschichten. Die Mitspieler lieferten Adjektive, Verben und Substantive und heraus kam eine etwas unlogische, aber sehr lustige Geschichte.

Ich habe mir den Schlaf und seine Beziehung zu anderen medizinischen Störungen immer wie diese Lückentexte vorgestellt. Bei der Verbindung zwischen dem Schlaf und den vielen anderen Körpervorgängen gibt es praktisch keine Krankheit oder kein Organsystem, zu denen sich nicht irgendeine Art von Beziehung finden lässt. Sie glauben mir nicht? Machen Sie die folgende Übung, dann sehen Sie, was ich meine.

Lückentext zum Schlaf

Füllen Sie den folgenden Lückentext aus:

Warum guter Schlaf so wichtig ist

Nachts um _____ gehe ich gerne in mein _____ Bett.
(Uhrzeit) (Adjektiv)

Innerhalb kürzester Zeit _____ in einen _____ Schlaf.
(Verb) (Adjektiv)

Es ist ein guter Schlaf, weil schlechter Schlaf zu _____
(Erkrankung)

führen kann. Wissenschaftler haben kürzlich in einer _____ Stu-
(Adjektiv)

die über _____ beim Menschen gezeigt, dass es bei
(Körperteil, Plural)

einer Schlafdauer von weniger als _____ Stunden pro Nacht
(Zahl)

zu einem _____ Fall von _____ kommen kann.
(Adjektiv) (Erkrankung)

Lustig, oder? Das Erstaunliche an dieser Form von Lückentext zum Schlaf ist, dass es relativ wenige Möglichkeiten gibt, die Geschichte durch das Einsetzen von Wörtern so zu verfälschen, dass sie nicht mehr stimmt. Bei »Erkrankung« könnten Sie Hypertonie, Herzanfall, Schlaganfall, Adipositas, Diabetes, Krebs, Herzinsuffizienz, Migräne, Vorhofflimmern, Depression, Bettnässen oder neurodegenerative Erkrankungen und Gedächtnisstörungen wie die Alzheimer-Krankheit eingetragen haben. Die Liste lässt sich beliebig fortsetzen und alle Antworten ergeben einen Sinn! Stellen Sie sich beim Lesen dieses Buches den Schlaf als einen der grundlegenden Prozesse in Ihrem Körper vor, den Sie tatsächlich verändern können. Für mich sind die drei Hauptsäulen einer guten Gesundheit, über die wir eine gewisse Kontrolle ausüben können, folgende: Ernährung, körperliche Bewegung und Schlaf. Der Schlaf ist ein erstaunlich wichtiger Vorgang in unserem Körper. Wenn Sie nur eine einzige Information aus diesem Buch für sich mitnehmen, dann bitte die Tatsache, dass Schlaf nicht die Abwesenheit von Wachheit ist. Anders gesagt ist der Schlaf nicht eine Art Lichtschalter im Gehirn, der entweder »On« (während Sie dieses Buch lesen, einen Kaffee trinken) oder »Off« (beim Schlafen) ist. Nachts, während Sie schlafen, vollbringt Ihr Körper erstaunliche Dinge.

Bevor ich über die Funktionsweisen des Gehirns spreche, muss ich Ihnen noch sagen, dass ich nicht nur Schlafexperte bin, sondern auch ausgebildeter Neurologe oder Gehirndoktor. Schlafexperten sind häufig Neurologen, es können aber auch Psychiater, Lungenfachärzte, Internisten/Allgemeinärzte und sogar Kinderärzte sein. Warum sollte sich ein Lungenfacharzt auf den Schlaf spezialisieren? Ich habe keine Ahnung. Der Schlaf scheint mir mit der Lunge ebenso viel oder wenig zu tun zu haben wie mit Niere oder Milz![1] Auch wenn praktisch jedes Körpersystem oder Körperorgan in irgendeiner Weise vom Schlaf beeinflusst wird, liegt das Schlafzentrum doch im Gehirn. Dort entsteht der Schlaf und dort wird er kontrolliert. Schlaf ist ein neurologischer Prozess, beim Schlaf geht es also ums Gehirn. Daher werden wir auch dort beginnen, den Einfluss zu untersuchen, den schlechter Schlaf auf unseren Körper hat. Wenn Sie glauben, Ihre durchgemachten Nächte oder Ihr verrückter Schichtdienst sei keine große Sache, sollten Sie sich vielleicht besser setzen, bevor Sie weiterlesen. Schlechter Schlaf, der über längere Zeit besteht, ist wie eine misslungene Schönheitsoperation: riskant, teuer und alles andere als schön.

Schlaf und Gehirn

An einige Dinge aus dem Medizinstudium habe ich noch sehr lebhafte Erinnerungen. Ich erinnere mich an den unverkennbaren Geruch des Konservierungsmittels für Leichen und wie schwer es war, das Fett von

---

1 Ich warte noch auf die Titelgeschichte im *Time*-Magazin »Wissenschaftler lüften das Geheimnis der Milz«.

den Organen zu entfernen, die wir sezierten.[2] Ich erinnere mich an eine Prüfung, bei der man mir ein überwältigendes Bild von Gallensteinen zeigte und ich über deren merkwürdige Schönheit nachdachte. Ich stellte mir vor, dass polierte Gallensteine sich gut als Perlen für eine Halskette eignen würden.

Ich erinnere mich auch, dass über das lymphatische System gesprochen wurde, ein Transportsystem für Körperflüssigkeiten, das zirkulierende Abfallprodukte sammelt, um sie zu entfernen. Als angehender Neurologe war ich wirklich überrascht, als unser Professor verkündete, das Nervensystem besitze kein solches System. *Das wichtigste System in unserem Körper hat keine Möglichkeit, Abfallprodukte auszuschwemmen, aber die Milz hat ein solches System?* Das ergab keinen Sinn.

Sprung ins Jahr 2015, als die Wissenschaftler Antoine Louveau und Aleksanteri Aspelund unabhängig voneinander entdeckten, dass das Gehirn sehr wohl über ein System verfügt, um Abfallprodukte zu entsorgen: das glymphatische System. Auch wenn sich die Wissenschaftler heute im Allgemeinen über dessen Existenz einig sind, schaffte es ein anderer Aspekt des glymphatischen Systems tatsächlich in die Schlagzeilen. Wissenschaftler entdeckten, dass vom glymphatischen System hauptsächlich das Abfallprodukt Beta-Amyloid (Aβ) entsorgt wird, das Protein, das sich im Gehirn von Alzheimer-Patienten ansammelt. Diese Tatsache alleine ist schon faszinierend, aber das ist noch nicht alles:

Wenn wir schlafen, ist das glymphatische System um 60 Prozent produktiver, als wenn wir wach sind!

Ist das nicht bemerkenswert? Wir verfügen nicht nur über ein System, das Abfallstoffe aus unserem Gehirn pumpt, sondern laut der Arbeit der Wissenschaftlerin Maiken Nedergaard und ihrer Kollegen funktioniert dieses Abfallentsorgungssystem deutlich besser, während wir schlafen.

---

2   Ich erinnere mich auch daran, dass ein Mitstudent entdeckte, dass man das Fett mit einem Haarfön erwärmen konnte, um es dann leichter entfernen zu können. Dadurch entstand ein unglaublich grauenvoller Geruch. Leider verankert unser Gehirn Gerüche sehr stark in unserem Gedächtnis.

Vor dem Hintergrund dieses Wissens überlegen Sie einmal die langfristigen Konsequenzen eines schlechten Schlafes. Durch die Entscheidung, nachts lange aufzubleiben, verschlechtert sich die Fähigkeit Ihres Gehirns, die toxischen Abfallstoffe zu entsorgen, die sich tagsüber angesammelt haben. Stellen Sie sich Ihr Gehirn wie einen gewaltigen Ozeantanker vor. Das glymphatische System entspricht dabei der Bilge-Pumpe, die das Wasser abpumpt, das sich im Schiffsrumpf ansammelt. Fällt die Bilge-Pumpe aus oder funktioniert sie nicht effizient, sammelt sich immer mehr Wasser an und irgendwann sinkt das Schiff.[3] Auch wenn dies mit ziemlicher Sicherheit keine vollständige Erklärung für die Entstehung der Alzheimer-Krankheit ist, kann es doch eine bedeutende Rolle spielen. Ein Artikel, der 2013 im *Journal of the American Medical Association Neurology* erschien, bestätigt diesen Mechanismus. In der dort zitierten Studie mit siebzig älteren Erwachsenen zeigte sich, dass die Probanden, die entweder über eine kürzere Schlafdauer oder häufigere Schlafunterbrechungen berichteten, eine höhere Konzentration an Aβ hatten.

AKTUELLES AUS DER WISSENSCHAFT

Die meisten Menschen halten ihre Erbanlagen für etwas, worüber sie sehr wenig Kontrolle haben. Wenn Sie die Gene für grüne Augen haben, können Sie abgesehen vom Tragen farbiger Kontaktlinsen wenig tun, um das zu ändern. Es hat sich gezeigt, dass Menschen, die das Apolipoprotein E ε4 besitzen, ein zehn bis dreißig Mal höheres Risiko für die Entwicklung der Alzheimer-Krankheit haben, als Menschen, die dieses Apolipoprotein nicht besitzen. Bis vor wenigen Jahren hatten Sie ziemliches Pech, wenn sich herausstellte, dass Sie dieses Gen haben. Eine Studie jedoch, die 2013 im *Journal of the American Medical Association* veröffentlicht wurde, stellte diese Hypothese ernsthaft infrage. In dieser Studie wurden 698 ältere Teilnehmer in einer

---

3   Apropos sinkendes Schiff: Die Untersuchungen der Ölkatastrophe der *Exxon Valdez* ergab, dass Schlafmangel Hauptgrund des Unfalls war. Mehr dazu später.

großen gemeinschaftsbasierten Studie beobachtet. Im Rahmen dieser Studie wurde auch die Schlafqualität bewertet. Während der Studiendauer entwickelten 98 der Probanden die Alzheimer-Krankheit. Eine Ergebnisanalyse zeigte, dass eine bessere Schlafqualität den Einfluss von Apolipoprotein E ε4 auf die Schwere der Erkrankung beeinflussen konnte. Die Patienten mit einer genetischen Prädisposition für die Alzheimer-Krankheit konnten allein durch besseren Schlaf den Beginn der Erkrankung signifikant hinauszögern und/oder das Risiko vermindern. Denken Sie eine Minute darüber nach: Genetische Veranlagungen werden durch besseren Schlaf beeinflusst. Wir halten eine genetische Veranlagung für unvermeidlich und unentrinnbar. Diese Studie zeigte, dass wir durch unsere Entscheidungen und unser Verhalten unseren Körper sehr wohl auf genetischer Ebene beeinflussen können. Behalten Sie die Zügel in der Hand!

Noch eine Sache zum glymphatischen System: Es scheint besser zu funktionieren, wenn in Seitenlage geschlafen wird. Die Wissenschaftler Hedok Lee und Kollegen von der Stony Brook University haben bei Studien mit Nagern festgestellt, dass das glymphatische System am effizientesten war, wenn der Nager auf der Seite lag. Eine Verhaltensänderung, die Sie sofort umsetzen können, um Ihr Risiko für die Alzheimer-Krankheit zu verringern, ist also einfach, auf der Seite zu schlafen.

Die Alzheimer-Krankheit ist nicht die einzige neurologische Störung, die mit schlechtem Schlaf zusammenhängt. Eine Studie von 2011 zeigte eine Verbindung zwischen schlechtem Schlaf und der Parkinson-Krankheit. Einer Studie von 2014 zufolge wurden weitere neurodegenerative Erkrankungen und allgemein eine Verschlechterung der Gedächtnisleistung mit einer schlechten Schlafqualität assoziiert.[4]

---

4 Den Kommentar, den ich hier machen wollte, habe ich lieber mit Leerstellen versehen. Huch, so frustrierend … hat mit Schlaf zu tun und … Sie wissen schon. Lesen Sie einfach weiter.

Schlaf und Übergewicht

Dies ist kein Diätbuch. Am Ende finden Sie keine Modediäten oder Rezepte für Smoothies mit Chiasamen. Trotzdem ist es sehr sinnvoll, das Thema Schlaf und Übergewicht aufzugreifen, weil die Verbindung zwischen beidem bis vor Kurzem weitgehend unbekannt war. Sieht man sich die Forschungsarbeiten der letzten Jahrzehnte an, so wird deutlich, dass Übergewicht zu schlechtem Schlaf führen kann, was in hohem Maß mit Veränderungen der Atmung einhergeht. Dies wurde als Pickwick-Syndrom bezeichnet nach dem Roman von Charles Dickens *Die Pickwickier*. In diesem Buch kommt der übergewichtige Joe vor, der tagsüber häufig einschläft, wie dies bei vielen Menschen mit Schlafapnoe der Fall ist. Studien, in denen ein Zusammenhang zwischen Gewichtszunahme und schlechtem Schlaf festgestellt wurde, gab es schon vor über fünfzig Jahren; hingegen sind Studien, die eine Verbindung zwischen schlechtem Schlaf und Gewichtszunahme feststellen, noch relativ neu. In den letzten Jahren gab es viele Studien, die nachgewiesen haben, dass schlechter Schlaf zu einer Gewichtszunahme führt. Studienaufbau und Protokolle waren sehr unterschiedlich, hier aber einige Kernpunkte:

- Zahlreiche Studien haben gezeigt, dass weniger als sechs Stunden Schlaf und das Aufbleiben bis nach Mitternacht Übergewicht begünstigen konnte. In einer 2015 durchgeführten Studie über die Gewohnheiten von über 1 Million chinesischen Probanden stellte Jinwen Zhang, ein Wissenschaftler auf dem Gebiet der öffentlichen Gesundheit fest, dass Menschen, die weniger als sieben Stunden pro Nacht schliefen, öfter Übergewicht hatten. Eine andere 2015 von dem klinischen Psychologen Randall Jorgensen in der Zeitschrift *Sleep* veröffentlichte Studie zeigte sehr deutlich, dass bei kürzerer Schlafdauer die Taillenweite zunahm. Der wissenschaftliche Beweis dafür, dass gestörter Schlaf zu einer Gewichtszunahme führt, dürfte als eindeutig erwiesen gelten. Diese Studie eignet sich bestens, um sie zu zitieren, wenn Sie lieber ausschlafen wollen, als sich zu Ihren Freunden im Fitnessstudio zu gesellen.

- Schulkinder, die zu wenig (weniger als neun Stunden pro Nacht) und/oder unregelmäßig schliefen[5], waren eher übergewichtig, wie eine 2008 von der Forscherin Eve Van Cauter durchgeführte Studie ergab, die die Einflüsse des Tag-/Nachtrhythmus (des zirkadianen Rhythmus) auf das endokrine System untersucht hatte. Wenn ich sehe, wie meine älteren Kinder bis in die frühen Morgenstunden aufbleiben, bin ich oft in Versuchung, solche Studien einmal in ihre Schule mitzunehmen und die Lehrer zu fragen, ob es sich lohnt, diesen lächerlichen Berg an Hausaufgaben auf sich zu nehmen, um dann zeitlebens Modediäten zu befolgen und sich in Shapewear zu zwängen, um die Muffintops zu kaschieren.
- Ghrelin ist ein Hormon, das im Darm produziert wird. Ghrelin wirkt im Gehirn als Hungerauslöser, kann aber auch eine Schlüsselrolle bei der Freude am Essen spielen. Ghrelin sorgt dafür, dass es uns nach industriell verarbeiteten Lebensmitteln gelüstet, die in den Supermärkten locken. Die Studie des klinischen Forschers Shahrad Taheri aus dem Jahr 2004 zeigte, dass mit abnehmender Schlafdauer die Ghrelin-Produktion zunimmt, wodurch die Wahrscheinlichkeit für ein Überessen und für Übergewicht steigt.
- Eine schlechte Schlafqualität kann die Konzentration der chemischen Substanz Leptin in unserem Körper beeinflussen. Leptin, das von unseren Fettzellen produziert wird, führt zu einem Sättigungsgefühl und bremst den Appetit. Wenn wir schlecht oder zu wenig schlafen, sinkt der Leptinspiegel, was einer Studie von Fahed Hakim aus dem Jahr 2015 zufolge dazu führt, dass wir mehr essen.
- Die Studie der Wissenschaftler Alyssa Lundahl und Timothy Nelson von 2015 wies nach, dass unser Energieniveau nach einer Nacht mit wenig Schlaf niedriger ist. Ein Kompensationsmechanismus besteht darin, mehr zu essen, um die Energie anzukurbeln.
- Mit dem schlechten Schlaf gehen auch eine geringere Impulskontrolle und eine höhere Risikobereitschaft im Verhalten einher. Einer Studie des Harvard-Wissenschaftlers William Killogre von 2006

---

5 Als Ergebnis von Reisen im Rahmen ihres sportlichen Engagements.

zufolge könnten diese Faktoren dazu führen, dass wir uns während der Phasen gestörten Schlafes oder unzureichender Schlafdauer schlechter ernähren.

AKTUELLES AUS DER WISSENSCHAFT

Eine Studie von 2015, in der 3300 Jugendliche und Erwachsene untersucht wurden, kam zu einem sehr ernüchternden Schluss über Schlaf und Gewicht. Lauren Asarnow und ihre Gruppe aus Berkeley untersuchten die Effekte von chronischem Schlafmangel auf das Körpergewicht. Sie zeigten, dass die Punktzahl des Body Mass Index (BMI) der Probanden für jede Stunde weniger Schlaf um 2,1 Punkte zunahm.[6]

Schlaf, Herz und Blutdruck

Schlechter Schlaf wirkt sich auf unser Herz- und Kreislaufsystem wahrscheinlich am schädlichsten aus. In zig[7] Studien hat sich gezeigt, dass eine schlechte Schlafqualität das Risiko für Herzanfälle, hohen Blutdruck, Herzinsuffizienz und Schlaganfall erhöht. Zwar konzentrieren sich die meisten, aber doch nicht alle Studien auf die Schlafapnoe, eine Erkrankung, bei der die oberen Atemwege kollabieren und der Schläfer nicht mehr atmen kann. Die neuere Forschung hat gezeigt, dass jede Erkrankung, die zu Schlafunterbrechungen führt (nicht nur die Schlafapnoe), das Potenzial hat, den Blutdruck zu erhöhen.

Vorhofflimmern ist eine Erkrankung, bei der das Herz beginnt, ungleichmäßig zu schlagen (Herzrhythmusstörung). Das ist nicht gut, denn nur ein koordinierter Herzschlag (Überleitung Vorhof-Kammer) stellt sicher, dass das Blut schnell und effizient durch das Herz gepumpt wird.

---

6 Wer früh ins Bett geht, bekommt seinen Schönheitsschlaf. Wer lange aufbleibt, bekommt einen dicken Hintern.
7 Ein paar hin oder her.

Entwickelt jemand Vorhofflimmern, gehen die koordinierten Bemühungen der verschiedenen Teile des Herzens verloren, wodurch sich Blut im Herzen ansammelt. Das schnelle Fließen des Blutes ist einer der Mechanismen, die die Bildung von Blutklümpchen verhindern. Gerät das Blut längere Zeit ins Stocken, können sich Blutklümpchen bilden.[8] Wenn sich Blutgerinnsel bilden, können daraus negative Folgen entstehen wie Schlaganfall und Lungenembolie. Alles Dinge, die Sie sich nicht wünschen.

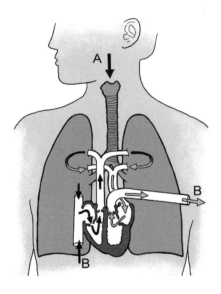

Abbildung 1.1
Warum extreme Atemnot das Herz durcheinanderbringt.

Wissen Sie was? Ihr Schlaf kann beeinflussen, ob Sie einen launischen Herzrhythmus und ein großes Blutgerinnsel im Bein entwickeln! Studien haben gezeigt, dass Menschen, die für Vorhofflimmern anfällig sind, das

---

8 Deshalb sollten Sie auch während eines Fluges hin und wieder aufstehen und im Gang auf und abgehen.

Risiko für ein erneutes Auftreten der Störung nach einer Behandlung verringern können, wenn sie gleichzeitig eine eventuell bestehende Schlafapnoe behandeln lassen. Hatten Probanden ihre Atemstörung behandeln lassen, sank ihr Risiko für die erneute Entwicklung von Vorhofflimmern von 82 Prozent auf 42 Prozent!

Lassen Sie uns einen Moment über das Herz nachdenken. Wo liegt das Herz? In unserer Brust. Wer ist sein Nachbar? Die Lunge mit ihren beiden Lungenflügeln. Schauen wir uns das Bild oben an.[9]

Sie sehen ein Bild von Herz und Lunge. Beachten Sie, dass das Herz genau zwischen den Lungenflügeln liegt und wie alles in der Brusthöhle schön verschlossen ist. Ihr Herz muss sich an dieser Stelle befinden, weil seine Hauptaufgabe darin besteht, das Blut, das keinen Sauerstoff mehr enthält (das blaue Blut: Blut wird blau/schwarz, wenn es keinen Sauerstoff mehr enthält), in die Lunge weiterzupumpen, wo es neuen Sauerstoff aufnehmen kann und wieder hellrot wird. Dabei wirkt die Brust wie ein Blasebalg.

Für die Lunge ist das eine feine Sache. Dehnen wir unsere Brust aus, erzeugen wir wie ein Blasebalg einen negativen Druck, ein Vakuum. Es heißt, die Natur verabscheue ein Vakuum und das stimmt. Die Luft außerhalb der Lunge beeilt sich, den entstandenen Raum zu füllen, wodurch wir einatmen. Bei einer gut funktionierenden Atmung ist alles in Ordnung. Hat ein Mensch jedoch Mühe mit dem Atmen, wird es problematisch. Schauen Sie sich das Diagramm noch einmal an und stellen Sie sich eine Person vor, die nachts mit der Atmung zu kämpfen hat. Um nicht zu ersticken, versucht diese Person, mit zunehmender Kraft Luft in die Lunge zu saugen (A).

Wegen des Platzes, den das Herz in diesem Brusthöhlen-Blasebalg einnimmt, hat jedes Einsaugen von Luft in die Lunge zur Folge, dass Blut zurück ins Herz gesaugt wird (das B auf der rechten Seite).

Hat das Herz Probleme damit, Blut hinauszupumpen, hat das zum Herzen zurückfließende Blut (das B unten in der Zeichnung) keinen Platz, wo

---

9 Wow, es muss eine ernsthafte Beziehung zwischen Schlaf und Herz geben, wenn der Autor die Grafiker im Haus gebeten hat, ein Diagramm dieser ganzen Geschichte zu erstellen.

es hinfließen könnte. Ins Herz kann es nicht fließen, weil das Blut von dort nicht effizient genug herausgepumpt wird. Das Blut kann auch nicht umkehren und zurückfließen. Was also ist die natürliche Lösung, die der Körper findet?

Es stellt sich heraus, dass es zwei mögliche Konsequenzen gibt und beide sind schlecht. Die erste Konsequenz ist, dass Flüssigkeiten aus den Blutgefäßen ins Körpergewebe gedrückt werden, in der Regel in die Beine. Das ist der Mechanismus, der sich hinter geschwollenen Beinen, einem Ödem, verbirgt.

Die zweite Konsequenz ist, dass das Herz sich mehr anstrengt, um das Blut herauszupumpen. Was passiert, wenn ein Muskel wie das Herz sich mehr anstrengt? Er wird größer. Dies ist der Beginn einer Herzinsuffizienz.

Für Personen, die ihre Atemstörungen in Zusammenhang mit dem Schlaf nicht behandeln lassen, sind die langfristigen Folgen für ihr Herz verheerend. Eine Herzinsuffizienz ist das unvermeidliche Ergebnis.

Schlaf und Stimmung

Dieses ganze Gerede von schlechtem Schlaf, Herzinsuffizienz, Alzheimer-Krankheit und dass Sie nicht mehr in Ihre Lieblingsjeans passen zieht Sie vermutlich ganz schön runter. Wünschen Sie sich etwas, was dazu beiträgt, Ihre Stimmung aufzuhellen? Versuchen Sie es mit schlafen. Ernsthaft! Schlechter Schlaf kann zu Depression und negativer Stimmung führen. Das wäre jetzt der passende Moment, Ihr Lieblingsalbum von The Smiths aufzulegen.[10]

- Schlechter Schlaf kann bereits für sich alleine deutlich auf die Stimmung drücken und wurde mit einer Verschlechterung von Depressionen und mit Angst in Verbindung gebracht. Einige Fachleute auf dem Gebiet der psychischen Gesundheit halten die Verbin-

---

10 Der Himmel weiß, wie elend Sie sich gerade fühlen.

dung zwischen Depression und Schlaflosigkeit für so bedeutsam, dass sie bei einem Patienten, der keine Anzeichen einer Schlafstörung aufweist, nicht die Diagnose Depression stellen.
- Häufiges Aufwachen während der Nacht kann, ohne Berücksichtigung der Gründe, signifikant zu einer schlechteren Stimmung und zu negativen Emotionen beitragen. In seiner Studie von 2015 stellte der Wissenschaftler Patrick Finan von der Johns Hopkins University fest, dass die Auswirkungen von Schlafunterbrechungen auf die Stimmung schwerwiegender sein können als die Auswirkungen von zu kurzem Schlaf.
- Störungen des Tag-/Nachtrhythmus gehen häufig mit Depressionen und weiteren Stimmungsbeeinträchtigungen einher. Da die Patienten mehr Zeit im Bett verbringen und sich von typischen Aktivitäten zurückziehen, wird aus ihrem Tagesplan und Schlaf-/Wachzyklus ein großes Chaos. Wie in den Episoden von *Law & Order* finden Essen, Sport und Schlafen zu jeder Tages- und Nachtzeit statt.
- Patienten mit obstruktiver Schlafapnoe sind Depressionen häufig als Begleiterkrankung bekannt. 2015 stellten David R. Hillman und Kollegen von der University of Western Australia in einer Studie fest, dass die Behandlung einer Schlafapnoe das Auftreten von Depressionen signifikant senken kann, und zwar von 73 Prozent auf 4 Prozent.
- Patienten mit bipolarer Störung können signifikante Probleme mit dem Schlafen haben. Während manischer Episoden kann es zu langen Zeitspannen kommen, in denen der Patient nicht schlafen kann. Eine Studie von 2015 zeigte, dass depressive Episoden mit dem Risiko von schlechter Schlafqualität, Schlafsucht und Problemen mit den Schlafenszeiten einhergehen können.

Schlaf und Krebs

Ich wünschte, ich müsste diesen Abschnitt nicht schreiben. Als jemand, der so lange wie ich auf dem Gebiet des Schlafes tätig ist, finde ich die sich abzeichnende Verbindung zwischen Schlafstörungen und Krebs noch immer sehr beunruhigend. Während es deutliche Hinweise darauf gibt, dass eine schlechte Schlafqualität mit verschiedenen Krebsformen in Verbindung stehen kann (Prostata-, Mund-, Nasen- und Kolorektalkrebs ebenso wie Krebsarten, die primär im Nervengewebe entstehen), scheint die stärkste Verbindung zwischen schlechtem Schlaf und Brustkrebs zu bestehen. Schlafstörungen, wie sie durch Schichtarbeit und Schlafmangel entstehen, gelten nicht nur als ein potenzieller Risikofaktor für die Entwicklung von Brustkrebs, sondern die Epidemiologin Amanda Phipps stellte fest, dass ungenügender Schlaf bereits vor der Diagnose einen Hinweis auf das zu erwartende Therapieergebnis geben kann.

2007 veröffentlichte die Weltgesundheitsorganisation (WHO) eine Monografie mit dem Titel »Kanzerogenität von Schichtarbeit, Malen/Lackieren und Brandbekämpfung«. Das muss man erst einmal auf sich wirken lassen. Die WHO ordnet Schichtarbeit als Auslöser für Krebs nicht nur in derselben Gruppe ein wie das Einatmen von Farbdämpfen oder von Rauch bei einem Brand, sondern nennt die Schichtarbeit dabei auch noch an erster Stelle! Bei dieser ersten Untersuchung stellten die Wissenschaftler eine Beziehung zwischen Schichtarbeit und Brustkrebs sowie eine allgemeine Verschlechterung des Immunsystems fest. Nachfolgende Studien, die sich insbesondere mit der Schichtarbeit befassten, veranlassten die Internationale Agentur für Krebsforschung, eine Einrichtung der Weltgesundheitsorganisation, dazu, Schichtarbeit als wahrscheinlich krebsauslösend (Gruppe 2A) zu klassifizieren.

Schlaf und Immunsystem

»Geh schlafen, sonst wirst du krank.« Wie oft bekommen Kinder diesen Lieblingssatz ihrer Eltern zu hören? Als ich Kind war, hatten die Worte null Auswirkung auf meine Entschlossenheit, nachts aufzubleiben, um Letterman im Fernsehen anzuschauen oder meine Fußballkarten zu sortieren.[11] Damals ergab diese Verbindung zwischen meiner Schlafenszeit und meiner Gesundheit für mich keinen Sinn, während des Studiums jedoch hatte die Kombination aus Stress und durchgemachten Nächten gelegentlich eine verheerende Wirkung auf meinen Körper. Ich bin ziemlich sicher, dass ich mir damals nach einer besonders strapaziösen Woche mit Abschlussprüfungen diese schwere Grippe einfing.

Warum wurde ich fast immer nach einer durchlernten Nacht oder einem Bereitschaftsdienst im Krankenhaus krank oder bekam eine fiese Erkältung? Das Funktionieren unseres Immunsystems ist eng mit der Menge und Qualität unseres Schlafes verbunden.

- In einer 2015 von Aric Prather von der University of California, San Francisco, durchgeführten Studie wurden die Probanden freiwillig mit dem Rhinovirus infiziert. Hatten die Probanden, die den Rhinovirus erhielten, sechs Stunden oder weniger geschlafen, entwickelten sie mit größerer Wahrscheinlichkeit eine Erkältung als die Probanden, die länger als sieben Stunden geschlafen hatten.
- Eine andere neuere Studie von einem Wissenschaftlerteam aus Taipeh, Taiwan, zeigte, dass ein gestörter Schlaf ein Risikofaktor für die Entstehung von Autoimmunerkrankungen war. Diese Störungen können viele Symptome hervorrufen, die die Gesundheit stark beeinträchtigen. Diese sind: schmerzhafte und deformierte Gelenke (rheumatoide Arthritis), eine langsam versteifende Wirbelsäule (Morbus Bechterew), trockene Augen, trockener Mund

---

11 Das war noch zu Zeiten, als das Football-Team der Raiders fantastisch und die Patriots furchtbar spielten, wenn Sie tatsächlich glauben können, dass es solche Zeiten gegeben hat!

und Trockenheit in Drüsen und Schleimhäuten (Sjögren-Syndrom), abnorme Vermehrung von Bindegewebe im gesamten Körper (systemische Sklerose) sowie eine Erkrankung, die praktisch jeden Körperteil schädigen kann (systemischer Lupus erythematodes).
- In einer 2013 durchgeführten Studie sollte eine Gruppe von Mitgliedern einer Studentenverbindung während eines gesamten Wochenendes, an dem durchgefeiert und getrunken wurde, aus ein und demselben roten Plastikbecher trinken. Nach rauschenden drei Tagen und zwei Nächten ununterbrochenen Partyfeierns, entdeckten die Wissenschaftler schockiert …

Muss ich überhaupt noch weitermachen? Ich könnte praktisch Körperorgan für Körperorgan durchgehen und Ihnen bei jedem zeigen, wie schädlich Schlafmangel ist. Dabei sind wir noch nicht einmal an dem Punkt angelangt, wo ich Ihnen erzählen werde, dass ein verkorkster Schlaf Ihren Körper daran hindern kann, den Blutzucker zu regulieren, und dadurch einen gewaltigen Risikofaktor für Diabetes darstellt![12] Muss ich noch mehr sagen, als dass Schlafprobleme Ihr Gehirn vernebeln und zu Alzheimer-Krankheit führen können? Das Gehirn ist das wichtigste Organ im Körper. Punkt. Mit jeglichem Gerede über die weniger wichtigen Körperorgane würde ich nur Ihre und meine Zeit verschwenden. Packen wir es an.[13]

---

12 Wenn Sie das Gefühl haben, wegen der Diabetes-Geschichte nicht genügend Infos bekommen zu haben, werfen Sie einen Blick auf den Artikel »Impact of Sleep and Circadian Disruption on Energy Balance and Diabetes: A Summary of Workshop Discussions« (Der Einfluss von Störungen des Schlafs und des Tag-/Nachtrhyhtmus auf Energiebalance und Diabetes: Zusammenfassung der Workshop-Diskussionen) in der Zeitschrift *Sleep* 38/12 (2015). Achten Sie darauf, wie groß nach der Lektüre Ihre Lust noch sein wird, lange aufzubleiben und Süßigkeiten zu essen.
13 Wenn Sie noch nicht wirklich überzeugt sind, (1) oha und (2) kaufen Sie von Arianna Huffington das Buch *Die Schlaf-Revolution*. Es haut Ihnen eine Flut von Informationen um die Ohren, wie Schlafmangel Sie auf tausenderlei verschiedenen Wegen tötet.

Kapitel 1: Zusammenfassung

1. Wenn es mit dem Schlafen nicht richtig klappt, klappt nichts richtig.
2. Wenn jemand sagt, die Wissenschaftler wüssten nicht, warum wir schlafen, täuschen sie sich. Wir schlafen, um am Leben zu bleiben.

Warum essen wir ein Krabbenküchlein? Warum trinken wir ein Glas Orangensaft? Weil wir keine echte Wahl haben. Wir müssen essen, um zu leben. Beim Schlaf haben wir noch weniger die Wahl, denn wenn die Schläfrigkeit zu groß wird, überwältigt sie uns und zwingt uns, zu schlafen. Mein Motto lautet: »Schlaf gewinnt immer.«[14] Der Schlaf ist ein starker Antrieb menschlichen Verhaltens. Was treibt uns sonst noch an? Lesen Sie weiter und finden Sie das heraus.

---

14 Als ich zu studieren anfing, lautete mein Motto: »Schlaf ist etwas für Loser.« Das änderte sich, als ich einige Wochen lang viel zu lange aufgeblieben war und dann ungewollt vor der Champagner-Slip-and-Slide-Party einer Studentinnenverbindung einschlief und das ganze Event verpennte.

2.

PRIMÄRE TRIEBE

WARUM WIR BACON, KAFFEE UND EIN SCHLÄFCHEN AM WOCHENENDE LIEBEN

Ich bin Ihnen wahrscheinlich noch nie begegnet. Sie können wer weiß wer sein, der dieses Buch durchblättert – ein müder Student, der in der Schlange der Unibuchhandlung wartet, eine dreifache Mutter, die sich einen Café-Besuch gönnt, während ihre Kinder in der Schule sind, die Gastgeberin einer beliebten Talkshow, die der Meinung ist, ihre Millionen von Zuschauer müssten genau dieses Buch sofort lesen. Obgleich ich keine Ahnung habe, wer Sie sind, stelle ich nachfolgend mehrere Behauptungen über Sie auf, von denen ich weiß, dass sie zutreffen.

1. Sie haben in den letzten Tagen etwas gegessen.
2. Sie haben in den letzten Tagen etwas getrunken.
3. Sie haben in den letzten ~~Minuten~~ Tagen an Sex gedacht.

4. Sie haben in den letzten ein oder zwei Tagen eine gewisse Zeit lang geschlafen (sollten Sie der übermüdete Architekturstudent auf einer drei Tage und zwei Nächte dauernden Sauftour sein, der den Abschluss seines städtebaulichen Projekts mit neuen Wohnkonzepten feiert, dann zählen Sie nicht).

Überdenken Sie die vier Behauptungen, bevor Sie das Buch kaufen. Wenn Sie glauben, eine davon sei für Ihre Situation nicht zutreffend, legen Sie das Buch weg und kaufen Sie etwas anderes.

Essen, Wasser, Schlaf und Sex (nicht unbedingt in dieser Reihenfolge)

Tatsache ist, dass ich keine besonderen Fähigkeiten besitze. Bei meiner geheimnisvollen übernatürlichen Fähigkeit geht es nur um primäre Triebe. 1943 stellte der amerikanische Psychologe Clark Hull die sogenannte Triebreduktionstheorie vor. Er glaubte, das Verhalten aller Organismen werde von dem Ziel gelenkt, bei gewissen primären Trieben eine Selbstregulierung oder Balance aufrechtzuerhalten. Wir haben das Bedürfnis oder den primären Trieb nach Nahrung und Wasser, um unseren Körper zu ernähren. Wir haben den primären Trieb, uns fortzupflanzen. Und raten Sie mal. Wir haben den primären Trieb zu schlafen. Je länger wir daher ohne Schlaf auskommen, desto entschlossener wird unser Gehirn, Schlaf zu bekommen, wodurch wir an einen Punkt kommen, an dem wir keine Wahl mehr haben. Anders gesagt: Schlaf ist unvermeidlich.[15]

Viele Patienten, die ich behandelt habe, kamen zu mir und behaupteten, ihr Problem sei, dass sie »nicht schlafen«. Sie könnten nie einschlafen oder sie würden nachts aufwachen und könnten anschließend nicht mehr einschlafen. Jeder, der mir das erzählt, leidet zumindest teilweise unter einem grundsätzlicheren Problem: Diese Menschen schlafen, spü-

---

15 Sie können während Ihrer eigenen Hochzeit einschlafen, während der Geburt Ihres eigenen Kindes oder beim Geschlechtsverkehr ... das sind alles wahre Patientenberichte.

ren jedoch keine erholsame Wirkung ihres Schlafes. Anders gesagt ist ihre Behauptung, sie würden nicht schlafen, einfach nur falsch. Es ist eine medizinische Tatsache, dass wir alle schlafen. Schlaf ist ein primärer Trieb. Der Körper besteht darauf. Das Erste, was ich Ihnen daher sagen muss, falls Sie zu diesen Menschen gehören, die »nie schlafen«, ist Folgendes: Sie müssen eine einfache Tatsache akzeptieren, sonst werden Sie dazu verurteilt sein, für immer mit Ihrem Schlaf zu kämpfen.

Sie schlafen.

Sagen Sie es laut. Es ist mir egal, wo Sie gerade sind. Sind Sie in einer Bücherei? Okay, dann flüstern Sie es. »Ich schlafe.« Zwei Wörter, zehn Buchstaben. Sagen Sie es noch einmal, »ich schlafe«. Schlafen Sie gut? Vielleicht ja, vielleicht nein, aber *Sie schlafen*. Sagen Sie es, »ich schlafe«. Schauen Sie jede Stunde auf die Uhr? Vielleicht ja, vielleicht nein, aber *Sie schlafen*. Ich kann diesen Punkt gar nicht genug betonen, denn dies ist normalerweise die erste Gesetzmäßigkeit, über die ich mich mit neuen Patienten verständigen muss. Wäre Ihr Schlaf eine Geometriestunde mit vielen Axiomen, Postulaten, Eigenschaften und Beweisen, verstehen Sie dies als die erste Gesetzmäßigkeit: *Sie schlafen*.

AKTUELLES AUS DER WISSENSCHAFT

Ich spüre es. Sie glauben noch immer nicht, dass Sie schlafen, oder Sie glauben, Sie würden jede Nacht höchstens zwei oder drei Stunden schlafen. Okay, ich höre Sie an, aber bedenken Sie Folgendes: Die wirklich sehr schlauen Schlafforscher, mit deren Lehrbüchern ich während meiner Facharztausbildung im Bereich Schlafmedizin gearbeitet habe, führten Studien durch, bei denen sie die Fähigkeit des Menschen untersuchten, mit wenig Schlaf auszukommen. David Dinges und Hans Van Dongen teilten die Probanden verschiedenen Gruppen zu, die jede Nacht vier, sechs oder acht Stunden schlafen durften. Die

> Probanden wurden sorgfältig überwacht, um sicherzustellen, dass sich niemand in irgendeine Abstellkammer schleichen und dort ein zusätzliches Schläfchen machen konnte. Die Studie dauerte nur zwei Wochen. Nur zwei Wochen! Ich sehe jeden Tag Leute, die mir erzählen, dass sie jahrelang nicht geschlafen haben. Das Schlafprojekt dauerte 14 Tage – das war's.
>
> In der Studie wurde die Aufmerksamkeit der Probanden anhand einer Reihe von Aufgaben zum Test der psychomotorischen Vigilanz bewertet. Am Ende der Studie schlief ein Viertel der Gruppe mit sechs Stunden Schlaf während der Aufgaben ein! In der Gruppe mit vier Stunden Schlaf war es noch schlimmer. Interessant ist, dass die Probanden mit Schlafentzug sich tatsächlich in ihrer Leistung gar nicht für beeinträchtigt hielten. Anders gesagt, obgleich sie vor dem Computer einschliefen, teilten sie ihren Freunden per E-Mail mit: »Ich habe gerade bei diesem verrückten Versuch mit Schlafentzug mitgemacht. Ich glaube, denen habe ich es gezeigt!«

Liebe Leser, ich wollte hier eine coole neuere Studie zitieren, bei der Probanden im Rahmen einer Schlafentzugsstudie wochenlang nur ein paar Stunden schlafen durften und dennoch keine erkennbare Leistungsschwäche an den Tag legten. Ich habe es wirklich versucht. Aber ich muss widerstrebend berichten, dass es eine solche Studie nicht gibt. Die Leute schaffen es einfach nicht. Sie werden zu schläfrig. Sie schlafen während der Studien ein. Fasst man die aktuelle Überzeugung aller angesehenen Schlafwissenschaftler zusammen, gilt folgender Grundsatz: Es gibt wahrscheinlich einen sehr kleinen Prozentsatz von Menschen, die über einen relativ langen Zeitraum auch bei sechs Stunden Schlaf oder geringfügig weniger ihre Leistung aufrechterhalten können, aber eine Leistungsabnahme wird auch bei ihnen eintreten. Die Annahme, es könnte Menschen geben, die über einen langen Zeitraum nur zwei oder drei Stunden schlafen und dennoch in der Lage sind, zu gehen, ihr Essen zu kaufen, ihren Videorecorder zu programmieren und zusammenhängende Sätze zu formulieren, ist einfach falsch.[16]

Sollten Sie jedoch zu diesen Auserwählten gehören, möchte ich derjenige sein, der Sie entdeckt und alle wissenschaftlichen Auszeichnungen und Preise erhält. Nehmen Sie sich dann bitte einen Moment Zeit und beantworten Sie folgende Fragen:

- Sind Sie ein Mensch? _____
- Sind Sie psychisch absolut gesund? _____
- Haben Sie im letzten Jahr lückenlos, *ohne Ausnahme*, durchschnittlich nur drei Stunden oder weniger geschlafen? _____
- Sind Sie bereit, ein Fitbit-Gerät zu kaufen und zu tragen, um zu beweisen, dass Sie nicht schlafen? _____
- Sind Sie bereit, untersucht zu werden, fotografiert zu werden und es Dr. Winter zu erlauben, Sie anderen Schlafforschern vorzuführen, damit er berühmt und reich werden kann? _____

Wenn Sie alle Fragen mit Ja beantwortet haben, müssen wir uns sofort kennenlernen. Schicken Sie meinem Verleger Ihre Informationen. Wir werden von dort aus alles klären.

Ich liebe meinen Job. Den ganzen Tag lang kann ich mit Leuten über ihren Schlaf sprechen. Alle paar Wochen habe ich es mit einem Patienten zu tun, der in Panik ist und mich um Hilfe anfleht, weil er in den zurückliegenden ein oder zwei Wochen überhaupt nicht oder nur lächerlich kurz schlafen konnte.

»*Sie müssen mir helfen. Ich habe in den letzten 14 Tagen nur zwei Stunden geschlafen!*«

Was diese Art von Patienten so faszinierend macht ist, dass sie diese Aussage mit der überraschenden Bemerkung toppen: »Ich wünschte, ich könnte wenigstens tagsüber ein Schläfchen machen, aber wenn ich mich

---

16 Das erlebe ich immer wieder. Mein Lieblingsbeispiel war eine äußerst erfolgreiche Rechtsanwältin, die glaubte, *pro Woche* nur sechs Stunden zu schlafen! Trotz ihrer Behauptung war sie hellwach und empfand keinerlei Schläfrigkeit.

tagsüber hinlege, kann ich auch nicht einschlafen.« Wow, ein Mensch, der nicht nur nachts nicht schlafen kann, sondern aus irgendeinem Grund, obgleich er 336 Stunden wach ist, sich nicht einmal in der Lage sieht, tagsüber zu schlafen. Dieser Mensch sollte sofort bei Guinness anrufen! Das ist besser als der gruselige Typ mit den langen Fingernägeln![17]

»Was machen Sie denn dann, wenn Sie ins Bett gehen?«, frage ich.

»Ich liege einfach da und denke über alles Mögliche nach … ich kann meine Gedanken nicht abstellen.«

»Sie liegen die ganze Nacht da und tun nichts?«

»Genau. Die größte Chance einzuschlafen habe ich normalerweise zwischen 23 Uhr und Mitternacht. Wenn ich in dieser Zeit nicht einschlafe, habe ich mein Schlaffenster verpasst und bin die ganze Nacht wach.«

Wie bitte?

Apropos *Guinness-Buch der Rekorde*: Dort werden Rekorde praktisch jeder Meisterleistung verzeichnet, die man sich nur vorstellen kann, jedoch werden inzwischen keine Rekorde mehr über Schlafentzug anerkannt. Der aktuelle Rekordhalter, Randy Gardner, stellte 1964 seinen Rekord über 11 Tage und 24 Minuten auf. Während dieses Versuchs wurde es für Gardner zunehmend ein Problem, wach zu bleiben. Sein Gehirn verfiel immer wieder in einen Sekundenschlaf (unkontrollierbarer Schlaf von weniger als 30 Sekunden) und er litt unter Halluzinationen, schweren kognitiven Beeinträchtigungen und sogar Paranoia. Eine derartige Paranoia wurde bei mehreren Experimenten zum Schlafentzug festgestellt. Am unseligsten verlief sie bei dem Discjockey Peter Tripp, der unter den Augen der Öffentlichkeit 201 Stunden ohne Schlaf durchhielt, was ihm nachhaltige psychische Auswirkungen bescherte (nicht zuletzt seine eigene Überzeugung, er sei ein Hochstapler [Impostor-Syndrom]).

Die Quintessenz ist, dass ein bewusster echter Schlafverzicht schwierig ist. Unter Studienbedingungen kann es so gut wie unmöglich sein, die Probanden sogar über einen relativ kurzen Zeitraum wach zu hal-

---

17 Damit wird es tatsächlich nichts. Der Typ mit den gruseligen längsten Fingernägeln ist unschlagbar.

ten. Diese Art von Schlafentzug bleibt nicht ohne kurzfristige Folgen wie ein überwältigendes Schlafbedürfnis. Anders gesagt fiel das Einschlafen niemandem schwer, der dieses Kunststück versucht hat. Es ist eine akzeptierte Tatsache, dass echter Schlafentzug (das heißt, dass Sie sich in einer Situation befinden, in der Sie überhaupt nicht schlafen dürfen[18]) immer zu Schlaf oder unkontrollierbaren Schlafphasen und Leistungsabfall führt. Mit anderen Worten: Wenn Sie unter Schlafmangel leiden, merken Sie das ebenso wie alle anderen! Wenn Sie hingegen glauben, unter Schlafmangel zu leiden, jedoch nicht einnicken, wenn Sie sich auf eine Couch legen, finden Sie es dann nach dem, was Sie jetzt wissen, wirklich einleuchtend, dass Sie unter Schlafmangel leiden sollten?

Die Wirklich-Lange-Nichtstun-Übung

Wenn Sie zu denen gehören, die glauben, unter langfristigem Schlafmangel zu leiden, und wenn Sie nicht schlafen können, so sehr Sie sich auch bemühen, machen Sie die folgende kleine Übung.

1. Essen Sie eine Kleinigkeit und versuchen Sie dann, auf die Toilette zu gehen. Die Schlaf-Übung 1 wird eine Weile dauern.
2. Schalten Sie Ihr Mobiltelefon ab und das Festnetz auf stumm und bitten Sie Ihre Familie, Sie alleine zu lassen, bis das Experiment beendet ist.
3. Bitten Sie darum, dass Ihre Privatsphäre absolut respektiert wird, da Sie mit einer »gefährlich ernsten« Situation fertig werden müssen. Sagen Sie es genau so, dann wird niemand Sie belästigen.
4. Suchen Sie sich einen bequemen Platz in Ihrem Haus oder Büro, wo Sie sich hinlegen können.
5. Ziehen Sie die Schuhe aus, machen Sie alle Lichter aus und legen Sie sich hin.

---

18 Im Rahmen von Studienprotokollen benötigten Probanden, denen wirklich der Schlaf entzogen wurde, häufig einen Aufpasser, der sie davon abhielt, einzuschlafen.

6. Schlafen Sie nicht ein! Liegen Sie dort einfach während der nächsten sieben Stunden.
7. Denken Sie über Ihr Erlebnis nach.

Die Wirklich-Lange-Nichtstun-Übung ist ganz schön fies, oder? Eine Stunde lang nichts zu tun, ist schon langweilig. Aber sieben Stunden lang nichts zu tun, ist entsetzlich schwierig,[19] dennoch behaupten immer und überall Leute, dies nachts zu tun, wenn sie darüber klagen, in der Nacht zuvor kein Auge zugetan zu haben.

Um die Dinge einmal zu relativieren: Jemand, der sagt, er habe vier Tage lang nicht geschlafen und sei danach nicht schläfrig, ist vergleichbar mit jemandem, der in meine Praxis kommt und sagt, er habe vier Tage nichts gegessen, empfinde merkwürdigerweise keinen Hunger *und* habe zugenommen. Ja, ich weiß, dass der Körper kurz vor dem Verhungern nur noch wenig oder keinen Schmerz empfindet, aber Sie wissen, was ich meine.

Nicht zu schlafen und gleichzeitig nicht schläfrig zu sein, negiert die primäre biologische Kraft des Schlafes. Hierzu erzählten mir Patienten, je länger sie oder ihre Kinder wach blieben, desto *weniger* würden sie oder ihre Kinder schläfrig. Das leuchtet eher ein, wenn man den Prozess im Gehirn, der die Wachheit oder Vigilanz aufrechterhält, als getrennt von dem Prozess betrachtet, der den Schlaf auslöst und aufrechterhält. Trotzdem wird eine Person *immer* schläfriger, je länger sie wach ist. Dieser Drang kann vorübergehend durch erhöhte Vigilanz oder Angst übertrumpft werden.[20] Das bedeutet aber nicht, dass die Person nicht schlafen kann. Es kann bedeuten, dass andere Faktoren im Spiel sind, die diese Person *in diesem Moment* wach halten. Geht diese Person ins Bett und

---

19 Ich hatte den fantastischen Job, stundenlang nichts zu tun, während meine Frau in den Wehen lag. Nun, ich schätze, das stimmt nicht ganz, denn irgendwann durchtrennte ich die Nabelschnur, damit war die Bilanz wieder ausgeglichen.
20 Diesen Zweck kann ebenfalls erfüllen, das Autofenster herunterzukurbeln, das Radio einzuschalten und den aktuellen Song von Taylor Swift mitzusingen.

riecht Rauch, kann die Angst zunehmen und sie wach halten. Hört sie eine Bewegung unter dem Bett, kann dies sie wach halten. Auch die echte Sorge, nicht einschlafen zu können, kann ein solcher Faktor sein.

Cliff Saper, ein Schlafforscher der Harvard University, führte eine Studie zur Schläfrigkeit von Ratten durch. Die Ratten wurden in Käfige gesetzt, die entweder sauber oder schmutzig waren. Gemessen wurden der Schlaf und biochemische Parameter im Gehirn. Schliefen die Ratten? Absolut. Schliefen sie in beiden Käfigen gleich? Nein. Die Ratten in dem schmutzigen Käfig zeigten mehr Anzeichen von Übererregbarkeit und schliefen nicht so gut wie die Ratten in dem sauberen Käfig. Ihre kleine Rattenängstlichkeit über den schmutzigen Käfig war ein Faktor, der ihre Fähigkeit hemmte einzuschlafen. Sie wurden genauso schläfrig wie die anderen Ratten in dem sauberen Käfig, ihre größere Ängstlichkeit stand ihnen beim Einschlafen jedoch im Wege.

Schlafen Sie gut? Wahrscheinlich nicht, sonst würden Sie dieses Buch nicht lesen. Das ist in Ordnung. Es ist etwas anderes, als nicht zu schlafen. Die Klage »Ich kann nicht schlafen« ist ungenau und unwahr, hören Sie also auf, dieses Mantra aufzusagen und diese Denkweise dadurch zu verstärken. Ich habe keine Skrupel, meine Patienten zu unterbrechen und diese Sprache in meiner Klinik zu korrigieren, sobald ich diese Tatsache erklärt habe.

»Ich schlafe nicht. Und das betrifft nicht nur mich. Meine Mutter hat auch nie geschlafen. Sie …«

»Nein. Hören Sie sofort auf und versuchen Sie es erneut.«

»Oh, ich habe Schlafprobleme und auch meine Mutter hatte Schlafprobleme.«

»Viel besser. Sprechen Sie weiter.«

Jeder Patient, der in meine Praxis kommt und meine Frage »Was kann ich heute für Sie tun?« beantwortet mit »Helfen Sie mir, damit ich schlafen kann«, wird von mir von Anfang an unerbittlich mit dem Begriff des primären Triebs konfrontiert. Hören Sie auf, sich (und anderen) zu erzählen, dass sie nicht schlafen oder nicht schlafen können. Egal wie schmutzig sozusagen Ihr Käfig ist, Ihr Körper wird es nicht zulassen, dass Sie *nicht* schlafen. Wenn Sie nicht essen oder trinken können, werden Sie sterben.

Wenn Sie wirklich nicht schlafen können, werden Sie ebenfalls sterben, wahrscheinlich innerhalb weniger Wochen. Ich wette, dass Ihre Schlafprobleme schon länger anhalten, und Sie leben noch. Was sagt Ihnen das?

Ich finde es interessant, wie Patienten im Vergleich zu Essproblemen mit Schlafproblemen umgehen. Viele Menschen kommen zur Essenszeit nach Hause, werfen einen Blick auf das Hähnchenschnitzel bei Tisch und spüren, dass sie einfach keinen Hunger haben. Da wird vielleicht etwas in dem Schnitzel und in der Salatbeilage herumgestochert, bevor einfach entschieden wird, die Mahlzeit auszulassen. Die meisten Leute (die nicht an Anorexie leiden) würden über diese Entscheidung kaum weiter nachdenken, weil sie im Hinterkopf haben, dass ihr Appetit zurückkehren wird, sie wieder essen und Kraft schöpfen werden. Tauschen Sie dieses Hungerproblemchen gegen eine vorübergehende Flaute beim Schlaftrieb aus. Jemand geht ins Bett, um zu schlafen, und ist einfach nicht müde. Viele Leute sind dann sofort besorgt und der daraus entstehende Stress kann verhindern, dass sie später in der Nacht schlafen und kann sich sogar noch später in der Woche hinderlich auf ihren Schlaf auswirken. Sobald der *Schlaf* betroffen ist, fehlt vielen das Vertrauen, dass das Schiff von selbst wieder auf Kurs kommen wird.

Obgleich ich den Schlaftrieb des Gehirns oft mit dem Esstrieb vergleiche, bestehen zwischen beiden feine Unterschiede. Unser Gehirn kann uns de facto nicht zum Essen zwingen. Wir können schrecklichen Hunger und einen starken Esstrieb bekommen, in extremen Fällen von Anorexie oder bei einem absichtlichen Hungerstreik kann man den Hunger überwinden und sich zu Tode hungern. Beim Schlaf jedoch behält das Gehirn das letzte Wort und hat tatsächlich die Macht, uns zum Schlafen zu zwingen. Wir hoffen, dass es nicht gerade dann geschieht, wenn wir von der Arbeit nach Hause fahren.

Wie viel Schlaf brauchen wir?

Genügend. So lautet die Antwort. Sie brauchen genügend Schlaf. Nicht zu wenig, sonst schlafen Sie bei Tisch ein. Nicht zu viel, sonst liegen Sie Däumchen drehend im Bett und warten darauf einzuschlafen. Weder das eine noch das andere ist sonderlich spaßig.

Reporter, die Recherchen über den Schlaf durchführen, schreiben normalerweise in jedem dritten Artikel hauptsächlich über eine der folgenden drei Fragen: Wie können wir besser schlafen? Ist ein Mittagsschläfchen eine feine Sache? Und schließlich: Wie viel Schlaf brauchen wir?

Ich werde diesem kleinen Abschnitt des Buches einige Gegendarstellungen voranstellen. Eigentlich möchte ich diesen Abschnitt gar nicht schreiben, aber ich glaube, es sollte doch angesprochen werden.[21] Außerdem möchte ich klarstellen, dass dies nur Richtlinien sind und nicht notwendigerweise klare Ziele. Bedenken Sie beim Lesen dieses Abschnitts, dass der Schlafbedarf individuell ebenso unterschiedlich ist wie der Kalorienbedarf. Wenn Sie gut schlafen, sich wohlfühlen und keine Anzeichen übermäßiger Schläfrigkeit aufweisen, dürfte Ihre Schlafmenge in Ordnung sein, egal wie hoch sie ist.

Der Schlafbedarf verändert sich im Lauf des Lebens immer wieder, aber das wissen Sie wahrscheinlich, wenn Sie schon einmal Zeit mit Babys verbracht haben. Babys sind schlafhungrig und scheinen zu nicht viel mehr in der Lage zu sein, als zu schlafen, zu essen und sich über etwas aufzuregen – normalerweise ihre gefüllte Windel, Hunger, Schmerzen beim Zahnen und/oder Blähungen. Mit der Zeit und wenn das Kind beginnt, anspruchsvollere Dinge zu tun wie Infinitesimalrechnung und Snapchatten, schauen Sie sich einmal sein Schlafmuster an. Die Chancen stehen gut, dass es deutlich weniger schläft und wahrscheinlich auch tagsüber kein Schläfchen mehr macht. Keine Sorge, das ist normal.

Laut der 2004 durchgeführten Studie des Schlafforschers Maurice Ohayon von der Stanford University nimmt unser Schlafbedarf mit zu-

---

21 Das wäre sonst etwa so, als würde Neil Armstrong ein Buch über die Reise zum Mond schreiben, ohne sich darüber auszulassen, wie er und Buzz Aldrin darüber gestritten haben, wer den ganzen Instant-Orangensaft getrunken hat.

nehmendem Alter ab. Manchmal reduziert sich die Menge rasch wie beim Übergang vom Säugling zum Kleinkind. Manchmal bleibt der Schlafbedarf relativ stabil. Vor diesem Hintergrund können wir den Schlafbedarf für die einzelnen Altersgruppen besprechen. Auch hier gilt wieder, dass es sich lediglich um Richtwerte handelt, kein Grund also zum Ausrasten, falls Sie nicht perfekt in dieses Muster passen.

AKTUELLES AUS DER WISSENSCHAFT

2014 »isolierte« die National Sleep Foundation eine Gruppe von 18 Schlafexperten. Ihre Mission war es, sich neun verschiedene Altersgruppen anzusehen und anhand vorliegender wissenschaftlicher Beweise ihren jeweiligen Schlafbedarf zu bestimmen.[22] Diese 2015 veröffentlichten Empfehlungen wichen in vielen Fällen von früheren Empfehlungen der Stiftung ab.

Für die Gruppe der Neugeborenen (bis zu drei Monaten) wurden 14–17 Stunden Schlaf pro Tag empfohlen. Früher galten 12–18 Stunden als empfehlenswert. Das war einmal. Wenn Ihr Baby heute 12–13 Stunden schläft, sind Sie als Eltern Versager.[23]

Säuglingen zwischen vier und elf Monaten wurden zwei Stunden Schlaf weggenommen. Bei ihnen stellt die Spanne von 12–15 Stunden eine Ausweitung des empfohlenen Bereichs dar, der bei der bisherigen Empfehlung 14–15 Stunden betragen hatte.

Kleinkindern (1–2 Jahre) wurde eine Stunde weggenommen, hier liegt die Empfehlung nun bei 11–14 Stunden.

Vorschulkindern (3–5 Jahre) wurde eine weitere Stunde weggenommen, die Empfehlung lautet nun 10–13 Stunden. Beide, Kleinkinder und Vorschulkinder, haben im Vergleich zu früheren Empfehlungen ei-

---

22 Die Tradition verlangt, dass sich die Wissenschaftler in einem ehemaligen Schlaflabor einschließen und unablässig diskutieren, bis Einigkeit erreicht ist. Interessierte Beobachter wissen, dass sich die Ärzte auf die richtige Schlafdauer für bestimmte Gruppen geeinigt haben, wenn sie verräterischen weißen Rauch aus dem Kamin aufsteigen sehen.

23 Kleiner Scherz! Sie sind natürlich fantastische Eltern.

> ne Stunde dazugewonnen. So ziemlich dasselbe gilt für Schulkinder (6–13 Jahre). Sie sollten 9–11 Stunden schlafen, bevor sie aufwachen und zur Schule gehen.
> Teenager (14–17 Jahre) verlieren eine Stunde im Vergleich zu ihren lästigen kleinen Geschwistern und sollen nur 8–10 Stunden im Bett verbringen.
> Jüngere Erwachsene und Erwachsene (18–25 und 26–64 Jahre) verlieren eine Stunde und sollen 7–9 Stunden lang schlafen.
> Durch eine grausame und ironische Fügung des Schicksals brauchen ältere Erwachsene, die endlich ihren Ruhestand und ein kinderloses Zuhause erreicht haben, nur 7–8 Stunden Schlaf, was sie zu der ständigen Frage veranlasst: »Was soll ich mit den anderen 16 Stunden des Tages tun? Es gibt nichts Gutes mehr im Fernsehen.«

Bevor wir dieses Kapitel abschließen, ist es wahrscheinlich noch wichtig, uns der Frage zuzuwenden, wie sich unser Schlaf verändert hat – nicht im Lauf des Lebens, sondern eher über die Generationen hinweg. Anders gefragt, haben Oma und Opa in ihrer Jugend viel mehr geschlafen als wir heute? Bedenkt man, wie viel Zeit sie dafür aufwenden mussten, im Schnee bergauf zu gehen, wie viel schwerer sie es hatten als die heutigen Kinder und wie mühsam sie ihre Groschen sparen mussten, um im Billigladen ein paar harte Bonbons kaufen zu können, scheint es, als hätten sie überhaupt keine Zeit gehabt, um zu schlafen.

Während man leicht auf die Idee kommen kann, dass wir heutzutage bei Weitem nicht genug schlafen und deutlich weniger schlafen als unsere Vorfahren, weisen mehrere Studien auf etwas anderes hin. 2010 analysierte Kristen Knutson in einer Studie die Zeittagebücher, die zwischen 1975 und 2006 von Studienteilnehmern geführt worden waren, und kam zu dem Schluss, dass wir in Wirklichkeit nicht weniger schlafen, auch wenn die Leute mehr zu arbeiten scheinen. Diese Studie schien die Vorstellung, dass die Mitglieder unserer modernen Gesellschaft drastisch weniger schlafen als ihre Gegenspieler der vorherigen Generation, nicht zu unterstützen.

Die andere Studie, die Zweifel daran aufwirft, dass wir weniger schlafen, als es in der Vergangenheit der Fall war, konzentrierte sich auf die Kulturen der Jäger und Sammler und deren Schlafmuster. In einer Studie von 2015 beobachtete der Wissenschaftler Gandhi Yetish insgesamt 1165 Tage lang 94 Erwachsene aus den Volksgruppen der Tsimane (Bolivien), der Hadza (Tansania) und der San (Namibia). Die Ergebnisse zeigten, dass diese Menschen pro Nacht durchschnittlich nur 6 Stunden und 25 Minuten schliefen. Damit liegen sie am unteren Ende der derzeitigen durchschnittlichen Schlafdauer in westlichen Industriegesellschaften. Obgleich der Bericht angab, dass die Probanden länger in ihren Hütten ausruhten, war die geringe Schlafmenge überraschend.

Da haben wir es. Glückwunsch. Sie gehören zu den Schlafmützen. Ich hoffe, dass Sie die für Ihr Alter und Ihr kulturelles Umfeld passende Schlafmenge bekommen, aber machen Sie sich andernfalls nicht zu viele Sorgen. Dafür gibt es dieses Buch. Wenn Sie sich selbst ehrlich eingestehen können, dass Sie durchaus eine gewisse Zeit lang schlafen, sind wir auf einem guten Weg. Gönnen Sie sich einen Moment, um sich zu strecken und zu verarbeiten, was Sie gerade gelesen haben. Dieses Kapitel kann für einige so schwer verdaulich sein wie Gnocchi. Lassen Sie sich bei Bedarf Zeit, um sich mit diesem Gedanken anzufreunden, bevor es weitergeht in die Welt der Schläfrigkeit und Müdigkeit.

Kapitel 2: Zusammenfassung

1. Zu den animalischen primären Trieben gehören Hunger, Durst, Sex und Schlaf. Wenn diese Bedürfnisse nicht erfüllt werden, sterben Sie (abgesehen vom Sex, wenn es daran mangelt, geht es mit der gesamten Menschheit zu Ende).
2. Sie schlafen. Vielleicht schlafen Sie nicht gut, aber *Sie schlafen*.
3. Der Schlafbedarf ist von Mensch zu Mensch unterschiedlich und scheint tatsächlich mit zunehmendem Alter abzunehmen.
4. Sie erfahren etwas über Ratten, die in schmutzigen Käfigen schlafen.

Es ist großartig, dass Ratten in Käfigen schlafen, aber Sie können manchmal nicht einmal in Ihrem komfortablen Bett einschlafen, sogar in Nächten, in denen Sie völlig erschöpft sind. Wie kann jemand so müde sein und dennoch nicht einschlafen? Lassen Sie uns darüber sprechen, was es heißt, schläfrig zu sein. Wenn Sie zu schläfrig sind, um jetzt die Seite umzublättern und bereits am Einschlafen sind, haben wir vermutlich in jedem Fall Erfolg gehabt!

3.
SCHLÄFRIG VERSUS MÜDE

ZU MÜDE FÜR DEN BODYPUMP-KURS ODER AUF DER MATTE EINGESCHLAFEN?

Ich bin müde. Ich bin schläfrig. Ich bin fix und fertig. Ich bin ausgelaugt, ziemlich durch den Wind, völlig kaputt, wie gerädert, duselig, meine Augenlider sind schwer, ich bin erschöpft, ausgebrannt, ermattet, wie erschlagen, ausgelaugt, wie tot. Diese Begriffe sind in meiner Praxis ebenso verbreitet wie die Häufigkeit, mit der die Patienten in meinem gemütlichen Wartezimmer schnell einschlafen.

Um Ihr Schlafproblem zu verstehen, müssen Sie analysieren, welcher Natur es ist, und entscheiden, ob es der beste Ausgangspunkt ist, wenn Sie sich selbst als »schläfrig« bezeichnen. Wenn ich in diesem Buch das Wort schläfrig verwende, beziehe ich mich auf eine Person, die wahrscheinlich gleich schlafen wird oder eine starke Schlafneigung hat.[24] Diese Definition ist wichtig, weil die Begriffe schläfrig und müde oft synonym verwendet werden, während sie tatsächlich nicht dasselbe bedeuten. Ein Mensch, der sich selbst als schläfrig bezeichnet, mir aber erzählt, er brauche vier Stunden, bis er einschläft, ist auf Grundlage meiner Definition nicht besonders schläfrig. Diese Person hat einen schwachen und keinen starken Schlaftrieb. Sobald Sie den Unterschied zwischen Schläfrigkeit und Müdigkeit verstehen, sind Sie über Ihre eigenen Schlafprobleme und darüber, was Sie brauchen, um diese in Angriff zu nehmen, besser im Bilde.

Müdigkeit: »Ich bin es müde, müde zu sein«

Stellen Sie sich einen Football-Spieler vor, der am Ende eines Spiels vom Platz geht. Ihm ist heiß, er ist verschwitzt und etwas angeschlagen von der Abreibung, die das andere Team seiner Mannschaft gerade verpasst hat. Er hält den Kopf gesenkt und er stolpert leicht, als er Richtung Seitenlinie humpelt. Im Umkleideraum läuft er vielleicht einem Reporter in die Arme, der ihm ein paar Fragen über das Spiel stellen will und warum um Himmels willen er eine bestimmte Taktik verfolgt hat. Als der Reporter ihn ausquetscht, wird der Spieler wahrscheinlich nicht antworten: »Wir haben sicher viele Fehler gemacht. Als das letzte Viertel begann, wurden einige Mitspieler und ich wirklich schläfrig. Bei dieser Interception im dritten Viertel machte ich auch einen Fehler, weil ich in dem Durcheinander tatsächlich ein paar Sekunden eingenickt war und nicht so ins Spiel kam, wie es der Trainer wollte. Ich muss mehrmals eingenickt sein, weil ich mich an eine Reihe anderer Spielzüge nicht erinnere. [*gähnt*] Entschuldigen Sie mich – ich mache jetzt vor der Pressekonferenz noch ein Schläfchen.«

---

24 Bei dem Begriff *sleepy (schläfrig)* denke ich auch an den englischen Namen des Zwerges aus dem Film *Schneewittchen und die sieben Zwerge* aus dem Jahr 1937. Interessanterweise ist Sleepy der erste Zwerg, der in dem Film zu sehen ist. Ich halte das gerne für einen symbolischen Hinweis darauf, dass der Schlaf das Wichtigste auf der Welt ist.

Die meisten Leute wären in dieser Situation nicht schläfrig, wie hier geschildert. Sie wären *müde* – sie würden das Energieniveau ihres Körpers als niedrig beschreiben. Sie können ins Bett gehen, wenn Sie müde, aber nicht notwendigerweise schläfrig sind. Sie steigen früh ins Bett, da sie merken, dass ihre ganze Kraft dahin ist. Trotz Ihrer Müdigkeit können Sie jedoch nicht einschlafen, weil Sie nicht schläfrig sind. Damit haben Sie das beste Rezept für Schlaflosigkeit.[25]

Bewerten Sie Ihre eigene Müdigkeit – Übung

Die Fatigue Severity Scale (FSS) ist eine validierte Bewertungsskala für den Grad der Müdigkeit einer Person. Beantworten Sie die folgenden Aussagen über die Müdigkeit, um zu sehen, welche Rolle geringe Energie in Ihrem Leben spielt.[26]

In der letzten Woche stellte ich fest:

Trifft überhaupt nicht zu ← → Trifft sehr stark zu

Meine Motivation ist geringer, wenn ich müde bin.	1 2 3 4 5 6 7
Körperliche Betätigung macht mich müde.	1 2 3 4 5 6 7
Ich ermüde leicht.	1 2 3 4 5 6 7
Müdigkeit beeinträchtigt meine körperliche Leistungsfähigkeit.	1 2 3 4 5 6 7
Müdigkeit beschert mir häufig Probleme.	1 2 3 4 5 6 7
Meine Müdigkeit verhindert ausdauernde körperliche Leistungsfähigkeit.	1 2 3 4 5 6 7

---

25 Für einen zusätzlichen Kick fügen Sie zwei Tassen Kaffee, eine halbe Tafel dunkle Schokolade und einen Welpen hinzu, der ständig pinkeln muss. Gut mischen und noch warm servieren, während Sie sich den Film *Shining* anschauen.

26 Wenn Sie einfach zu müde sind, um diesen Test zu machen, geben Sie sich die Note 7 und ruhen Sie sich etwas aus.

Müdigkeit beeinträchtigt die Ausführung bestimmter
Pflichten und Verantwortlichkeiten.   1 2 3 4 5 6 7

Müdigkeit gehört zu den drei Symptomen, die mich
am meisten beeinträchtigen.   1 2 3 4 5 6 7

Müdigkeit beeinträchtigt meine Arbeit, meine Familie
oder mein Sozialleben.   1 2 3 4 5 6 7

Bilden Sie den Mittelwert aus Ihren Antworten. Liegt dieser Mittelwert bei 4 oder höher, wird Ihre Batterie nicht aufgeladen. Gönnen Sie sich etwas Ruhe (nicht unbedingt Schlaf, aber Ruhe)!

Mobiltelefone zeigen uns mit ihrem wunderbaren kleinen Batterie-Icon ihren Ladezustand an. Bei meinem Telefon wird die Anzeige sogar rot und zeigt ein Ausrufezeichen, wenn der Ladezustand kritisch niedrig wird. Leider besitzt der Mensch keine so eindeutigen Anzeigen für ein niedriges Energieniveau, daher müssen wir auf andere Hinweise achten, um zu merken, wann es für uns Zeit wird, unsere Batterie wieder aufzuladen. Finden Sie nur mit Mühe die Motivation, um zu Ihrem Spinning-Kurs zu gehen? Müssen Sie kämpfen, um in der Arbeit einige Berichte fertigzustellen? Fehlt Ihnen der Antrieb, einfach eine Ladung Wäsche aus dem Wäschetrockner zu nehmen und zusammenzulegen? Das kann das rote Warnlicht Ihres Körpers sein, das Ihre Müdigkeit anzeigt.

Ich sage meinen Patienten immer: Wenn Sie müde sind, ruhen Sie sich etwas aus. Wenn Sie einnicken, schlafen Sie eine Weile. Was sollten Sie also tun, wenn Sie beim Lesen dieses Abschnitts einnicken? Schlafen Sie eine Runde und lesen Sie anschließend weiter.

Ein abschließender Gedanke zur Müdigkeit. Es ist sehr einfach, sich voller Müdigkeit durch den Tag zu kämpfen und mit einem anklagenden Zeigefinger auf den Schlaf zu deuten und zu sagen: »Wenn ich einfach nur mehr oder besser schlafen könnte, würde es mir tagsüber besser gehen.« Vielleicht.

Die Liste aller Dinge, die Müdigkeit verursachen, ist endlos. Hier für den Anfang eine kleine Zusammenstellung:

Schilddrüsenunterfunktion (Hypothyreose)	Schwangerschaft
Parkinson'sche Krankheit	Testosteronmangel
Vitamin-B12-Mangel	Harnwegsinfektion
Nebenwirkungen von Medikamenten	Depression
Eisenmangel	Diabetes
Mangelernährung	Multiple Sklerose
Anämie	Herzkrankheit
	Lyme-Borreliose
	Pfeiffersches Drüsenfieber

So könnte ich endlos weitermachen. Ich hätte noch vieles in die Liste aufnehmen können, darunter Erkrankungen wie das chronische Erschöpfungssyndrom. Die Sache ist die: Eine Schlafstörung kann die Ursache dafür sein, dass Sie sich jeden Morgen beim Aufwachen fühlen wie durch die Mangel gedreht, oder sie kann mit etwas zusammenhängen, was mit dem Schlaf an sich nichts zu tun hat. Verbeißen Sie sich nicht zu sehr in den Gedanken »Wenn ich besser schlafen könnte, würde ich mich besser fühlen«. Ihre Müdigkeit kann auch einen anderen Grund haben als Schlafmangel oder schlechte Schlafqualität. Die ersten Schritte, um die Ursache für Ihre Müdigkeit herauszufinden, sind, Ihren Schlaf zu verstehen und etwaige Probleme zu lösen. Wenn Sie Ihren Schlaf mithilfe dieses Buches verbessern können und dennoch ständig müde sind, sollten Sie das Ihren Arzt wissen lassen.

Wie stellen Sie fest, ob Sie schläfrig sind? Komische Frage, oder?

Schläfrigkeit: »Ich schlafe nicht, ich ruhe nur meine Augen etwas aus« und andere Unwahrheiten

Schläfrigkeit ist allgemein ein riesiges Problem. Kleine Beispiele finden sich überall: Kirchgänger, die während der Sonntagsmesse einschlafen, ein Portier, der in der Lobby eines Hotels einnickt, oder ein Geologiestudent, der während einer fesselnden Diashow über Magmagestein einschläft. Während diese Beispiele relativ banal sind, schauen Sie sich einmal das folgende Beispiel an:

Gegen 00:09 am 24. März 1989 lief der US-amerikanische Öltanker Exxon Valdez, beladen mit rund 163 000 Tonnen Rohöl, auf das Bligh Riff im Prince William Sound, in der nähe von Valdez, Alaska, auf. Zum Zeitpunkt des Unglücks stand der Tanker unter dem Kommando des dritten Offiziers. Es gab keine Verletzten, aber rund 37 000 Tonnen Rohöl ergossen sich ins Meer, als acht Tanks aufrissen, wodurch ein katastrophaler Schaden für die Umwelt entstand.
Die Verkehrssicherheitsbehörde kam zu dem Schluss, der dritte Offizier habe vor Antritt seines Dienstes am 23. März nur 4 Stunden geschlafen und am Nachmittag des Unglückstages nur 1–2 Stunden schlafen können. Zum Zeitpunkt des Unglücks hatte er demnach nur 5–6 Stunden Schlaf innerhalb der letzten 24 Stunden gehabt. Dessen ungeachtet hatte er einen körperlich anstrengenden und stressigen Tag und arbeitete noch über seinen normalen Wachdienst hinaus.

Soweit ein Auszug aus dem Schiffsunfallbericht des National Transportation Safety Board (US-amerikanische Verkehrssicherheitsbehörde) über das Auf-Grund-Laufen des US-amerikanischen Tankers *Exxon Valdez* (Ursache für die größte Umweltkatastrophe des Landes seit dem Reaktorunfall von Three Mile Island).[27] In diesem Bericht wurden Schlafmangel und Müdigkeit als ursächliche Faktoren für den Unfall genannt.

Die Geschichte der *Exxon Valdez* ist kein Einzelfall. Unfälle passieren ständig, ob in großem Ausmaß (die *Challenger*-Katastrophe) oder in kleinem Rahmen (wenn Sie beim Kegeln mit Ihren Arbeitskollegen einschlafen und mit einem kreativen Schnurrbart wieder aufwachen).

---

27 Im Bericht über den Reaktorunfall von Three Mile Island wird Schlafmangel ebenfalls unter den wahrscheinlichen Ursachen genannt.

Wodurch werden Sie schläfrig? Bei mir schaffte es das Musical *Cats*.[28] Ich setzte mich, um mir die Vorstellung anzusehen, und schlief so schnell ein, dass ich dachte, meine Frau habe mich unter Drogen gesetzt. In der wirklichen Welt gibt es drei eindeutige Ursachen für Schläfrigkeit. Bestimmte Medikamente können Sie schläfrig machen. Abgesehen von Medikamenten sind Schlafmangel und Schlafstörungen die häufigsten Ursachen für Schläfrigkeit. Nachfolgend eine Schritt-für-Schritt-Anleitung, um Schlafmangel zu erzeugen:

1. Kaufen Sie die erste Staffel von *Breaking Bad*.
2. Bleiben Sie viel zu lange auf, um sich die langsame Verwandlung des sanftmütigen Highschool-Chemielehrers Walt White in den skrupellosen Drogenboss Heisenberg anzuschauen.
3. Schieben Sie Panik, wenn Sie sehen, dass in drei Stunden der Wecker klingeln wird und es Montagmorgen ist, Sie aufstehen und zur Arbeit gehen müssen.
4. Gehen Sie schlafen.
5. Fühlen Sie sich am Montag beschissen, wenn Sie sich durch den Tag schleppen und sich für Ihr Komaglotzen geißeln.
6. Schwören Sie sich, an diesem Abend früh ins Bett zu gehen.
7. Wiederholen Sie die Schritte 1-6, bis Sie alle Staffeln von *Breaking Bad* gesehen haben, und machen Sie dann weiter mit *Mad Men*.

So einfach ist das tatsächlich. Es gibt auch noch andere Methoden – beispielsweise mehr als einen Job annehmen, sich in einem Trainingslager aufhalten, nachts aufstehen, um Ihren Säugling zu stillen, Nachtschichten einlegen, um für Abschlussprüfungen zu lernen, eine neurologische Facharztausbildung absolvieren oder sich Sorgen darüber machen, wie

---

28 Aus Fairness gegenüber der wunderbar talentierten Besetzung von *Cats* muss ich erwähnen, dass ich ein unter Schlafmangel leidender Medizinstudent im dritten Studienjahr war, als ich die Show in dem großartigen Fox Theatre in Atlanta, Georgia, sah. Wahrscheinlich schlief ich während Rum Tum Tuggers Einleitung ein, weil ich die Nacht zuvor während meines Nachtdienstes aufgeblieben war. Wenn ich eher der Katzentyp wäre, hätte ich mich vielleicht beherrscht, aber der Sitz war so bequem und die Schulter meiner Frau ein so nettes Kopfkissen, dass ich einfach nicht widerstehen konnte.

Sie am nächsten Tag in Ihrem hektischen Leben alles auf die Reihe bekommen sollen. Die Möglichkeiten sind endlos und führen alle zum selben Ergebnis. Sie bekommen im Durchschnitt nicht genügend Schlaf, damit Ihr Gehirn tagsüber richtig funktionieren kann. Also nimmt Ihr Gehirn, wie ein betrunkener Teenager, Ihrem freien Willen praktisch die Autoschlüssel ab und sagt: »Du bist erbärmlich. Ich fahre jetzt und du hast keine Kontrolle mehr darüber, wann wir schlafen.« Und damit fängt Ihr Gehirn an, sich wie ein Trottel aufzuführen und ständig nach Schlaf zu verlangen. Sie schlafen jetzt im Wartezimmer, beim Autofahren, beim Sex und in allen möglichen interessanten Situationen ein.

Warum schlafen Sie ständig ein? Weil Schlaf ein primärer Trieb ist und Ihr Gehirn sich sehr darum bemühen wird sicherzustellen, dass dieser Trieb auch befriedigt wird. Der Mangel an Schlaf verursacht einen höheren Schlafdrang (Schläfrigkeit), so wie Mangel an Essen einen stärkeren Drang nach Essen (Hunger) hervorruft. Wenn also Schlafmangel schläfrig machen kann, gilt dies auch für Schlafstörungen. Um bei der Analogie mit dem Essen zu bleiben: Wenn Schlafmangel dem Hunger entspricht, wären Schlafstörungen der Versuch, von Bier, Bifi und Tic Tacs zu leben.

Die Löcher in Ihrem Schlaf

Stellen Sie sich vor, direkt hinter Ihrem Kinn hätte sich ein 2,5 cm großes Loch gebildet mit direkter Verbindung zu Ihrer Mundhöhle. Stellen Sie sich weiter vor, dass Sie in einem Restaurant sitzen und essen. Nachdem Sie das Essen gekaut haben, würde es nun nicht durch die Speiseröhre hinunter in Ihren Magen gleiten, wo es verdaut und schließlich resorbiert würde, sondern es würde auf den Boden fallen. Die anderen Gäste im Lokal würden dieses Loch nicht bemerken und nur sehen, dass Sie stundenlang ständig essen. Schließlich würde ein Gast, der das beobachtet, den Mut aufbringen, Sie zu fragen, warum Sie überhaupt nicht mehr aufhören zu essen, und Sie würden antworten: »Weil ich total hungrig bin!« Sie befinden sich im Essmodus, aber der Vorgang wird nicht zu Ende geführt. Genauso funktioniert verkorkster Schlaf. Aus einer gewissen Entfernung mag es so aussehen, als würde der Mensch richtig schlafen, aber beim Näherkommen bemerken Sie die »Löcher«.

Die Schlafapnoe beispielsweise ist ein Beschwerdebild, bei dem der Schläfer wegen Atemproblemen immer wieder aufwacht. Dieses Aufwachen kann unglaublich kurz sein, so kurz, dass es vom Gehirn gar nicht wahrgenommen wird. Dieses häufige Aufwachen kann den Schlaf jedoch schrecklich zerstückeln, sodass dessen erholsame Wirkung praktisch zunichte gemacht wird – und der Schläfer morgens noch ebenso müde ist wie nachts, als er ins Bett ging.

Und so beginnt die Spirale nach unten: Durch den zerstückelten Schlaf bleiben Sie müde und schlafbedürftig (primärer Trieb, Sie erinnern sich) – dieses Bedürfnis können Sie jedoch nicht erfüllen, weil Ihre Schlafqualität so schlecht ist.

Anfangs lässt sich bei leichten Schlafstörungen die geringere Schlafqualität durch eine längere Schlafdauer kompensieren. Ein paar zusätzliche Stunden Schlaf oder ein Mittagsschläfchen können ausreichen, um diesen nervigen Schlafdrang zu befriedigen und es erfolgreich durch den Tag zu schaffen. Wird jedoch auch dieser zusätzliche Schlaf dysfunktional, bedeutet mehr Schlaf keine Verbesserung. Schließlich wird Ihr Schlaf so mangelhaft, dass Sie das Gefühl haben, nicht einmal nach einer Woche Schlaf würden Sie sich erholt fühlen.[29] Sie können noch so viel Wasser in den Tank füllen, Ihr Auto wird trotzdem nicht fahren.

Kleiner Trost: Wissenschaftliche Studien haben nachgewiesen, dass für einen Erwachsenen, der gut schläft, sechs bis sieben Stunden normalerweise ausreichend sind. Viele meiner Patienten mit Schlafproblemen haben den Eindruck, sie bräuchten mindestens neun Stunden Schlaf, um sich wohl zu fühlen. Stellen Sie sich vor, Sie würden hundert Erwachsene fragen, wie viel Schlaf sie brauchen, um sich topfit zu fühlen. Die meisten Erwachsenen, die, ohne es zu wissen, Schlafprobleme haben, antwor-

---

29 In meiner Klinik gibt es zahllose Patienten, die zugeben, ihr gesamtes Wochenende zu verschlafen, um genügend Energie zu sammeln, damit sie die nachfolgende Arbeitswoche durchstehen. In einigen Fällen nutzen diese Leute sogar ihren Urlaub, um mehr Schlaf zu bekommen. Bei der vielen Zeit, die sie im Bett verbringen, können Sie sich bestimmt vorstellen, wie es bei diesen Leuten zu Hause aussieht. Eine Einladung zum Essen dorthin sollte man wohl besser dankend ablehnen.

ten mit ungewöhnlich hohen Stundenzahlen. Das ist einer der Gründe, warum Umfrageanalytiker und Wissenschaftler zu der Schlussfolgerung kommen, wir bräuchten durchschnittlich acht Stunden Schlaf. Sechs bis sieben Stunden sind für einige Menschen absolut in Ordnung. Für Erwachsene über 65 können sogar nur fünf Stunden angemessen sein, wie aus einem Konsenspapier aus dem Jahr 2015 von Nathaniel Watson und seinen Kollegen hervorgeht. Die im vorherigen Kapitel erwähnten Angehörigen der Jäger- und Sammlerkulturen schliefen jede Nacht nur durchschnittlich sechseinhalb Stunden und wirkten dennoch ziemlich gesund und fit.

In unserer Kultur leiden wahrscheinlich rund 40 Millionen Menschen unter chronischen Schlafstörungen. Fazit: Ungeheuer viele Menschen leiden unter Schlafstörungen, die exzessive Schläfrigkeit verursachen, und die Menschen können nicht immer »mehr schlafen«, um das Problem in den Griff zu bekommen.

Das ist der Unterschied zwischen Schläfrigkeit und Müdigkeit. Nun ist es an der Zeit herauszufinden, ob Sie tatsächlich schläfrig sind oder nicht. Die Frage klingt ganz einfach, es kann jedoch durchaus verzwickt sein, darauf eine Antwort zu finden. Wesentliche Faktoren für die Verbesserung Ihres Schlafes und für Ihren Ansatz für diese Verbesserung sind, dass Sie den Grad Ihrer Schläfrigkeit verstehen und quantifizieren können.

Selbsteinschätzung Ihrer Schläfrigkeit

- ☐ Schlafen Sie gerade? Geben Sie sich in diesem Fall 3 Punkte![30]
- ☐ Haben Sie damit zu kämpfen, beim Lesen dieses Buches wach zu bleiben? Dazu gehört auch, einen Absatz immer wieder zu lesen oder zwei oder drei Seiten zu lesen und zu merken, dass Sie keine

---

30 Mein Buch hat bereits gewirkt! Sie sind beim Lesen eingeschlafen! Bitte, keine Ursache! Sorgen Sie künftig für eine sorgfältige Mischung mit Alkohol, denn Sie scheinen auf dieses Buch recht gut anzusprechen.

Ahnung haben, was Sie da gerade gelesen haben. Geben Sie sich in diesem Fall 1 Punkt!
- ☐ Haben Sie damit zu kämpfen, beim Lesen dieses Buches wach zu bleiben? Dazu gehört auch, einen Absatz immer wieder zu lesen oder zwei oder drei Seiten zu lesen und zu merken, dass Sie keine Ahnung haben, was Sie da gerade gelesen haben. Geben Sie sich in diesem Fall 1 Punkt!
- ☐ Schlechter Witz.
- ☐ Schalten Sie Ihre Lieblingsserie CSI ein und verpassen den spannenden Schluss, weil Sie eingeschlafen sind, bevor das Team den Schuldigen gefunden hat? Geben Sie sich in diesem Fall 1 Punkt!
- ☐ Schlafen Sie beim Sex ein? Geben Sie sich in diesem Fall 1 Punkt, und wenn Sie einen Partner haben, 2 Punkte!
- ☐ Schlafen Sie in der Öffentlichkeit ein? Geben Sie sich in diesem Fall 1 Punkt!
- ☐ Schlafen Sie beim Essen ein? In diesem Fall bekommen Sie 1 Punkt, aber vergessen Sie die Punkte, nehmen Sie sich selbst auf Video auf und schicken Sie eine Kopie davon an Amerikas lustigste Heimvideos. Dort liebt man so etwas und Sie können vielleicht etwas Geld damit verdienen!
- ☐ Schlafen Sie während einer Unterhaltung ein? Wenn dies bei einer Unterhaltung mit Ihrer Partnerin/Ihrem Partner passiert, gibt es keine Punkte. Passiert es bei anderen, sammeln Sie damit 5 Punkte.
- ☐ Haben Sie damit zu kämpfen, im Auto wach zu bleiben? Geben Sie sich in diesem Fall 1 Punkt! Sind Sie der Fahrer? Sie gewinnen! Streichen Sie 20 Punkte ein und rücken Sie direkt vor zur Schlossallee, die Sie kaufen können, wenn Sie sie noch nicht besitzen.

Schlafärzte stellen ihren Patienten häufig Fragen in der Art dieser »Selbsteinschätzung der Schläfrigkeit«, um einen Eindruck davon zu bekommen, wie schläfrig diese sind. Die Patienten lügen bei diesen Befragungen häufig. Das ist okay. Ich bin daran gewöhnt, Patienten in meinem Wartezimmer aufzuwecken und sie sieben Minuten später zu fragen, ob sie in der Öffentlichkeit jemals einschlafen. Dann antworten sie ohne eine Miene zu verziehen mit Nein. Daher lege ich großen Wert darauf, dass der Ehepartner mitkommt, um diese Termine etwas realitätsnäher zu machen. Die Epworth-Schläfrigkeitsskala ist ein Fragebogen mit acht Fragen, der versucht, die Schläfrigkeit einer Person objektiv zu bewerten und auf einer Skala von 0–24 einzuordnen. Je höher die Wahrscheinlichkeit ist, dass der Befragte einschläft, desto höher die Gesamtpunktzahl. Die meisten Ärzte betrachten einen Wert von 9 oder 10 oder höher als übermäßige Schläfrigkeit.

Epworth-Schläfrigkeitsskala

Wahrscheinlichkeit, einzunicken:

Situation	Punkte
keine (0) leicht (1) mäßig (2) stark (3)	
Wenn Sie Gelegenheit haben, sich hinzulegen	_____
Wenn Sie sich mit jemandem unterhalten	_____
Beim Lesen eines Buches, einer Zeitschrift oder Zeitung	_____
Beim Fernsehen	_____
Wenn Sie ruhig an einem öffentlichen Ort sitzen[31]	_____
Wenn Sie nach dem Mittagessen (ohne Alkohol) still dasitzen	_____
Als Beifahrer im Auto nach einer Stunde Fahrt ohne Pause	_____
Als Fahrer eines Autos vor einer roten Ampel oder in einem Stau	_____
Gesamt	_____

---

31 Erinnern Sie sich an diese Patienten, die bei mir im Wartezimmer schnell einschlafen? Ich liebe es, wenn sie auf diese Frage mit 0 antworten, nachdem ich sie kurz zuvor aufwecken musste, um sie in mein Sprechzimmer zu holen!

Indem Sie den Grad Ihrer Schläfrigkeit bestimmen, bekommen Sie einen Einblick, ob Ihre Schlafprobleme mit Ihrer Schlafqualität oder Schlafquantität in Zusammenhang stehen. Wenn Sie bei der Bewertung der Schläfrigkeit hohe Punktzahlen erreichen, muss dieses Problem angegangen werden. Sind Sie hingegen nicht schläfrig, bedeutet dies nicht, dass Sie kein Schlafproblem haben, sondern nur, dass wir unsere Bemühungen in andere Richtungen konzentrieren müssen, beispielsweise auf Probleme in Zusammenhang mit Ihrer Schlafqualität – Schlafplanung, Schlafhygiene und Schlafwahrnehmung sowie der Schlafstruktur. Andere äußere Einflüsse wie Stimmungsstörungen (Angst, Depression), Ernährung, Medikamenteneinnahme und sonstige medizinische Faktoren sind ebenfalls zu berücksichtigen.

AKTUELLES AUS DER WISSENSCHAFT

Stellen Sie sich vor, Sie und Ihre Partnerin/Ihr Partner sind auf einer Party und eine aufreizende neue Bekanntschaft beginnt ein Gespräch mit Ihnen. Als Sie die Unterhaltung höflich aufnehmen, wirft Ihre Partnerin/Ihr Partner Ihnen »diesen Blick« zu, der im Wesentlichen bedeutet: »Beende das Gequatsche oder mach dich auf eine unangenehme Heimfahrt gefasst.« Eine 2015 im Journal of Neuroscience veröffentlichte Studie kam zu dem Schluss, dass Schlafmangel die Fähigkeit beeinträchtigen kann, Gesichtsausdrücke richtig zu lesen. Anders gesagt, könnte es passieren, dass Sie eine drohende Miene fehlinterpretieren, wenn Sie zu wenig Schlaf bekommen haben, und dass eine unruhige Nacht auf der Wohnzimmercouch auf Sie wartet.[32]

Das Szenario mit der Couch wird noch schlimmer. Der Schlafmangel in Kombination mit dem Frust, auf der unbequemen Wohnzimmercouch schlafen zu müssen, kann zu einem Verlust der emotionalen Kontrolle führen. In einer anderen Studie aus dem Jahr 2015 stellte Talma Hendler fest, dass Schlafmangel mit einer herabgesetzten

---

32 Sagen Sie nicht, ich hätte Sie nicht gewarnt.

> Schwelle »emotionaler Aktivierung« verbunden war. Anders gesagt, anstatt sich einfach zu entschuldigen und mit der ollen Couch Vorlieb zu nehmen, verursacht der Schlafmangel einen Kurzschluss in Ihrem Gehirn. Dieses hält es nun für eine gute Idee, sich Ihrer Partnerin/Ihrem Partner gegenüber lauthals darüber auszulassen, dass eigentlich Sie im Bett und die/der andere auf dem Sofa zu schlafen hätte. Das Ende dieses Konflikts ist zu drastisch für diesen Text. Schlafen Sie einfach heute Nacht. Retten Sie Ihre Beziehung.

Warum und *wie* wir schlafen: Das homöostatische und das zirkadiane System

Nachdem Sie nun Experte in Sachen Schläfrigkeit sind und wissen, wodurch diese verursacht wird und wie sie die Leute beeinträchtigt, ist es sinnvoll, auch zu verstehen, wie Ihr Körper Schläfrigkeit hervorruft und durch welche chemischen Faktoren sie beeinflusst wird.

Es gibt im Körper zwei wichtige Systeme, die Schläfrigkeit verursachen: das homöostatische System und das zirkadiane System. Im Idealfall wirken diese beiden Systeme zusammen, um eine Schläfrigkeit zu erzeugen, die einen gesunden und erholsamen Schlaf fördert.

Homöostase bezieht sich darauf, Balance oder Ausgeglichenheit in ein System zu bringen. Sie ist dafür verantwortlich, einem System, das nicht erholt ist, Erholung zu verschaffen. Je länger Sie keinen Schlaf bekommen, desto stärker wird der Drang, zu schlafen und das System wieder ins Gleichgewicht zu bringen. Entsprechend gilt: Je länger Sie dieses fesselnde Kapitel lesen und Ihren Harndrang ignorieren, desto stärker wird dieser Drang zu pinkeln, bis er übermächtig wird und Sie sich auf das, was Sie lesen, nicht mehr konzentrieren können – auch dies ein Zeichen für den Drang, wieder ins Gleichgewicht zu kommen.

Adenosin ist ein chemischer Mediator, der das homöostatische System des Schlafes steuert.

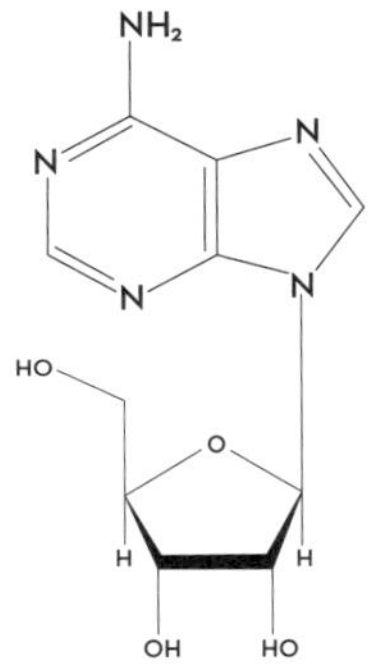

Abbildung 3.1
Chemische Formel von Adenosin

Wenn Ihre Wachphasen immer länger und länger werden, sammelt sich in Ihrem Gehirn mehr Adenosin an. Da Adenosin Schläfrigkeit auslöst, wird die Wahrscheinlichkeit, dass Sie schläfrig werden, immer größer, je länger Sie wach sind. Das ist die Chemie hinter der Tatsache, dass Schlaf ein primärer Trieb ist.[33]

Koffein blockiert das Adenosin. Haben Sie sich jemals gefragt, warum Red Bull für ein so waches Gefühl sorgt? Wegen des Koffeingehalts, Baby, und zwar in großer Menge (etwa 80 mg pro Dose oder 9,64 mg pro 30 ml). Sie brauchen mehr davon? Probieren Sie es mit einem Doubleshot von Starbucks mit 20 mg pro 30 ml oder einem Espresso mit 50 mg/30 ml. Einige der neueren, extrem wirksamen Energydrinks erreichen Werte von über 100 mg/30 ml.

Warum sind diese Getränke so wahnsinnig wirksam? Wenn Sie morgens um 4:30 Uhr aufwachen und Ihr Geschenkpapier ordnen oder Ihre

---

[33] Vor langer Zeit wurde einmal ein Experiment durchgeführt, bei dem einem schläfrigen Hund Rückenmarksflüssigkeit mit hohem Adenosingehalt entnommen und diese einem gut ausgeruhten Hund verabreicht wurde. Die Infusion führte dazu, dass der wache Hund schläfrig wurde.

Buchführung erledigen, ohne einen hochwirksamen Energydrink, der von einer tollwütigen Beutelratte stammen könnte, zu sich genommen zu haben[34], werden Sie verstehen, wie dumm diese Frage ist. Diese Getränke blockieren vorübergehend die Wirkung von all dem angesammelten Adenosin auf Ihre arme Birne, die Ihnen zurufen will, Sie sollen endlich die Fernbedienung weglegen und ins Bett gehen. Neue Forschungsergebnisse enthüllen, dass dieses Tässchen Kaffee zudem auch die Fähigkeit Ihres Gehirns zur Zeitkontrolle unterbrechen kann. Dem Koffein kann es gelingen, das Gehirn davon zu überzeugen, es sei noch gar nicht so spät, wie es tatsächlich ist, sodass die betreffende Person weniger schläfrig ist, wenn sie ins Bett geht. Mehr über das Schlaftiming folgt später.

Körperliche Aktivität vergrößert die Adenosinmenge ebenfalls, je härter Sie also trainieren, desto größer die Wahrscheinlichkeit, schläfrig zu werden. Körperliche Betätigung ist ein wichtiger Bestandteil jedes Schlafprogramms, wobei hartes Training häufig ein fantastisches Hilfsmittel ist, gelegentliche Schlafprobleme zu bekämpfen. In Kapitel 6 gehen wir näher darauf ein.

Adenosin und das Streben nach Homöostase sind nur ein Teil des Gesamtbildes. Es ist kein Zufall, dass die meisten Menschen gerne nachts schlafen und es vorziehen, tagsüber wach zu sein. Licht (meist das Sonnenlicht) spielt für unseren Schlaf eine wichtige Rolle. Haben Sie jemals überlegt, warum das so ist? Glauben Sie, wir seien genetisch und evolutionsbedingt darauf ausgelegt, nach einer mördermäßigen Bräune zu streben? Nicht wirklich.

Denken Sie an die Adenosinansammlung im Gehirn. Könnte sich das Adenosin ungehindert im Gehirn anhäufen, wären wir um die Mittagszeit hübsch schläfrig und gegen 16 Uhr nur noch ein Häufchen Elend. Dieser Schlafdrang wird gelegentlich als homöostatischer Druck (Schlafdruck) bezeichnet.

---

34 Und Sie werden wie eine Beutelratte die ganze Nacht putzmunter sein.

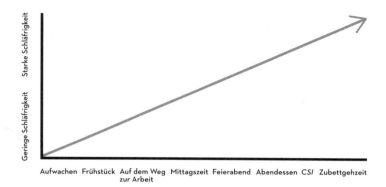

Abbildung 3.2
Zunehmende Schläfrigkeit

So funktioniert es aber nicht mit dem Schlaf. In Wirklichkeit ist der Grad unserer Schläfrigkeit um 9 Uhr nicht merklich anders als um 21 Uhr. Wie kann das sein? Welche weiteren Faktoren sind daran beteiligt, unsere Schläfrigkeit tagsüber niedrig zu halten?

Das Überleben der Arten hängt von vielen Dingen ab, zuletzt davon, Nahrung zu finden. Stellen Sie sich vor, sie wären eine Blume. Welche Blume wären Sie? Ich glaube, Sie wären eine Mohnblume. Da sind Sie nun und wiegen sich mit den anderen Mohnblumen auf einem Feld im Wind. Bei Sonnenaufgang öffnen sich Ihre Blütenblätter, Sie tanken Sonnenlicht und werden gelegentlich von einer Biene bestäubt. Bei Sonnenuntergang schließen Sie Ihre Blütenblätter zum Schutz für die Nacht. Tag für Tag, Jahr für Jahr, Jahrhundert für Jahrhundert ändert sich daran wenig. Diese Anpassungen, die alle lebenden Organismen in Bezug auf die verstreichende Zeit vorgenommen haben, sind nicht nur entscheidend für ihr Überleben, sondern werden von Generation zu Generation sorgsam bewahrt. Mal darüber nachgedacht, wie wichtig diese Anpassungen sind? Nehmen Sie eine Mohnblume und stellen Sie sie, vor Tageslicht geschützt, in ein Gewächshaus. Sorgen Sie dafür, dass die Mohnblume zwölf Stunden Licht und dann zwölf Stunden Dunkelheit bekommt. Die Blume wird gedeihen. Schalten Sie dann die Lichter zu beliebigen Zeiten ein und aus, lassen Sie alles andere unverändert. Selbst wenn die Lichtmenge insgesamt gleich bleibt, wird das zufällige Ein- und Ausschalten der Lichter den natürlichen Rhythmus der Blume signifikant stören und sie wird eingehen. Die Verbindung von Sonnenlicht und ihrem Tag-Nacht-Zyklus mit biologischem Rhythmus ist die Grundlage des zirkadianen Rhythmus.

Beim Menschen wird dieser Rhythmus durch eine andere chemische Substanz als Adenosin begünstigt. Sie heißt Melatonin und ich bin sicher, dass viele Leser dieses Buches irgendwann Melatonin einnehmen oder eingenommen haben, um besser schlafen zu können.

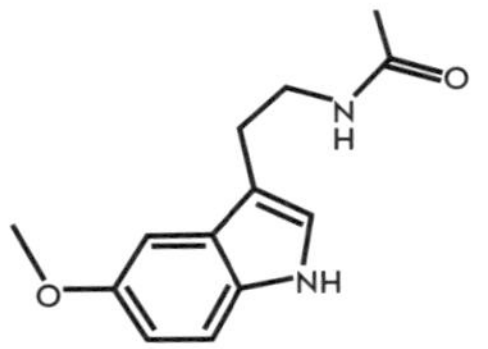

Abbildung 3.3
Melatonin. Beachten Sie seinen schicken Benzol-Ring.

Melatonin wird bei Dunkelheit produziert. Wenn Ihre Augen (Netzhaut) sehen, dass es dunkel ist, ist eine Gruppe von Zellen, die intrinsisch photosensitiven Ganglienzellen (ipRGCs)[35] dafür verantwortlich, das Signal aufzunehmen und an den Suprachiasmatischen Kern (Nucleus suprachiasmaticus, SCN) zu senden, den Zeitnehmer im Gehirn. Der Nucleus suprachiasmaticus veranlasst die Zirbeldrüse (Epiphyse), eine kleine, nur erbsengroße Drüse im Gehirn, Melatonin freizusetzen. Da uns Melatonin schläfrig macht, fühlen wir uns nachts tendenziell schläfriger und tagsüber wacher. Interessanterweise reagieren Waschbären genau umgekehrt auf Melatonin, was durchaus hilfreich ist, da ihr Überleben davon abhängt, dass sie nachts herumschleichen, um in Mülleimern Futter zu finden.

---

35 Machen Sie mir keine Vorwürfe, von mir stammt der Name für die Zellen nicht. Ich hätte sie einfach Schlafzellen genannt.

Die im SCN lokalisierten zirkadianen Schrittmacher des Gehirns wirken der tagsüber auftretenden Entstehung des homöostatischen Schlafdrucks entgegen. Dieses System verändert die Kurve des homöostatischen Drucks und lässt sie aussehen wie in Abbildung 3.4 auf dieser Seite zu sehen.

Nun wird der erbarmungslose homöostatische Schlaftrieb später am Tag in Schach gehalten, sodass Sie noch einige Dinge schaffen können. Naht jedoch die Zubettgehzeit, kann der SCN die Dinge nicht länger unter Kontrolle halten und es kommt zu einer starken Freisetzung schlafinduzierenden Melatonins. Bald darauf folgt der Schlaf. Beachten Sie jedoch den kleinen Anstieg der Schläfrigkeit nach dem Mittagessen, der unmittelbar vor der zirkadianen Rettung auftritt. Diese Zunahme der Schläfrigkeit ist der Grund, warum es so verlockend ist, nach dem Mittagessen ein Schläfchen einzulegen. In einigen Kulturen ist die Siesta nach dem Mittagessen tatsächlich die Norm und nicht die Ausnahme. Haben diese Kulturen recht damit, diesem Drang nachzugeben, täglich ein Mittagsschläfchen abzuhalten? Einige Wissenschaftler sind dieser Meinung. Ich denke, ein Schläfchen am Nachmittag ist eine feine Sache, solange es Ihren Nachtschlaf nicht beeinträchtigt. Sie sollten zuvor vielleicht auch mit Ihrem Chef klären, ob so ein Schläfchen wirklich in Ordnung geht.

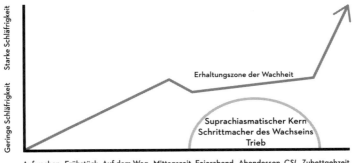

Abbildung 3.4
Zirkadiane Schrittmacher retten den Abend!

Es gibt zwei Systeme: das homöostatische und das zirkadiane. Sie bilden das Fundament für unseren Schlaf. Diese chemischen Reaktionen machen die Verhaltensweisen aus, die wir mit Schlaf und Schläfrigkeit verbinden. Es sind evolutionär sehr ausgeklügelte Systeme, die von Mensch wie Tier sorgsam bewahrt werden.

AKTUELLES AUS DER WISSENSCHAFT

Der »Schalter« beim Menschen, der den Schlaf anschaltet, könnte ebenso gut bei einer Fruchtfliege entdeckt worden sein. Eine 2001 von Ravi Allada an der Northwestern University durchgeführte Studie könnte den Kern dessen gefunden haben, was den Schlaf im Suprachiasmatischen Kern des Gehirns an- und abschaltet. Er stellte fest, dass bei hoher Aktivität der Natriumkanäle in einer Neuronengruppe die Zellen angeschaltet wurden und zu Wachheit führten. Zeigten dieselben Neuronen eine hohe Aktivität der Kaliumkanäle, wurden die Zellen abgeschaltet und machten den Weg frei für den Schlaf. Dieser »Fahrradpedal«-Mechanismus könnte ein vielversprechender Ansatz sein, zu einem besseren Verständnis des Schlafes beizutragen.

Wenn so großartige Systeme vorhanden sind und vermutlich gut funktionieren, was kann dann noch schiefgehen mit Ihrem Schlaf? Höchstwahrscheinlich funktionieren diese Systeme zwar gut, aber irgendwie werden sie von Ihnen gestört. Wir wollen noch mehr darüber erfahren, was der Schlaf ist, dann können Sie herausfinden, wie Sie besser schlafen.

Kapitel 3: Zusammenfassung

1. Müdigkeit weist eher auf einen Mangel an Energie hin als auf den Wunsch zu schlafen.
2. Sie können müde oder schläfrig sein oder beides. Sie können auch weder das eine noch das andere sein. Warum lesen Sie in diesem Fall dann überhaupt dieses Buch? Was Sie wirklich brauchen ist ein Buch, das Ihnen zu verstehen hilft, warum alle Leute Sie und Ihr frisches und munteres energiegeladenes Leben hassen.
3. Echte Schläfrigkeit wird durch eines von drei Dingen verursacht: die Einnahme bestimmter Medikamente, Schlafmangel oder dysfunktionellen Schlaf.
4. Unser Schlaf basiert auf zwei Systemen, dem homöostatischen und dem zirkadianen System.
5. Entweder Sie sind schläfrig oder nicht schläfrig. Wenn Sie so tapfer waren, eine Bewertung Ihrer Schläfrigkeit vorzunehmen, sollten Sie ein Gefühl dafür bekommen haben, wie schläfrig Sie sind oder auch nicht.

Herzlichen Glückwunsch. Sie machen Fortschritte. Ich hoffe, Sie lernen hier etwas über Ihren Schlaf und verabschieden sich gleichzeitig von den falschen Informationen, die Sie im Lauf der Jahre über Ihren Schlaf angehäuft haben. Vergessen Sie die Auffassung, es laufe etwas schrecklich schief in Ihrem Gehirn und würde verhindern, dass Sie nachts gut schlafen.

Sie sind absolut in Ordnung.

Und Sie *können* durchaus schlafen.

Ich werde Ihnen dabei helfen.

4.

SCHLAFSTADIEN

WIE TIEF IST IHR SCHLAF?

Atmen Sie einmal tief durch, bevor Sie sich dieses Kapitel vornehmen. Die Menschen haben so viele sonderbare Vorstellungen über die Schlafstadien, dass dieser Abschnitt wirklich umwerfend wirken kann. Da wird mit Begriffen wie Tiefschlaf und REM-Schlaf um sich geworfen, ohne dass die Leute wirklich eine Ahnung davon haben, worüber Sie überhaupt sprechen. Dieses Kapitel soll Sie über den Schlaf informieren, damit Sie niemals ins Sprechzimmer Ihres Arztes spazieren und diesem erklären: »Ich habe in letzter Zeit öfter Migräne und denke, es liegt daran, dass ich in meiner Tiefschlafphase zu wenig träume. Können Sie mir helfen?« Sobald Sie dieses Kapitel zu Ende gelesen haben, werden Sie nämlich verstehen, warum das eine wirklich alberne Aussage ist.

Warum ernten Sie einen so merkwürdigen Blick, wenn Sie Ihrem Ehepartner beim Frühstück erzählen, Sie hätten in der letzten Nacht kein Auge zugetan? Ich sehe das immer wieder, wenn Patienten gemeinsam mit ihrem Partner kommen. (Tatsächlich bitte ich die Lebensgefährten häufig mit ins Sprechzimmer, um noch eine andere Sichtweise zu hören.)

Der Patient sagt: »Ich habe die letzten vier Nächte überhaupt nicht geschlafen.«

Wenn ich das Gesicht des Bettnachbarn beobachte, sehe ich dann häufig einen merkwürdigen Gesichtsausdruck, in der Regel ein leichtes, etwas verwirrtes Grinsen. Wenn ich diesen Gesichtsausdruck sehe, sage ich oft etwas wie: »Warum machen Sie so ein Gesicht?«

Besagter Partner wird (wenn er mutig genug ist und gut aufgepasst hat) etwas antworten wie: »Als ich ins Bett gegangen bin, sah es aus, als würdest du schlafen« oder »Hast du nur so laut geschnarcht, damit ich glaube, dass du schläfst?«

Darauf folgt normalerweise ein peinliches Schweigen und von beiden Gesichtern ist Verwirrung abzulesen. Dann kann ein höflicher Einwand folgen, bei dem der Patient Ereignisse der Nacht mit genauen Uhrzeiten beschreibt, um damit seine Schlaflosigkeit zu beweisen.

Dieser Erklärung wird häufig widersprochen, etwa mit »Na ja, jedenfalls hast du beide Male, als ich letzte Nacht auf die Toilette musste, wie verrückt geschnarcht, und auch als ich mich morgens zur Arbeit angezogen habe, hast du die ganze Zeit geschlafen. Mehr weiß ich nicht.« Arme verschränkt.

Schlafwahrnehmung und Schlafrealität driften häufig weit auseinander. Bis zu einem gewissen Grad bestimmen die Schlafstadien und die individuelle Schlafwahrnehmung häufig, ob sich jemand als guter Schläfer, leichter Schläfer oder vielfach als schlechter Schläfer betrachtet. Diese Wahrnehmungen hängen oft eng mit den Schlafstadien zusammen. Die verschiedenen Stadien des Schlafes und die Art, wie jemand diese Stadien durchläuft, sind wichtig, deshalb wollen wir etwas darüber erfahren.

AKTUELLES AUS DER WISSENSCHAFT

Die Etiketten, die Patienten verwenden, um sich selbst als gute oder schlechte Schläfer zu beschreiben, sind nicht ohne Belang. So haben Iris Alapin und andere nachgewiesen, dass die Art, wie wir uns selbst als Schläfer sehen, und die Etiketten, die wir uns selbst geben, mehr über eine Beeinträchtigung am Tag aussagen können als unsere tatsächliche Schlafqualität. Wenn Sie anders gesagt ein schlechter Schläfer sind, sich selbst jedoch zuversichtlich als guter Schläfer sehen, können Sie tagsüber ebenso gut funktionieren, wie jemand mit einer deutlich besseren Schlafqualität.

Ich bin immer wieder überrascht, wie viele falsche Informationen von Patienten, die Hilfe für ihre Schlafprobleme suchen, als Tatsache akzeptiert werden. Begriffe wie Tiefschlaf und Traumschlaf werden häufig verwendet, ohne dass dem Nutzer wirklich klar ist, was sie bedeuten und welche physiologische Funktion sie haben. Tatsächlich glauben die meisten, beide Begriffe bezeichneten dasselbe.

Um zu verdeutlichen, warum die Gleichsetzung von Tiefschlaf und Traumschlaf ein Fehler ist, sehen Sie sich einmal einige Veranschaulichungen an.

Lebende Menschen sind entweder wach oder sie schlafen.[36]

---

36 Man könnte noch eine dritte Kategorie einfügen, den »Zombie«, der eigentlich weder vollkommen lebendig, noch vollkommen tot ist. Während Zombies über das Thema dieses Buches hinausgehen, lohnt sich doch der Hinweis, dass in der Gemeinde der Zombiephilen viel darüber diskutiert wird, ob Zombies schlafen oder nicht. Konsens besteht darüber, dass sie es höchstwahrscheinlich nicht tun, wahrscheinlich jedoch in einem energiearmen Ruhezustand existieren, der dem Schlaf ähnelt, wenn sie nicht gerade Menschen jagen.

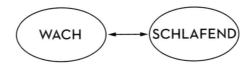

Abbildung 4.1
Suchen Sie sich einen Zustand aus, egal welchen.

Der Schlaf hat drei wichtige Phasen. Der Grundzustand ist der Leichtschlaf. Beachten Sie, wie der Leichtschlaf als Übergang zwischen Wachheit und Tiefschlaf dient. Der Tiefschlaf ist der erholsamste Schlaf, Sie müssen aber durch den Leichtschlaf gehen, um dorthin zu gelangen.

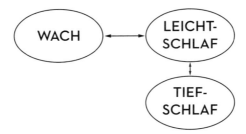

Abbildung 4.2
Die Gliederung des Schlafes

Die dritte Schlafphase ist der *Traumschlaf* (REM-Schlaf). Der Traumschlaf ist die Phase, in der am meisten geträumt wird (auch zu anderen Zeiten können Sie ein paar Träume haben, darüber sprechen wir später in diesem Kapitel noch). Einige klassische Beispiele für REM-Träume sind in Abbildung 4.3 auf Seite 77 aufgelistet.

Beachten Sie, dass der Leichtschlaf das Tor sowohl zum Tief- als auch zum Traumschlaf ist. Es ist nicht üblich, vom Wachsein direkt in den Traumschlaf oder vom Wachsein direkt in den Tiefschlaf überzugehen. Darüber hinaus ist auch ein direkter Übergang vom Tiefschlaf in den Traumschlaf unüblich. Geschieht dies dennoch, kann es ein Anhaltspunkt dafür sein, zu prüfen, was mit dem Schlaf eines Menschen nicht in Ordnung ist. Darüber sprechen wir später in diesem Buch. Erst einmal versuche ich, die Dinge möglichst einfach zu halten, denn Sie sollen vorerst nur verstehen, dass der Schlaf drei unterschiedliche Phasen hat. Wenn Ihnen das klar geworden ist, sind Sie den meisten Menschen bereits einen Schritt voraus.

Bei einem normalen Schlaf durchlaufen die Menschen auf sehr vorhersehbare Weise die verschiedenen Schlafstadien. Manchmal stellen wir die Übergänge zwischen den Stadien während der Nacht grafisch durch ein sogenanntes Hypnogramm dar. Ein Hypnogramm (Abbildung 4.4) zeigt häufig einen idealen Nachtschlaf (anders gesagt erfolgt er nie so perfekt).

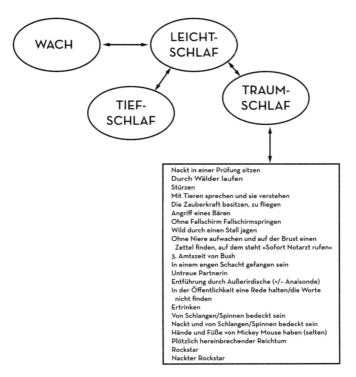

Abbildung 4.3
Das Gesamtbild (mit einer Bonusliste der Lieblingsträume des Autors!)

Nun wollen wir uns die Darstellung des Schlafprofils vornehmen. In diesem Beispiel ist der Proband eine Zeit lang wach, bevor er für kurze Zeit in den Leichtschlaf fällt. Die Linie führt auf dem Weg zum Leichtschlaf zwar am Traumschlaf vorbei, der Proband befindet sich jedoch nicht im Traumschlaf, da die Linie nicht horizontal verläuft.

Diese Darstellung entspricht dem Konsens, mit dem Wissenschaftler den Weg des Schlafes im Verlauf der Nacht aufzuzeichnen pflegen. Dabei ist leicht zu sehen, wie sich der Schlaf auf den Leichtschlaf stützt und sich üblicherweise entweder zum Traumschlaf (nach oben) oder Tiefschlaf (nach unten) bewegt. Die Kontinuität dieser Phasen im Schlafzyklus ist extrem wichtig für einen guten Schlaf und dafür, dass Sie während der nächsten Teambesprechung nicht einschlafen. Jedes dieser Schlafstadien hat spezifische Funktionen und daher bei einer Störung auch spezifische Folgen.

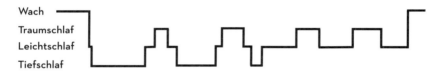

Abbildung 4.4
Einfaches Hypnogramm, das die Phasen des Schlafes während einer Nacht bei einem Probanden aufzeichnet.

Der Traumschlaf

Anfang der 1950er-Jahre bemerkte Eugene Aserinsky, Doktorand an der University of Chicago, bei schlafenden Kindern, die er beobachtete, seltsame Augenbewegungen. Er teilte diese Beobachtung mit seinem Doktorvater Nathaniel Kleitman, der das Vorhandensein dieser Bewegungen durch Beobachtungen bei seiner eigenen Tochter bestätigte. Anders als James Watson und Francis Crick, die die Entdeckung der DNA für sich beanspruchten, obgleich ihre Kollegin Rosalin Franklin unwissentlich einen wichtigen Teil dazu beigetragen hatte, war Kleitman ein klasse Typ und legte Aserinsky nicht herein. Er billigte seinem Studenten das vollständige Verdienst zu, als Erster die Augenbewegungen bemerkt zu haben, die den REM-Schlaf kennzeichnen. Diese Bewegungen und das Schlafstadium, das sie markierten, wurden als Rapid Eye Movement Sleep oder REM-Schlaf bezeichnet.[37]

Unter Verwendung von Elektroden zur Messung der Gehirnaktivität, der Augenbewegungen und der Muskelaktivität untersuchten Kleitman und Aserinsky den REM-Schlaf mit Methoden, die später die Grundlage der Polysomnografie bilden sollten, der modernen Untersuchung des Schlafes. Mithilfe dieser Geräte konnten die Forscher nachweisen, dass die Gehirnaktivität während des REM-Schlafes ein Spiegelbild der Gehirnaktivität im Wachzustand ist.

Weitere Studien wiesen nach, dass die Muskelaktivität während des REM-Schlafes sehr gering war, wodurch sich dieser Zustand klar und deutlich vom Wachzustand unterscheidet, während dem die Muskelaktivität den höchsten Stand erreicht.

Bei späteren Studien von Aserinsky und Kleitman gehörte es dazu, die Probanden während des REM-Schlafes aufzuwecken. Beinahe 70 Prozent der Probanden, die aus dieser Schlafphase aufwachten, berichteten, sie hätten geträumt. Während neue Schlaftheorien davon ausgehen, dass auch im Tiefschlaf geträumt werden kann, ist der REM-Schlaf der eigentliche Traumschlaf.

Der Mensch verbringt normalerweise etwa ein Viertel der Nacht im REM-Schlaf. Der REM-Schlaf kommt in der Regel vier bis fünf Mal pro Nacht in 20 bis 40 Minuten langen Zyklen. Üblicherweise werden diese Zyklen mit fortschreitender Nacht länger, die längeren Zyklen erfolgen also in der zweiten Nachthälfte. Der längste Zyklus endet normalerweise etwa um die Zeit, zu der eine Person morgens aufwacht. Daher träumen

---

37 Oft werde ich gefragt, welcher Zusammenhang zwischen REM (Traumschlaf) und R.E.M., dem Inbegriff einer alternativen Rockband, besteht. Der Leadsänger der Band, Michael Stipe, pickte den Namen aus einem Lexikon heraus und beschloss, hinter jeden Buchstaben einen Punkt zu setzen. Wenn es um das Schlafstadium geht, wird REM ohne Punkte zwischen den Buchstaben geschrieben.

Sie am häufigsten direkt, bevor Sie sich aus dem Bett quälen, dies ist Ihr längster Traumzyklus der Nacht.

Übung zur Erforschung des Traumschlafes

Wenn Sie ein Mensch mit ziemlich gleichbleibenden Schlafenszeiten sind (das heißt, Sie gehen jeden Abend ungefähr zur selben Zeit ins Bett und wachen jeden Morgen ungefähr zur selben Zeit auf [im Idealfall auch an den Wochenenden]), ist diese Übung etwas für Sie. Andernfalls genießen Sie Ihren lockeren Lebensstil, solange es geht. Mein Kapitel über Schlafenszeiten folgt wenige Seiten später.

Für diese Übung brauchen Sie ein Blatt Papier und einen Stift. Wenn Sie eher Hightech-mäßig orientiert sind, bringen Sie Ihre Facebook-Seite in Stellung. Sie werden eine Menge posten können.

1. Stellen Sie Ihren Wecker auf 45 Minuten früher als üblich.
2. Gehen Sie schlafen.
3. Waren Sie, wenn der Wecker klingelt, mitten in einem Traum? Wenn Ihr Schlaf den typischen Verlauf nimmt, stehen die Chancen gut, dass dieses frühere Aufwachen mitten im größten REM-Zyklus der Nacht erfolgt. Zudem erinnert sich jemand, der während eines Traumes geweckt wird, normalerweise an seine Träume. Das veranschaulicht einen wichtigen Punkt: Gibt jemand an, dass er nichts träumt, gibt es zwei Möglichkeiten: Entweder träumt diese Person tatsächlich nicht oder sie träumt, erinnert sich aber nicht daran.
4. Ich hoffe, dass Sie nach ein oder zwei Tagen dieser Übung während eines seltsamen Traumes aufwachen werden, in dem ein Freund, an den Sie seit zehn Jahren nicht mehr gedacht haben, Ihnen hilft, einen platten Fahrradreifen zu reparieren. Das ist das Stichwort für Ihren Facebook-Account. Suchen Sie nach diesem Freund ... geben Sie ihm einen ordentlichen Schubs. Teilen Sie mit ihm Ihren bizarren Traum und Fotos von Ihnen und Ihren Kindern beim Besuch der Wizarding World of Harry Potter letzten Sommer.

Sonderaufgabe: Lassen Sie Ihren Wecker in den nächsten Wochen auf diese frühere Zeit eingestellt. Merken Sie, dass Sie mit der Zeit immer seltener während eines Traumes geweckt werden? Dafür sorgt Ihr Gehirn, das sich Ihrem Spielchen anpasst und zum Ausgleich die REM-Phasen vorverlegt. Ihr Gehirn wird nicht gerne während des REM-Schlafes geweckt und hat daher vorbeugende Maßnahmen ergriffen. Sobald das eingetreten ist, können Sie sich die Note 1++ für diese Übung geben und den Wecker wieder auf die ursprüngliche Weckzeit einstellen. Sie brauchen schließlich Ihren Schlaf ... und wie oft werden Sie schon davon träumen können, Leonardo DiCaprio in der Gemüseabteilung eines Bio-Ladens zu begegnen?

Der Traumschlaf beginnt normalerweise etwa 90 Minuten nachdem eine Person eingeschlafen ist, üblicherweise nach einer kurzen Leichtschlafphase und einer Tiefschlafphase. Die Zeitspanne zwischen Schlafbeginn und REM-Beginn wird als REM-Latenz bezeichnet. Es kann sinnvoll sein, die REM-Latenz während des Schlafes zu messen. Eine verkürzte REM-Latenz kann bei Patienten beobachtet werden, die unter Schlafmangel oder klinischer Depression oder an einer Narkolepsie leiden – einer seltenen Erkrankung, die eine übermäßige Tagesschläfrigkeit verursacht und bei einigen dramatischen Schwächephasen als Kataplexie bezeichnet wird. Eine längere REM-Latenz wird häufig bei Personen beobachtet, die Alkohol konsumieren oder Medikamente einnehmen, die die REM-Phase unterdrücken.

Noch ist wenig über die Bedeutung des REM-Schlafes bekannt. Jahrelang hielt man den REM-Schlaf für entscheidend für die Gedächtnisleistung. Das könnte erklären, warum der Wissenschaftler Andrew Tilley 1978 feststellte, dass man sich an Träume schlechter erinnert, wenn man sie nicht aufschreibt. Später wiesen Wissenschaftler nach, dass Unterbrechungen des REM-Schlafes neben Gedächtnisproblemen zu weiteren kognitiven Problemen führen können wie Aufmerksamkeitsproblemen, schlechter Konzentration und potenziellen Stimmungsstörungen. Die

Schläfrigkeit steht nicht klassischerweise mit REM-Unterbrechungen in Zusammenhang.

Eine der ungewöhnlichsten Funktionen des REM-Schlafes könnte in der Regulierung der Schmerzwahrnehmung liegen. In der Vergangenheit brachten die meisten Personen Schmerzen mit schlechtem Schlaf in Verbindung.

Schmerzen ➜ Schlechter Schlaf

Der Zusammenhang sollte in dieser Reihenfolge nicht sonderlich überraschen. Jemand, der Schmerzen hat, wird schlecht schlafen.[38]

Studien haben auch den Zusammenhang in der entgegengesetzten Reihenfolge untersucht, um herauszufinden, ob schlechter Schlaf tatsächlich Schmerzen verursachen könnte.

Schlechter Schlaf ➜ Schmerzen

Im Rahmen dieser Studien durften die Patienten in unterschiedlichen Situationen schlafen. In mehreren Studien zeigte sich, dass Schlafbedingungen, die mit einem Entzug des REM-Schlafes einhergingen, die Schmerzwahrnehmung bei gesunden Freiwilligen, die vor der Studie schmerzfrei waren, erhöhte. Die Studienteilnehmer wurden überwacht, um jederzeit feststellen zu können, in welchen Schlafphasen sie während der Nacht waren. Wenn sie in den endgültigen REM-Schlaf fielen, wurden sie sofort geweckt und mussten eine 15-minütige Vigilanzaufgabe erledigen, bevor sie weiterschlafen durften. Durch dieses Studienprotokoll wurde ihr REM-Schlaf selektiv und signifikant verkürzt. Nach diesen Versuchen wurde ihre Schmerztoleranz gemessen (mit der Hitze einer Glühlampe). Die Studien von Timothy Roehrs wiesen nach, dass Personen, denen REM-Schlaf entzogen worden war, den Schmerz schlechter aushielten. Noch eindrucksvoller war die Tatsache, dass diese Effekte bereits nach

---

38 »Frau XY, ich muss Sie jetzt wecken, damit Sie pressen können. Das Baby ist schon fast da«, steht ziemlich weit oben auf der Liste der Sätze, die man in einer Entbindungsabteilung selten hören wird.

einem relativ kurzen Entzug des REM-Schlafes zu beobachten waren, möglicherweise bereits nach vier Stunden REM-Schlafmangel. Abgesehen davon, dass Schlafstörungen zur Wahrnehmung akuter Schmerzen beitrugen, stellten die Wissenschaftler auch einen Zusammenhang her zwischen Schlafstörungen und der Entwicklung chronischer Schmerzen. In einer Studie von 2015 litten Ratten, die vor einer Verletzung zu wenig Schlaf bekamen, mit größerer Wahrscheinlichkeit unter chronischen Schmerzen als gut ausgeruhte Ratten.

Personen, die in den REM-Schlaf kommen, erleben alle möglichen verrückten Dinge. Wenn Sie darüber etwas wissen, können Sie auf Partys eine Menge lustiger Sachen zum Besten geben. Beispielsweise gehört der Mensch zu den endothermen Arten, das heißt, wir sind Warmblüter. Bis zu einem gewissen Grad können wir unsere Körpertemperatur bei unterschiedlichen Umweltbedingungen regulieren. Wir können bei Hitze schwitzen und bei Kälte bibbern. Tiere wie die Schlangen sind ektotherm (oder auch wechselwarm) oder Kaltblüter und von der Umgebungstemperatur abhängig, um ihren Körper zu wärmen. Deshalb müssen sie auf warmen Steinen in der Sonne abhängen, damit ihre Körpertemperatur steigt. Interessanterweise ergeht es Ihnen nicht besser als der Mokassinschlange, wenn Sie nachts träumen, da Sie während des REM-Schlafes aufhören, Ihre Körpertemperatur zu regulieren. Stellen Sie sich das einmal vor. Während Sie träumen, stellt Ihr Gehirn die grundlegende und komplizierte Funktion der Temperaturregulierung komplett ein.[39]

Der Leichtschlaf

Jedes bedeutende Werk braucht eine solide Basis und so liefert uns der Leichtschlaf die Grundlage für eine Nacht dynamischen Schlafes. Der Leichtschlaf ist die Phase zwischen dem vollen Bewusstsein und dem Tiefschlaf oder dem Träumen. Im Leichtschlaf sind wir normalerweise

---

39 Andere Partygäste werden sich für diese amüsante Tatsache sehr viel mehr interessieren als dafür, dass Ihr Verhältnis zu Ihren Schwiegereltern in letzter Zeit etwas angespannt ist.

ohne Bewusstsein, manche Menschen nehmen jedoch in dieser Phase noch einiges wahr. In der Regel ist es auch recht einfach, aus diesem Schlaf aufzuwachen, daher ist diese Phase ziemlich anfällig.

Der Leichtschlaf lässt sich zudem unterteilen in die Phase N1 und N2. Der N1-Schlaf ist der Übergang vom Wachsein in den Schlaf. Ein Erwachsener verbringt in einer normalen Nacht nur etwa 5 Prozent seiner Schlafenszeit in dieser Phase. Beim N1-Schlaf beginnen die Hirnwellen, langsamer zu werden und die schnellen Augenbewegungen, die den Wachzustand kennzeichnen, werden langsam und rollend. Die Muskelaktivität wird immer weniger.

Diese Veränderungen gehen in der N2-Phase weiter, diese Phase repräsentiert einen tieferen Leichtschlaf.[40] Während des N2-Schlafes sind Schlafspindeln (spezielle Muster der Hirnwellen) und K-Komplexe zu beobachten, die bei einer Schlafstudie dabei helfen, zwischen N1 und N2 zu unterscheiden.

Der Mensch verbringt beinahe die Hälfte der Nacht im N2-Schlaf. Alle anderen Schlafphasen bewegen sich durch den N2-Schlaf (siehe Abbildung 4.6). Das ist diagnostisch wichtig. Werden die Übergänge zum Tiefschlaf und zum REM-Schlaf gestört, verbringen Betroffene mehr Zeit im N2-Schlaf als normal. Da der Leichtschlaf nicht sehr erholsam ist, haben sie das Gefühl, schlecht zu schlafen und nicht erholt zu sein, in einigen Fällen können sie sogar glauben, überhaupt nicht zu schlafen. Jetzt wissen Sie, warum! Für diejenigen unter Ihnen, die manchmal glauben, kein Auge zugetan zu haben, ist es sehr wichtig, Folgendes zu verstehen: Sie schlafen, aber Sie verbringen vielleicht überproportional viel Zeit im Leichtschlaf.

---

40 Dies ist ein tieferer Leichtschlaf, kein leichterer Tiefschlaf. Ein gewaltiger Unterschied.

Der Tiefschlaf

Der Tiefschlaf scheint die Schlafphase zu sein, die von den Patienten am wenigsten verstanden wird. Offenbar gibt es eine Gruppe von Großeltern, die ihren Enkeln folgende Märchen erzählen:

»Jeder Schlaf nach Mitternacht nützt deinem Körper nichts.«

»Eine Stunde Schlaf vor Mitternacht ist so viel wert wie zwei Stunden Schlaf nach Mitternacht.«

Obwohl diese Hinweise schlicht und einfach falsch sind, hat der Ursprung dieser Weisheiten wahrscheinlich etwas mit der Funktion und dem Timing des Tiefschlafes zu tun, den Schlafexperten als N3-Schlaf bezeichnen.

Schlaf der Phase N3 ist Tiefschlaf. Der Tiefschlaf wird wegen der langsamen Hirnwellen während dieser Schlafphase manchmal als langsam-welliger oder Delta-Schlaf bezeichnet (Delta-Wellen sind die langsamsten Wellen im Elektroenzephalogramm, EEG). Ältere Texte unterteilten den Tiefschlaf noch in zwei gesonderte Phasen – Phase 3 und 4. Diese Unterteilung basierte auf der Menge an langsamen Wellen, die während eines 30-sekündigen Schlafabschnitts (einer sogenannten Epoche) beobachtet wurde, wobei Phase 4 mehr langsamwellige Aktivität aufweist als Phase 3. Inzwischen unterteilen wir den Tiefschlaf nicht mehr. Heute ist alles N3.

Normalerweise verbringen Erwachsene etwa 25 Prozent der Nacht im Tiefschlaf, wobei der Großteil der Tiefschlafaktivität in der ersten Nachthälfte erfolgt. Dieser Schlaf ist erholsam und die Person fühlt sich am folgenden Tag erholt (nicht schläfrig). Wahrscheinlich bezog unsere Oma aus dieser Tatsache ihre Schlafweisheit.

Warum ist der Tiefschlaf erholsam? Hauptsächlich, weil die im Tiefschlaf verbrachte Zeit zufälligerweise auch die Zeit ist, in der am meisten Wachstumshormon (HGH/Human Growth Hormone) produziert wird. Ja, ich weiß … Sie sind ausgewachsen und fragen sich, warum das Wachstumshormon wichtig sein soll. Grundsätzlich macht dieses Hormon so viel, um Ihrem Körper dabei zu helfen, jung und gesund zu bleiben und leistungsfähiger zu sein, dass man sich wundern muss, warum die Menschen nicht versuchen, es sich illegal zu beschaffen und es sich an merkwürdigen Orten wie den Umkleidekabinen von Profi-Sportteams ins Gesäß zu injizieren.[41]

Vergessen Sie die Spritzen! Die brauchen Sie nicht. Sorgen Sie einfach dafür, Ihren nächtlichen Tiefschlaf zu schätzen und zu schützen, dann wird Ihr großartiges Gehirn nachts, während Sie schlafen, alle Arten von Wachstumshormon produzieren, sodass Sie sich am nächsten Tag erholt fühlen. Zusätzlich wird dieses Wachstumshormon Ihre Muskeln kräftigen und Ihre Knochen stärken, was Ihnen dabei hilft, sich von Verletzungen zu erholen und Ihr Immunsystem anzukurbeln.[42]

Bei dem vielen Wachstumshormon, das in unserem Körper zirkuliert, werden wir für immer jung und schön sein, oder? Leider nein. Die Menge an Tiefschlaf nimmt mit zunehmendem Alter ab und damit auch die HGH-Produktion. Kinder verbringen unglaublich viel Zeit im Tiefschlaf. Sind Sie schon einmal mit Ihren Kindern im Auto von den Großeltern nach Hause gefahren? Sie sind viel zu lange geblieben, weil Sie sich nicht so oft sehen und Schuldgefühle hatten, erst am Vortag gekommen zu sein, daher waren Sie erst um 23 Uhr zu Hause. Die Kinder saßen in ihren Kindersitzen, die Köpfe gegen die Scheibe gelehnt, in einer niedlichen, aber unbequemen Position und schliefen tief und fest. So fest tatsächlich, dass Sie sie aus dem Sitz heben, in ihr Zimmer tragen, ausziehen, den Schlafanzug anziehen und ihnen die Zähne putzen konnten, ohne dass sie aufwachten. Das kann man wirklich als hochwertigen Tiefschlaf bezeichnen.

Mit zunehmendem Alter trocknet diese HGH-Quelle leicht aus, wenn der Tiefschlaf kürzer wird. Dieser Mangel an Tiefschlaf führt dazu, dass die Menschen etwas schläfriger werden und/oder mehr Probleme mit dem Schlafen haben.

---

41 Aus diesem Grund rate ich den Sportlern, mit denen ich arbeite, ihren Schlaf zu schützen, um ihre Produktion an menschlichem Wachstumshormon (HGH) auf ein Höchstmaß zu bringen. Das ist zentral für die Erholung vom Verschleiß durch ihren Sport.

42 Haben Sie sich jemals gefragt, warum das nächtelange Lernen für ein Examen immer mit einer Krankheit und einer mittelprächtigen Note endet?

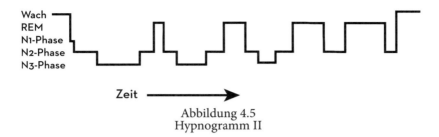

Abbildung 4.5
Hypnogramm II

Wie verändert sich vor dem Hintergrund dieses Wissens die Art, wie Sie über sich denken, wenn Sie während Ihres vierteljährlichen Vertreterbesuchs einschlafen? Das sollte ein lautes und unmissverständliches Signal sein, dass Sie Ihre tägliche Ration Tiefschlaf nicht abbekommen und einen hohen Preis dafür zahlen!

Die Schlafzyklen

Während eines gesunden Schlafes wechseln die Schlafphasen nach einem vorhersehbaren Muster. Komplexe chemische Reaktionen im Gehirn leiten die Übergänge von einer Phase in die nächste ein. Durch Aufzeichnung dieser Phasen können die Schlafstadien im Rahmen einer Schlafstudie optisch dargestellt werden. Das nennt man ein Hypnogramm (Abbildung 4.5).

Kommt Ihnen die Abbildung bekannt vor? Das sollte sie, denn sie taucht in diesem Kapitel bereits zum zweiten Mal auf. Bei dieser Version habe ich die Namen der Schlafphasen durch ihre wissenschaftlich korrekten Bezeichnungen ersetzt, abgesehen davon ist alles geblieben. Warum taucht sie gleich zweimal in diesem Buch auf? Weil es sehr wichtig ist, dass Sie sehen, was Ihr Schlaf nachts macht oder machen sollte. Diese Grafik unterstützt die gängige Meinung, wonach die REM-Phasen mit fortschreitender Nacht länger werden und der Großteil des Tiefschlafes in der ersten Nachthälfte erfolgt. So werden Sie besser verstehen, warum manche Patienten ein ungewöhnliches Traumverhalten mit Schlafapnoe aufweisen können oder warum Patienten, die unter Schlaflosigkeit leiden, »jede Nacht zur selben Zeit aufwachen«. Wir werden uns in diesem Buch durchgängig auf diese Hypnogramme beziehen, um die Schlafmuster hinter den verschiedenen Schlafstörungen für Sie verständlich zu machen.

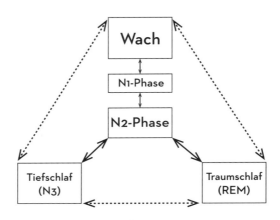

Abbildung 4.6
Normalerweise erfolgen die Übergänge über die N2-Phase.
Übergänge, die den N2-Schlaf auslassen (gestrichelte Linien),
sind eine schlechte Nachricht!

Schauen Sie sich die Abbildung 4.6 an. Dieses Diagramm unterscheidet sich von den Hypnogramm-Beispielen, die die spezifischen Zeiten des Wechsels zwischen den Schlafphasen zeigen, die ein Mensch während eines typischen Nachtschlafes durchläuft. Dieses Diagramm illustriert die normalen und abnormen Übergänge zwischen den Schlafphasen. Der Verlauf entlang der durchgezogenen Linien erzeugt einen normalen Nachtschlaf. Beachten Sie, dass der Schlaf nicht direkt vom Wachsein zum Leichtschlaf und weiter zum Tiefschlaf und Traumschlaf führt. Dieses Diagramm zeigt sehr gut die zentrale Rolle, die der N2-Schlaf beim normalen Schlaf spielt. Legen Sie einen Finger auf das Kästchen »Wach«. Bewegen Sie ihn nun zur Phase 2 (normalerweise über die Phase N1). Von dort könnte man ein Weilchen in den Tiefschlaf gehen, zurück in den Leichtschlaf, anschließend etwas träumen, zurück in den Leichtschlaf und anschließend aufwachen, ohne je die durchgezogenen Linien verlassen zu haben. Während Ihr Finger sich auf den durchgezogenen Linien bewegt, erzeugen Sie im Wesentlichen ein Hypnogramm, genau wie in den Beispielen, die wir zuvor gesehen haben.

Betrachten sie nun die abnormen gestrichelten Wege. Ein Verlauf entlang dieser Wege gilt als abnorm. Stellen Sie sich jemanden vor, der wach ist und plötzlich in einen Traum fällt (REM-Schlaf). Dieses Phänomen wird als Kataplexie bezeichnet und ist nicht normal. Hier sehen Sie, wie dies in einem Hypnogramm aussehen könnte (Abbildung 4.7). Fällt Ihnen gleich zu Beginn der Abfall vom Wachsein in den REM-Schlaf auf?

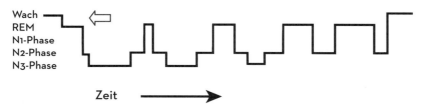

Abbildung 4.7
Ein Patient, der direkt in den REM-Schlaf fällt …
alles andere als toll!

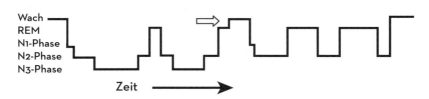

Abbildung 4.8
Ein Patient, der aus dem REM-Schlaf direkt aufwacht …
auch das ist alles andere als toll!

Betrachten Sie den Schlaf einmal umgekehrt: ein Patient, der aus dem REM-Schlaf direkt aufwacht wie in Abbildung 4.8. Dieses Muster sieht man häufig bei Albträumen oder bei einer Schlafparalyse und es ist ebenfalls nicht normal.

Folgen wir den Abwegen auf den gestrichelten Linien, können wir viele unübliche oder abnorme Übergänge zwischen den Schlafphasen erzeugen. Beachten Sie, dass die Bewegung direkt aus dem Tiefschlaf in den Traumschlaf (und umgekehrt) nicht normal ist. Über diese Probleme werden wir später im Buch noch genauer sprechen. Ich möchte vorerst nur, dass Sie ein Gefühl für diese Funktionen bekommen.

Ein letzter Schlaftipp, den Sie wahrscheinlich irgendwann bekommen werden, hat mit den Schlafzyklen, Hypnogrammen und damit zu tun, wie Sie Ihren Schlaf so planen können, dass Sie schöner, gesünder und erfolgreicher werden. Der Rat basiert auf der Tatsache, dass wir tendenziell in Zyklen von durchschnittlich 90 Minuten Dauer schlafen. Lifehacker haben diese Information genommen, haben unsere Großeltern befragt und anschließend den Schlaftipp erfunden, im Interesse einer optimalen Gesundheit sollten wir in Zyklen von jeweils 90 Minuten schlafen. Einige Artikel behaupten sogar, die Schlafmenge, die wir brauchen, sei irrelevant, es käme nur darauf an sicherzustellen, dass der Schlaf nach einer durch 90 Minuten teilbaren Zeit endet. Echte Wissenschaftler bezeichnen das als totalen Bullshit (TB). TB besteht in der Regel aus drei Schlüsselelementen:

1. Einem gewissen Maß an wissenschaftlicher Grundlage: ✓
2. Einigen Blog-Artikeln, die über erstaunliche Ergebnisse bei Anwendung des TB berichten: ✓
3. Dem Fehlen wissenschaftlicher Studien, die die Behauptung untermauern: doppelt ✓✓

Bedenken Sie, dass der 90-minütige Zyklus ein Mittelwert ist. Bei mir dauert der Zyklus vielleicht 80 Minuten und bei Ihnen möglicherweise 100 Minuten. Das ist ein großer Unterschied. Zudem haben wir pro Nacht in der Regel vier bis sechs dieser Zyklen, das heißt also, dass mein dritter Zyklus eine Stunde früher endet als Ihr dritter Zyklus. Der Versuch, diese Dinge zeitlich perfekt zu planen, ist etwas absurd. Als jemand, der sich täglich Schlafstudien anschaut, kann ich Ihnen sagen, dass Hypnogramme zwar einem allgemeinen Muster folgen, aber nicht genau sind. Abgesehen davon: Halten Sie, nachdem Sie die ersten Kapitel dieses Buches gelesen haben, die Aussage wirklich für sinnvoll, die Schlafmenge sei unwichtig? Das wäre so, als würde man sagen, die Menge an Essen, die wir zu uns nehmen, sei unwichtig. Es käme lediglich darauf an, die Mahlzeit mit einem Sahnedessert zu beenden. Menschen, die der Methode folgen, nur in Schritten von jeweils 90 Minuten aufzuwachen, können im Lauf der Zeit eine Menge Schlaf versäumen. Sehen Sie folgendes Beispiel:

John geht jeden Abend um 23 Uhr ins Bett. Er liest online einen Artikel, der ihm sagt, wenn er in Zyklen von 90 Minuten schliefe, könnte ihm dies grundsätzlich helfen, Bradley Cooper in Ohne Limit zu werden, daher ist John natürlich Feuer und Flamme. John muss zwischen 7:30 und 7:45 Uhr aufstehen, um rechtzeitig zur Arbeit zu kommen. Leider liegt keine dieser Zeiten, ab 23 Uhr gerechnet, in einem 90-minütigen Raster. Er stellt seinen Wecker daher auf 6:30 Uhr und beraubt sich damit pro Nacht mindestens einer Stunde Schlaf. Anstatt also acht oder achteinhalb Stunden Schlaf zu bekommen, beschränkt er sich auf siebeneinhalb Stunden.

Um es klar zu sagen, ich habe kein Problem damit, wenn John siebeneinhalb Stunden schläft, wenn das die Schlafmenge ist, die er braucht. Ich habe ein Problem damit, dass er willkürlich weniger schläft, nur damit er genau um 6:30 Uhr aufstehen kann. Was ist, wenn er einen frühen Besprechungstermin hat und früher in der Arbeit sein muss? Muss er dann um 5 Uhr aufstehen? Das ist doch lächerlich. Sollte also jemand von Ihnen bereits diese Methode befolgen und damit großen Erfolg haben, ist das schön für denjenigen, aber bitte ersparen Sie mir eine E-Mail darüber. Ich bin an Ihrer Geschichte dann ehrlich gesagt ebenso interessiert wie daran, etwas über Ihre Erfahrungen mit einem Hellseher zu erfahren.

Einige persönliche Schlaf-Überwachungsgeräte sind in der Lage, Sie während einer natürlich auftretenden »leichteren« Schlafphase aufzuwecken, normalerweise wenn das Gerät erkennt, dass Sie sich etwas bewegen. Zwar gibt es keine überzeugenden Studien, die diese Praxis als leistungsverbessernd bestätigen, wahrscheinlich jedoch ist es sinnvoll, da das Aufwachen aus dem REM-Schlaf (wenn das Gerät erkennt, dass Sie sich nicht bewegen – Sie erinnern sich, Sie sind dann wie gelähmt) ziemlich unangenehm sein kann. Die beste Möglichkeit, die Notwendigkeit eines solchen Weckalarms zu vermeiden, dürfte wahrscheinlich sein, dass Sie versuchen, Ihre Weckzeit möglichst gleich zu belassen. Für Leser, denen dies nicht möglich ist (beispielsweise Schichtarbeiter), kann ein solcher Weckalarm jedoch hilfreich sein.

Kapitel 4: Zusammenfassung

1. Ihr Schlaf ist in drei unterschiedliche Phasen unterteilt – Leichtschlaf, Tiefschlaf und Traumschlaf.
2. Der Traumschlaf ist auch als REM-Schlaf bekannt und ist für das Gedächtnis und die Regulation der Stimmung wichtig.
3. Ein Mangel an Tiefschlaf kann Schläfrigkeit verursachen, weil der Tiefschlaf die erholsamste Schlafphase ist.
4. Bei einem gesunden Schläfer sollten diese drei Phasen in einem vorhersehbaren Muster ablaufen.
5. Holen Sie sich den Schlaf, den Sie brauchen, und arbeiten Sie an beständigen Schlafenszeiten. Beständig bedeutet nicht, dass Sie nach einem 90-Minuten-Intervall aufwachen müssen.
6. Streben Sie nach Wahrheit und vermeiden Sie TB (totalen Bullshit).

Und jetzt schauen Sie einmal, wo Sie stehen. In nur vier Kapiteln haben Sie einen wirklich weiten Weg zurückgelegt. Sie verstehen inzwischen, dass Sie doch etwas schlafen, auch wenn es Ihnen derzeit oft nicht so vorkommt. Sie haben außerdem festgestellt, wie schläfrig Sie sind und wie gut oder schlecht Sie offenbar schlafen. Schließlich bekommen Sie gerade ein Gefühl dafür, wie der Schlaf strukturiert ist und wie er im Idealfall funktionieren sollte (anders gesagt erkennen Sie Ihr Schlafziel).

Können Sie dieses Schlafziel erreichen? Ehrlich gesagt bin ich mir da nicht sicher. Ihr Schlaf ist deutlich verkorkster, als ich anfangs dachte, als Sie mit der Lektüre dieses Buches begonnen haben. Ist ein Scherz! Natürlich werden Sie dieses Ziel erreichen! Kopf hoch! Lesen Sie weiter.

5.
VIGILANZ UND WACHHEIT

Bei all diesem Gerede über den Schlaf und wie er funktioniert ist es wirklich erstaunlich, dass Sie noch wach sind und dieses Buch lesen können. Welche schwarze Magie ermöglicht es Ihnen, gegen das Einnicken anzukämpfen, und das direkt neben einem kleinen chemischen Feuerwerk, das in Ihrem Gehirn gezündet wird?[43]

Vigilanz lautet die Antwort. *Vigilanz* ist der medizinische Begriff, mit dem wir Schlafärzte die Systeme im Gehirn beschreiben, die die Wachheit fördern und Ihnen in den meisten Fällen die Entscheidung erlauben, wann Sie wach sein wollen. Bei einigen funktioniert das nicht gut genug. »Herr Polizist, können Sie aus Ihrem Unfallbericht die Tatsache hervorgehen lassen, dass sich das Auto meines Klienten wegen ungenügender Vigilanz um diesen Telefonmast gewickelt hat?« Bei anderen funktioniert es zu gut. »Ja, Chuck Norris, bitte erzählen Sie mir mehr über das Total Gym. Es stört mich nicht, dass es 3 Uhr ist und ich um 6 Uhr an meinem Arbeitsplatz sein muss.« Vigilanz kann Ihr bester Freund sein, wenn mit Ihrem Schlaf alles gut funktioniert, andernfalls jedoch Ihr schlimmster Feind.

Die Vigilanz ist etwas, was sich rasch verändert. Stellen Sie sich vor, Sie sitzen in einer Konferenz, die bereits 45 Minuten zu lange dauert. Sie se-

---

43 Erinnern Sie sich an Adenosin und Melatonin?

hen, wie sich die Lippen des Redners bewegen, aber Sie denken über das Wochenende nach oder überlegen, was Sie auf dem Heimweg einkaufen müssen. Wenn Sie bequem genug sitzen, müssen Sie vielleicht sogar dagegen ankämpfen, die Augen zu schließen. Plötzlich werden Sie zurück in die Wirklichkeit katapultiert, als Ihr Chef seine Präsentation unterbricht, um sarkastisch zu fragen, ob er Ihnen ein Kissen oder eine Decke bringen soll. Es ist still im Raum und alle Augen sind auf Sie gerichtet. Verzweifelt überlegen Sie, ob Sie eingeschlafen waren, während Sie sich etwas Sabber von der Lippe wischen. *Presto!* Jetzt ist Ihre Aufmerksamkeit voll da. Sie sind hellwach, atmen schnell und spüren das Blut in Ihren Adern pochen. Sie empfinden in diesem Moment sehr viel, aber Schläfrigkeit gehört sicher nicht dazu. Wie ist es möglich, dass Sie vor einem Sekundenbruchteil tatsächlich vor Ihren Kollegen eingeschlafen sind und jetzt nicht den Hauch von Schläfrigkeit empfinden? Ich sage nur: Vigilanz.

Vigilanz kommt nicht nur dann ins Spiel, wenn Ihr Chef Sie dabei erwischt, dass Sie während einer Konferenz schlafen. Sie ist omnipräsent. Wenn Sie einen Schrank öffnen und darin eine Maus sehen. Bei einem spannenden Filmende. Beim Einkaufen, Essen, bei einem Feueralarm, einem Basketballspiel, das zu einer Zitterpartie wird – einfach immer und überall. Jedes Ereignis, jede Aktivität wird Ihre Vigilanz steigern, wenn Ihre Aufmerksamkeit davon gefesselt wird.

Zu jedem Yin gibt es ein Yang und in der Welt des Schlafes ist die Kehrseite der Vigilanz oder Wachheit die Schläfrigkeit oder die Frage, mit welcher Wahrscheinlichkeit Sie einschlafen werden. Zum Glück sind Sie ja inzwischen Experte in Sachen Schläfrigkeit, nachdem Sie Kapitel 3 gelesen haben.

Bei reduzierter Vigilanz nimmt die Wahrscheinlichkeit zu, dass sich der Schlaf anbahnt. Umgekehrt nimmt die Wahrscheinlichkeit, wachsam zu werden zu, wenn der Schlafdrang (Schläfrigkeit) abnimmt. Die Anwesenheit oder Abwesenheit von Vigilanz bestimmt, ob die Wachheit anhält oder nicht. Das sollte nicht weiter überraschend sein. Wenn Sie nachts in einem stillen dunklen Haus neben Ihrem friedlich schlafenden Ehepartner aufwachen und sich umdrehen, ist die Vigilanz sehr niedrig und Sie schlafen wieder ein, manchmal sogar ohne sich überhaupt zu erinnern, wach gewesen zu sein. Wenn Sie hingegen neben einem grinsenden Clown mit wirrem rotem Haar und riesigen Schuhen aufwachen, ist an Schlaf in unmittelbarer Zukunft plötzlich nicht mehr zu denken.

Die Prozesse in unserem Gehirn, die die Schläfrigkeit kontrollieren, unterscheiden sich von denen, die die Wachheit kontrollieren. Das ist eine wichtige Erkenntnis. Viele Jahrhunderte lang wurde der Schlaf lediglich als das Fehlen von Wachheit betrachtet. Mit anderen Worten lautete die Theorie, es handle sich nur um einen einzigen Prozess, eine Variable – sozusagen eine Art Lichtschalter. War man wach (Licht eingeschaltet), war das Gehirn sehr wach. Beim Schlaf war der Lichtschalter der Wachheit ausgeschaltet, als wäre das Gehirn eine Glühlampe. Wenn der Mensch schlief, war das Gehirn ausgeschaltet. Es gab nur eine Variable: an oder aus.

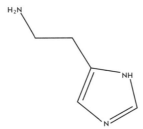

Abbildung 5.1
Bin ich eigentlich der einzige Mensch, der findet, dass Histamin wie ein Spermium aussieht?

Nachdem klar ist, dass es für den Schlaf einige chemische Grundlagen gibt (wie Adenosin und Melatonin), was gibt es an Beispielen für chemische Substanzen, die für die Wachheit verantwortlich sind? Ich wette, Sie kennen sie bereits, Sie wissen es nur nicht.

Die erste chemische Substanz, auf die zu achten ist, ist Histamin. Histamin sorgt in unserem Gehirn für Wachheit. Mit diesem Wissen können Sie sich vorstellen, welche Wirkung ein Medikament hätte, das dieses Histamin hemmt. Solche Antihistaminika würden uns schläfrig machen und genau das tun sie auch zusätzlich dazu, dass sie uns bei Allergien und Reisekrankheit helfen.

AKTUELLES AUS DER WISSENSCHAFT

Eine 2015 im Journal of the American Medical Association (JAMA) veröffentlichte Studie befasste sich mit Arzneimitteln, die die chemische Substanz Acetylcholin hemmen. Diese Anticholinergika wurden stark mit der Entwicklung der Alzheimer-Krankheit in Verbindung gebracht, einer Erkrankung, in deren Mittelpunkt ein Mangel an Acetylcholin steht. Da viele Antihistaminika zugleich auch Anticholinergika sind, wurden auch diese Arzneimittel (beispielsweise Diphenhydramin) in der Studie berücksichtigt. Die Studie kam zu dem Schluss, dass der langfristige kumulierende Gebrauch dieser Arzneimittel mit einem erhöhten Risiko für die Entwicklung von Demenz verbunden war.

Daraus ergibt sich folgender Merksatz: Haben Sie gelegentlich eine laufende Nase, nachdem Sie Heu gerochen haben? Kein Problem. Nehmen Sie aus diesem Grund jeden Abend ein Antihistaminikum, um besser schlafen zu können? Hören Sie auf damit. Das Medikament ist unnötig und kann langfristig zu Gedächtnis- und Kognitionsproblemen führen.

Im Übrigen wurden neben den Antihistaminika der ersten Generation auch Antimuskarinika wie Oxybutynin gegen eine überaktive Blase und trizyklische Antidepressiva wie Amitriptylin in die Studie mit aufgenommen und ebenfalls mit Demenz in Zusammenhang gebracht. Ich habe viele Patienten erlebt, die abends Oxybutynin gegen ihre überaktive Blase einnehmen, um besser durchschlafen zu können (häufig irrtümlich, denn tatsächlich wird das Schlafproblem durch ihre Schlafapnoe und nicht durch ihre Blase verursacht) sowie Amitriptylin, um besser einschlafen zu können. Anders gesagt ist es durchaus vorstellbar, dass es Menschen gibt, die jeden Abend mehrere Anticholinergika einnehmen, die ihnen zu besserem Schlaf verhelfen sollen. Wenn ich hier den Inhalt Ihres Arzneischranks beschrieben habe, sollten Sie Ihren Hausarzt anrufen.

Eine weitere wichtige chemische Substanz für die Wachheit ist Dopamin. Dopamin stellt in unserem Körper alles Mögliche an. Da Dopamin die Substanz ist, die bei Patienten mit Parkinson-Krankheit fehlt, sieht man gut, wie wichtig Dopamin für flüssige und koordinierte Bewegungen ist. Dopamin ist zudem der Botenstoff (Neurotransmitter) des Vergnügens. Immer wenn wir etwas Vergnügliches machen, bekommt unser Gehirn einen kleinen Dopaminstoß. Das ist in Ordnung, solange es um Sex und Schokoriegel geht, kann jedoch weniger gut werden, wenn es um süchtig machende oder destruktive Verhaltensweisen geht.[44]

Abgesehen von Motivation, Bewegung und Belohnung spielt Dopamin auch für unsere Wachheit eine zentrale Rolle. Daher schläft der Opa, der an Parkinson leidet, immer wieder ein. Ihm fehlt eine chemische Schlüsselsubstanz, um wach bleiben zu können. Der Hinweis möge genügen, dass zu mir viele Parkinson-Patienten kommen, weil dieser Dopaminmangel ihren Schlaf wirklich negativ beeinflusst. Diese Patienten sind anfällig für die Entwicklung einer REM-Verhaltensstörung, bei der die während des REM-Schlafes normale Bewegungslosigkeit beeinträchtigt ist, wodurch diese Patienten aus ihren Träumen heraus agieren können. Parkinson-Patienten haben häufig Probleme mit ruhelosen Beinen und häufigen nächtlichen Bewegungen der Extremitäten und haben mit einer ausgeprägten Tagesschläfrigkeit zu kämpfen. Diese Schläfrigkeit und der daraus resultierende Schlaf erzeugen häufig unvorhersehbare Schlafenszeiten.

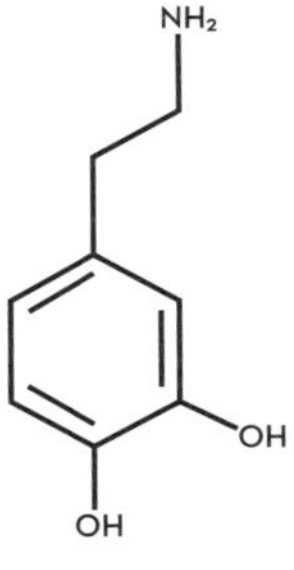

Abbildung 5.2
Das ist der Grund, warum Sie nicht einfach nur einen einzigen Kartoffelchip essen können.

---

44 Bei einigen Menschen wird der Drang nach diesem Dopaminanstieg leider unentrinnbar und führt zu einer Sucht. Dopamin ist normalerweise der zentrale Akteur bei Suchtverhalten.

Eine weitere zu erwähnende chemische Substanz, die beim Grad der Wachheit eine Rolle spielt, ist eine noch relativ neue Entdeckung. Orexin (oder Hypocretin[45]) ist eine chemische Substanz, die eine zentrale Rolle für die Wachheit spielt. Lustige Geschichte: Die Substanz wurde von zwei verschiedenen Labors entdeckt und benannt, sodass nun ein und derselbe Stoff zwei unterschiedliche Namen hat. Wie heißt es doch bei *Iron Chef*: »Lasst den Kampf beginnen.« Und dieser hat begonnen, denn Forscher und Wissenschaftler haben darüber gestritten, welcher Name verwendet werden soll. Ich habe mich der maßgeblichen Quelle angeschlossen, Wikipedia, und den Namen Orexin gewählt, da Hypocretin auf den Status »weitergeleitet von« reduziert wurde.

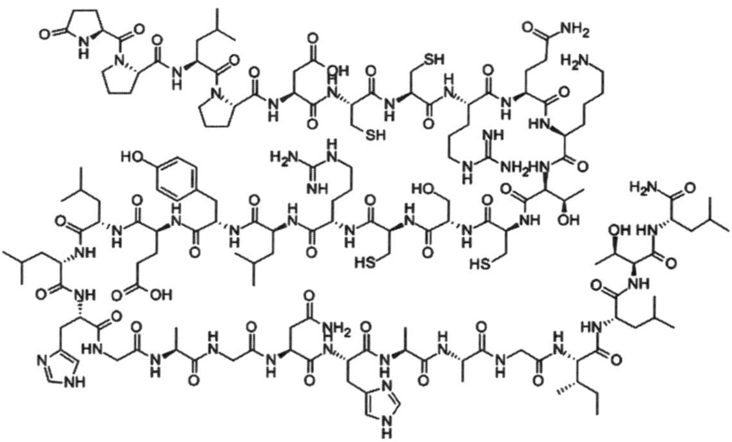

Abbildung 5.3
Entspannen Sie sich. Sie müssen die chemische Formel von Orexin im Test nicht nachzeichnen.

Das Fehlen von Orexin ist die Ursache für eine Erkrankung namens Narkolepsie. Narkolepsie verursacht eine extreme Schläfrigkeit, was einleuchtet, da nicht genügend Orexin vorhanden ist, um im Körper zu zirkulie-

---

45 *Hypocretin* hätte ja, frei übersetzt, scheinbar die Bedeutung »weniger als oder unterhalb« (hypo) »von einem kognitiv minderbemittelten Individuum« (Cretin). Nein danke, da bleibe ich doch lieber bei *Orexin*. Die Bezeichnung Hypocretin erscheint doch politisch unglaublich unkorrekt.

ren. Über die Narkolepsie und Orexin (sowie Dopamin) werden wir in Kapitel 15 noch sprechen. Ich wollte hier nur, dass Sie diese chemischen Substanzen in den richtigen Kontext chemischer Substanzen bringen, die die Wachheit fördern.

Denken Sie also beim Team Schläfrigkeit an Adenosin und Melatonin. Beim Team Wachheit (oder Vigilanz) denken Sie an Histamin, Dopamin und Orexin. Stellen Sie sich diese beiden Teams als zwei gesonderte Systeme vor, die gegensätzliche Kräfte aufbringen – wie in der Zeichnung unten zu sehen.

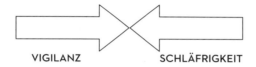

Dieses Modell beschreibt Zustände der menschlichen Vigilanz oder Schläfrigkeit.

Ein Mensch wacht morgens normalerweise mit einer Grund-Vigilanz und geringer Schläfrigkeit auf, weil der Schlaf der zurückliegenden Nacht den Adenosinspiegel im Gehirn gesenkt hat.

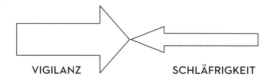

Mit fortschreitendem Tag und wenn diese Person in ihrem Beruf hart arbeitet, mittags im Fitnessstudio vorbeischaut und nachmittags wieder ins Büro geht, beginnt die Schläfrigkeit zuzunehmen.

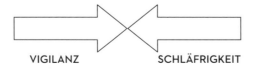

Je nach den Umständen des Tages kann die Vigilanz abnehmen (in einer langen Besprechung, beim Fahren auf einem langweiligen Autobahnabschnitt usw.). Sobald die Schläfrigkeit die Oberhand über die Vigilanz gewinnt, schläft die Person ein.

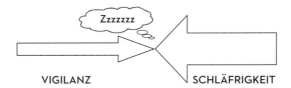

Dies ist ein Beispiel für eine exzessive Tagesschläfrigkeit (EDS/Excessive Daytime Sleepiness); schauen Sie sich um – es gibt sie überall. Jedes Mal, wenn es tagsüber zu ungewolltem Schlaf kommt, handelt es sich um EDS. Mit mehr Vigilanz schaffen es die meisten Menschen durch ihren Tag, ohne hinter dem Lenkrad einzuschlafen. Manchmal bedeutet das, bei minus 2 °C mit offenem Fenster und eingeschalteter Klimaanlage zu fahren, zur Musik im Radio mitzusingen und am laufenden Band Chili-Käse-Chips zu essen und mit Limonade hinunterzuspülen.

Irgendwann schaffen es selbst die ausgefallensten Rituale nicht mehr, der fürchterlichen Macht des Schlafes zu widerstehen. Wie Sie in dem Modell oben sehen können, tritt immer dann der Schlaf ein, wenn die Schläfrigkeit die Oberhand über die Vigilanz gewinnt. Nachts ist das eine feine Sache. Selbst wenn Sie gut geschlafen hatten, kann der Schlaf am Ende des Tages dennoch Ihr Gehirn überwältigen. Nach einer unzureichenden nächtlichen Schlafmenge ist in diesem Modell gut zu sehen, dass der Schlaf viel früher am Tag die Oberhand gewinnen kann.

Manche Menschen haben genau das gegenteilige Problem. Ihr Arbeitstag hat tagsüber genau dieselbe Menge an Schläfrigkeit erzeugt, vielleicht auch mehr. Sie arbeiten tagsüber härter, trainieren im Fitnessstudio härter und kommen abends erschöpfter von der Arbeit nach Hause. Wenn sie ins Bett gehen, können sie traurigerweise »nicht abschalten und schlafen«. Wie schade um das angesammelte Adenosin, das nun einfach verfällt.

Wie kann das geschehen? Es wäre sehr ungewöhnlich, dass eine Person, die völlig ausgehungert auf einer einsamen Insel landet, die erste Mahlzeit ablehnen würde, die sie bei ihrer Rettung angeboten bekäme. Selbst wenn es nicht gerade das Lieblingsessen wäre, würde es aller Wahrscheinlichkeit nach gierig verschlungen. Welche Kraft könnte man sich also vorstellen, die diesen hart arbeitenden Menschen daran hindert, ins Bett zu gehen und zu schlafen?

Jeder Mensch schläft. Das wissen Sie. Je länger eine Person wach ist, desto größer wird seine Schläfrigkeit. Schläft diese Person nicht, wird der Pfeil nur noch größer.

Aufwachen.

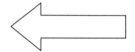

Zwei Stunden bei der Arbeit.

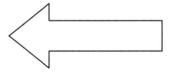

Nach dem Mittagessen (hierzu tragen häufig auch zirkadiane Faktoren mit bei).

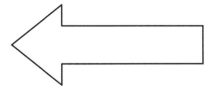

Feierabend (die Schläfrigkeit nimmt leicht ab,
da zirkadiane Faktoren einspringen, um uns über die Zeit bis
zum Zubettgehen hinwegzuhelfen).

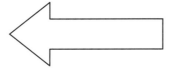

Es langweilt uns allmählich, Shows über winzige Häuschen und
anderen Reality-Schwachsinn anzuschauen.

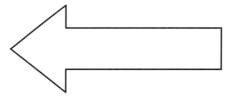

Wir sind so lange aufgeblieben, dass das Programm beendet ist
und die Dauerwerbesendungen beginnen.

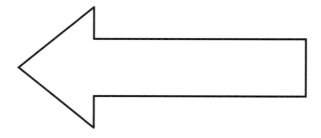

Schauen Sie sich diesen Pfeil an. Er wird einfach immer größer. Die Schläfrigkeit unterliegt tagsüber keinen Schwankungen. Sie schreitet unerbittlich voran. *Je länger Sie wach sind, desto mehr Adenosin sammelt sich an und desto stärker drängt es Ihren Körper, zu schlafen.*

Viele Menschen berichten, sie könnten nicht schlafen, wenn sie ihre »goldene« Einschlafzeit verpasst hätten. »Ich kann normalerweise zwischen 22 und 23 Uhr einschlafen. Wenn ich diese Phase verpasse, kann ich es vergessen. Dann kann ich einfach nicht mehr abschalten.«

Warten Sie einen Moment und denken Sie über diese Aussage nach. Denken Sie nun über den immer größer werdenden Pfeil der Schläfrigkeit nach. Der Pfeil wird mit fortschreitendem Tag niemals kleiner, gegen 22 Uhr müssten Sie daher schlafbereit sein. Ist dies der Fall, gute Nacht. Falls nicht, probieren Sie es eine Stunde später erneut. Wenn diese Zeit vorüber ist, werden Sie nur noch schläfriger!

Warum sollte jemand das Gefühl haben, nach einem ausgefüllten Tag nicht einschlafen zu können, sobald er im Bett liegt? Häufig höre ich die Erzählungen von Patienten, die zu kämpfen haben, bei den Spätnachrichten wach zu bleiben, aber sobald sie dann aufstehen, um ins Bett zu gehen und zu schlafen, fühlen sie sich hellwach. Was passiert da?

Die Vigilanz kommt ins Spiel und die Person verspürt eine plötzliche Wachheit. Normalerweise ist diese vorübergehend, in der Regel reicht sie jedoch für einen kleinen Frust aus. »Verdammt, im Wohnzimmer war ich so schläfrig – wohin ist diese Schläfrigkeit verschwunden? Warum kann ich nicht einschlafen?« Diese Schläfrigkeit ist nicht verschwunden. Die Vigilanz hat plötzlich zugenommen, als sei ein Feueralarm losgegangen. Dieser Wachzustand sorgt typischerweise für Frustration, Wut und Verstimmung, was wiederum die Vigilanz fördert und die Chancen mindert, einschlafen zu können. Plötzlich empfinden Sie Stress bei der Vorstellung, nicht einschlafen zu können, und es entwickeln sich Gedanken in der Art von: »Habe ich Diphenhydramin im Haus?[46] Vielleicht nehme ich eine von den Pillen ein, die mein Partner immer einnimmt. Wenn ich innerhalb der nächsten Stunde nicht eingeschlafen bin, stehe ich vielleicht auf und nehme eine halbe Tablette Alprazolam oder Clonazepam ein. Ich stelle meine Stoppuhr, um das zu kontrollieren. Vielleicht schaue ich auch, was im Fernsehen noch läuft. Ob ich wohl noch genügend Krankentage habe, um morgen in der Firma anzurufen? Ich frage mich, ob Astronauten auch

---

46 Ich kann mich nicht erinnern, wo ich es hingelegt habe. Was ist nur mit meinem Gedächtnis los?

Probleme mit dem Einschlafen haben. Warum denke ich überhaupt an Astronauten? Oh Gott, ich werde nie einschlafen ... was ist nur los mit mir? Warum fühle ich mich innerlich so kalt? Meine Mutter hat mich nie wirklich geliebt ...«

Dieser Patient wird eindeutig *nicht* so bald einschlafen. Was jedoch hinzukommt ist Folgendes: Mit jeder Nacht, in der es so weitergeht, entwickelt der Betroffene mehr Furcht vor dem Zubettgehen. Harmlose Dinge im Schlafzimmer lösen häufig Gefühle aus wie: »Hier ist mein Bett. An der Wand sind die Fotos von mir auf der Segway-Tour durch Cancún. Ja, das ist das Zimmer, in dem mein Schlaf scheitert.« Es ist kein Zufall, dass viele Menschen, die unter Schlaflosigkeit leiden, in Hotels oder auf Besuch bei anderen Leuten *besser* schlafen. Dort fehlen diese Hinweise, die sie an den Misserfolg mit dem Schlaf erinnern. Ich höre tatsächlich häufig von Patienten, dass sie im Gästezimmer deutlich besser schlafen als in ihrem Schlafzimmer.

Die Auslösereize erzeugen Druck. Druck, zu schlafen. Dieser Druck erzeugt Vigilanz und die Unfähigkeit, in den Schlaf zu finden. Es ist, als sei die Person in ein Trainingsprogramm für Schlaflosigkeit aufgenommen worden. Nach Hause kommen, Abendessen machen, essen, fernsehen, anfangen, sich vor dem Schlaf zu fürchten, sich Gedanken darüber machen, wie viele Schlaftabletten noch da sind, anfangen, Groll gegenüber dem Ehepartner, der Familie und Freunden empfinden, die gut schlafen, und anfangen, die Angst über den Schlaf anzukurbeln. Wenn dann der Pfeil der Schläfrigkeit größer wird, wird dieses Wachstum vom raschen Wachstum des Vigilanzpfeils in den Schatten gestellt, der rasch an Größe zunimmt und das zu einer Tageszeit, wo er schrumpfen sollte.

Vigilanz-Übung

Denken Sie an Ihre Freunde. Nun denken Sie an diese Freundin, die immer erzählt, wie wunderbar sie schläft – Sie wissen schon, diese Frau, die anscheinend überhaupt nicht verstehen kann, warum Sie so viele Schlafprobleme haben, während sie sofort einschläft, wenn sie im Bett liegt. Sie kennen sie: Sie ist gesund, glücklich und produktiv. Tagsüber arbeitet sie hart, nachts schläft sie gut. Flacher Bauch, keine Cellulitis, Titten wie eine junge Studentin (man würde nie denken, dass sie ein vierjähriges und ein siebenjähriges Kind hat!). Sie hassen sie.

Nachdem Sie sich nun einen großartigen Schläfer ausgesucht haben, sind Sie bereit für die Vigilanz-Übung.

Für diese Übung brauchen Sie einen Drucker (sie können auch einzelne Buchstaben aus einer Zeitschrift ausschneiden, das ist aber sehr arbeitsintensiv). Erstellen Sie nun nach der Vorlage unten einen Brief für Ihre Freundin. Unterschreiben Sie ihn nicht! Das würde die lustige Überraschung kaputtmachen!

wIR haben deine Katze entFührt. Nicht die Polizei anrufen. Wir beobachten JeDe deiner Bewegungen. Unsere Forderung ist einFach. Wenn du heute ins Bett gehst unD nicht innerHAlb von 4 StuNden eingeschlafen bist, wiRst du sie nIe wiedersehen.

Beobachten Sie aus dem Gebüsch vor ihrem Haus, was mit dem Schlaf Ihrer Freundin geschieht, und zeichnen Sie das auf.

Diese Übung ist natürlich ein absurder Vorschlag, aber denken Sie kurz darüber nach. Diese Frau wird sicher nicht innerhalb der vier Stunden einschlafen. Sie ist schläfrig und blickt auf jahrelangen guten Schlaf zurück, aber durch die Angst, die sie empfinden wird, sobald sie den Brief liest, wird garantiert, dass sie bei der Aufgabe scheitert. Was hat sich verändert? Diese Frau arbeitet nun daran, einzuschlafen, anstatt den Schlaf einfach kommen zu lassen. Das ist wie bei dem sprichwörtlichen Kind an Weihnachten, das weiß, dass das Christkind kommen und Geschenke bringen wird, die es am nächsten Tag auspacken darf. Es muss nur vorher noch einmal schlafen ... aber es kann nicht schlafen. Dieses Phänomen lässt sich auch bei anderen Gelegenheiten beobachten. Steve Blass war Ende der 1960er- und Anfang der 1970er-Jahre ein Pitcher beim Baseballteam Pittsburgh Pirates. Obgleich er ein großartiger Pitcher war, wird Blass immer als derjenige in Erinnerung bleiben, der plötzlich die Kontrolle über den Ball verlor. Das passierte regelmäßig während der Baseball-Saison der Major League. Ich erinnere mich an Steve Sax von den Los Angeles Dodgers, einen Second Baseman, der es plötzlich nicht mehr schaffte, den Ball genau zum First Baseman zu werfen. Trotz der vielen Jahre, in denen er diesen Wurf immer und immer wieder ausgeführt hatte, passierte es plötzlich. Und was noch schlimmer ist: Je mehr man sich darauf fokussiert und je gestresster man ist über dieses plötzliche Übel, desto schlimmer wird es. Der Trainer von Blass war berühmt dafür, Steve beizubringen, es »leichter zu nehmen«, anstatt das Mantra vom »härteren Trainieren« zu verbreiten, das wir alle von unseren Trainern schon gehört haben. Grübeln, Stress und Angst zerstören Aktivitäten, die automatisch ablaufen sollten. Blass hatte beim Aufwärmtraining keine Probleme mit dem Werfen, aber im eigentlichen Spiel traf er sein Ziel beim besten Willen nicht. Die meisten Menschen, die unter Schlaflosigkeit leiden, die durch erhöhte Vigilanz verursacht wird, gehen den Schlaf auf ähnliche Weise an. Wenn Sie um 23 Uhr ins Bett gehen, können sie beim besten Willen nicht in den lebensrettenden Schlaf finden. Schauen Sie sich hingegen von der Couch aus die Nachrichten an, nachdem sie von der Arbeit nach Hause gekommen sind, nicken sie häufig sofort ein. Was ist der Unterschied zwischen der Couch und dem Bett? Derselbe wie zwischen dem Pitcher-Hügel im Trainingsraum und dem Pitcher-Hügel mitten im ausverkauften Stadion.

Vigilanz und Angst können wichtige Reaktionen sein. Ohne sie würden wir nachts beim Geruch von Rauch nicht aufwachen, um uns und unsere Familie in Sicherheit zu bringen. Wir wären einfach zu schläfrig. Angst hält die Dinge in Bewegung. Ich wünsche mir, dass sich mein Präsident um verschiedene Dinge sorgt. Ich möchte, dass mein Steuerberater ein ängstlicher Typ ist. Ich möchte nicht, dass mein Chirurg ein zu lässiger Typ ist. Ich möchte, dass er ein konzentriert angespanntes Nervenbündel ist.

Es sind also Kräfte am Werk, die uns schläfrig machen, und andere Kräfte, die uns aufwecken. Das Resultat eines Ungleichgewichtes zwischen diesen Kräften sind Schlafprobleme. In diesen Fällen ist es entscheidend wichtig, sich darauf zu fokussieren, die Ängste zu reduzieren, die mit dem Akt des Schlafens verbunden sind. Das vorliegende Buch ist zum Teil aus dem Wunsch entstanden, meinen Patienten dabei zu helfen, die Ängste abzubauen, die den Schlaf häufig umgeben, indem ich ihnen Wissen über den Schlaf vermittle.

Welches Problem genau haben Sie also mit dem Schlafen? Zu viel Schläfrigkeit? Zu viel Wachheit? Wissen Sie überhaupt, wo das Problem liegt? Es ist schwierig, das in den Griff zu bekommen, was nachts mit Ihrem Schlaf geschieht, weil Sie ja schlafen. Wie viele Stunden schlafen Sie? Bevor Sie diese Frage beantworten, lesen Sie zuerst weiter. Ihre Fähigkeit, diese Frage zu beantworten, könnte stark vom Thema des nächsten Kapitels beeinflusst werden.

Kapitel 5: Zusammenfassung

1. Vigilanz oder Wachheit wirkt der Schläfrigkeit entgegen und hält uns wach.
2. Das kann positiv sein, kann aber, wenn die Vigilanz zu groß wird, auch ein echtes Problem werden.
3. Im Verlauf eines Tages verändert sich die Balance zwischen Schläfrigkeit und Vigilanz. Das ist es, was uns morgens aufweckt und nachts ins Bett bringt.
4. Steve Blass gewann mit den Pirates hundert Spiele und war in den World Series 1971 ein Wahnsinnsspieler, der bei den 18 Spielrunden nur sieben Treffer zuließ. Er war im selben Jahr der Zweitplatzierte hinter dem großartigen Roberto Clemente beim World Series MVP Award. Er wurde nicht durch seine Wurfprobleme definiert.

Auch Sie werden nicht durch Ihre Schlafprobleme definiert. Lesen Sie weiter und erfahren Sie, warum einige der Dinge, die Ihrer Meinung nach geschehen, wenn Sie schlafen, vielleicht einfach gar nicht zutreffen.

6.
FALSCHE WAHRNEHMUNG DES SCHLAFZUSTANDES

WIE KOMMT DIESER SABBER AUF MEIN SHIRT?

Eine der ersten Patientinnen, die ich in meiner Privatpraxis behandelte, klagte verzweifelt darüber, sie habe während der letzten sechs Monate nicht geschlafen. Als diese überaus ängstliche Frau sagte, sie habe nicht geschlafen, meinte sie damit nicht, sie habe wenig geschlafen, sie meinte tatsächlich, sie habe überhaupt nicht geschlafen, und meinte das erschreckend ernst.

Sie wissen, dass dies gar nicht möglich ist, aber sie wusste es nicht. Bevor das Schlafproblem eines Patienten behandelt wird, müssen dieser Patient und ich uns darüber verständigen können, dass jeder Mensch etwas schläft. Sicherlich haben Menschen die Fähigkeit, gelegentlich eine Nacht durchzumachen und einige hochmotivierte Personen haben es geschafft, die Grenzen des Schlafentzugs unter höchst künstlichen Bedingungen zu erweitern. Aber abgesehen von diesen Sonderfällen schlafen wir alle. Ich schlafe und diese problembeladene Frau, die in meinem Sprechzimmer sitzt, mich anstarrt und darauf wartet, dass ich ihr Zauberpillen für den Schlaf aushändige, schläft auch.

»Also gut, wenn ich angeblich schlafe, wie kommt es dann, dass ich die ganze Nacht lang sehe, wie die Uhr weitergeht? Manchmal schaue ich die ganze Nacht lang fern und manchmal stehe ich auf und bügle.«

»Na ja«, antwortete ich, »wahrscheinlich wachen Sie immer wieder auf und sehen dann, wie die Uhr weitergeht, und bekommen im Fernsehen einiges mit, aber zwischendurch fallen Sie in einen leichten Schlaf.«

»Woher wollen Sie wissen, was ich tue? Sie schlafen nicht bei mir.«

Das tue ich tatsächlich nicht. Die Dinge nahmen einen unguten Verlauf. Es ist gelegentlich unangenehm, Menschen mit ihrem Schlaf zu konfrontieren, wenn sie glauben, sie würden niemals schlafen.

Kleine Zwischengeschichte. Einmal gingen meine Frau Ames und ich ins Kino, um *Die üblichen Verdächtigen* zu sehen. Das Atlanta Theater war fast leer, als wir Platz nahmen. Der Film begann mit einer dunklen Szene, in der schattenhafte Personen herumliefen und sich auf einem im Hafen ankernden Schiff gegenseitig beschossen. Noch bevor die Szene zu Ende war, war Ames eingeschlafen (aus gutem Grund: Sie war damals Lehrerin – das ist der härteste Job der Welt). Etwa eine Stunde später wachte sie durch ein lautes Geräusch auf. Ich vermute, es waren weitere Schüsse. Sofort sagte sie: »Dieser Film ist zu dunkel und langatmig.« Sie glaubte, sie habe die Augen nur wenige Sekunden geschlossen gehabt, praktisch als habe sie etwa eine einstündige Zeitreise gemacht. Den Rest der Zeit beklagte sie sich darüber, der Film ergebe keinen Sinn, dabei hatte sie eine entscheidende Stunde der Geschichte verpasst, ohne es zu merken. Wochen später hörte ich zufällig, wie sie jemandem erzählte, wie schlecht dieser Film sei. Es ärgerte mich, weil ich diesen Film sehr mochte. Aber sie hatte keine Vorstellung davon, wie sehr ihr Schlaf ihr Filmerlebnis beeinträchtigt hatte. Sie hatte das Wesentliche verpasst, aber das war nach ihrem Erleben gar nicht geschehen. Sie konnte ihre falsche Wahrnehmung nicht erkennen.

Meine Patientin konnte das ebenso wenig. Auch sie konnte nicht erkennen, dass sie auf die Uhr blicken und die Zeit ablesen und dann einschlafen konnte. Wenn sie aufwacht und wieder auf die Uhr blickt, unterstellt sie, inzwischen sei nichts gewesen. Sie erkennt nicht, dass sie zwischen beiden Blicken auf die Uhr geschlafen hat. In einigen Fällen können Patienten sogar träumen, auf die Uhr zu blicken und weitere alltägliche Dinge, die nachts geschehen, sind jedoch nicht in der Lage, Traumaktivität und Wirklichkeit zu unterscheiden.

Zurück zu meiner Patientin ... Da es uns nicht gelang, uns darauf zu einigen, dass sie wenigstens kurz schlief, vereinbarten wir mit ihr eine Schlafstudie über Nacht als eine Möglichkeit, ihren Schlaf auf wissenschaftlichere Art zu messen und aufzuzeichnen. Mit dieser Schlafstudie wollten wir durch eine Analyse ihrer Hirnaktivität und ihrer neurologischen Aktivität während der Nacht unter anderem genau bestimmen, wie viel sie schlief. Als ich die Ergebnisse der Schlafstudie las, sah ich, dass sie nicht einfach nur eingenickt war, sondern wie ein volltrunkener Bruder einer Burschenschaft geschlafen hatte.

Als ich sie das nächste Mal sah, um die Studienergebnisse zu besprechen, waren ihre ersten Worte, als sie ins Sprechzimmer kam: »Ich hab's Ihnen doch gesagt.«

»Was haben Sie mir gesagt?«, fragte ich.

»Dass ich nicht schlafe. Wie soll man auch schlafen können bei diesen vielen Drähten, die an den Kopf geklebt sind, und den Leuten, die einen beobachten? Ich habe noch immer Klebstoff im Haar.«

»Sie haben nicht einfach nur geschlafen, sondern Sie haben sogar viel geschlafen.« An dieser Stelle legte ich ihr eine Zusammenfassung ihres Nachtschlafes vor, der sich auf 6 Stunden und 47 Minuten belief und um ihrer Skepsis zuvorzukommen, zeigte ich ihr auch noch eine Videoaufzeichnung ihres Schlafes. Als ich ihr die Ergebnisse der Studie zeigte, stand sie mit wutentbranntem Blick auf. Sie wandte sich ihrem zurückhaltenden Ehemann zu und meckerte, als sei ich plötzlich nicht mehr im Raum: »Wir gehen. Ich habe dir doch gleich gesagt, dass er zu jung ist, um ein guter Arzt zu sein«, stampfte aus meinem Sprechzimmer und ward nie wieder gesehen.

Was diese Frau erlebte, hat viele Bezeichnungen, die häufigste ist Paradoxe Insomnie. Die Paradoxe Schlaflosigkeit ist das Phänomen, dass eine Person glaubt, gar nicht oder nur sehr wenig zu schlafen, während sie tatsächlich einen ziemlich normalen Schlaf aufweist. Früher wurde diese Form auch als Schlafwahrnehmungsstörung bezeichnet. Noch früher sprach man vom Dämmerschlaf (Twilight Sleep).[47]

Wenn Sie über den Schlaf nachdenken, insbesondere ihren eigenen Schlaf, müssen Sie absolut alles vergessen, was Sie über den Schlaf im Allgemeinen und Ihren eigenen Schlaf wissen oder zu wissen glauben. Ständig werden wir durch Fehlinformationen über den Schlaf bombardiert, die mehr schaden als nützen. Beispielsweise haben viele Menschen, die glauben, nachts kein Auge zuzutun, tatsächlich eine perfekte Schlafdauer. Umgekehrt schlafen viele Menschen, die der Überzeugung sind, großartig zu schlafen, tagsüber jedoch müde sind, in Wirklichkeit alles andere als großartig ... Zu diesen Menschen gehöre ich. Fragen Sie nur meine erschöpfte Frau, nachdem sie die Ohrstöpsel herausgenommen hat.

Eine meiner Lieblingsfragen, die ich Patienten stelle, lautet, wie ihr nächtliches Schnarchen klingt. Die Tatsache, dass viele dann versuchen, die Frage zu beantworten, illustriert sehr schön das zentrale Problem, Informationen über den Schlaf eines Menschen zu erhalten: *Er kann Ihnen das nicht sagen, weil er ja schläft.* Es ist schon lustig, dass dies meine Patienten nicht davon abhalten kann, mir lange und detaillierte Erklärungen darüber zu liefern, wie sie schlafen, zu ihrem Schlafverhalten und den neurochemischen Vorgängen hinter ihrem Schlaf. Einmal hatte ich eine Patientin, die ihrer Klage über ihren Schlaf in sehr sachlichem Ton vorausschickte, ihre Epiphyse (Zirbeldrüse) habe sich »aufgelöst«. Zur Erinnerung: Die Epiphyse ist eine kleine Drüse im Gehirn, die als Reaktion auf Licht Melatonin produziert (diese chemische Substanz, die den Schlaf fördert). Die Frau verfügte über keinen Nachweis darüber, dass dies tatsächlich geschehen sei, keine MRT-Bilder des Gehirns, keine traumatische Verletzung in der Vorgeschichte ... nichts. Es erschien ihr mit

---

47 Diese Bezeichnung ist noch cooler, wenn Sie die *Twilight*-Filme gesehen haben und wissen, dass Edward und sein Vampir-Clan nicht schlafen. Ich als Schlafarzt kann dieses waghalsige Verhalten nicht unterstützen, daher bin ich absoluter Fan des Teams Jacob.

der Zeit nur so, als passten ihre Schlafbeschwerden am besten zu dieser Erklärung, also übernahm sie diese. Letztlich lag bei ihr überhaupt keine wirkliche Störung vor, abgesehen davon, dass sie leichte Einschlafstörungen hatte, die sie in ihrer Vorstellung zu katastrophalen Ausmaßen aufgebauscht hatte.

Bei den Gedanken, die die Menschen sich über den Schlaf machen, scheint ein gewisser Grad an künstlerischer Freiheit erlaubt zu sein. Ich warte noch darauf, einem Menschen mit gebrochenem Bein zu begegnen, der die Fraktur damit erklärt, dass der Stoffwechselprozess in Zusammenhang mit der Calciumregulierung schiefgelaufen ist und zu der Fraktur geführt hat. Die meisten Menschen sagen einfach, dass sie gestürzt sind und eine Art Knall gehört haben. Obgleich der Schlaf in vielerlei Hinsicht nicht viel komplizierter ist, machen wir ihn kompliziert.

Übung zu einer gestörten Schlafwahrnehmung

1. Heiraten Sie.
2. Verbringen Sie abends mit Ihrem Partner eine gewisse Zeit vor dem Fernseher.
3. Schauen Sie so lange fern, bis die Person, mit der Sie ein Herz und eine Seele sind, die Augen schließt und einschläft.
4. Schauen Sie auf die Uhr und schreiben Sie die Uhrzeit auf.
5. Sobald die Liebe Ihres Lebens wieder aufwacht, schauen Sie wieder auf die Uhr. Schreiben Sie auch diese Uhrzeit auf.
6. Fragen Sie Ihre Liebste/Ihren Liebsten, wie lange sie/er geschlafen hat. Vergleichen Sie diese Angabe damit, wie lange sie/er tatsächlich geschlafen hat.
7. An einem Feiertag können Sie die Übung mit Ihrer erweiterten Familie wiederholen, wenn die verschiedenen Familienmitglieder bei einem Fußballspiel ihrer Lieblingsmannschaft einschlafen.

Der Sinn dieser Übung ist ganz einfach: Die Dauer, die wir tatsächlich schlafen, unterscheidet sich oft erheblich von unserer Wahrnehmung, wie lange wir geschlafen haben. Viele unterschätzen ihre Schlafdauer drastisch. Diese Art des Schlafes ist typisch für Personen, die etwas ängstlich sind und einen leichten Schlaf haben. Die Quintessenz ist, dass Sie nicht alleine sind, wenn Sie dieses Buch lesen und das Gefühl haben, nicht zu schlafen. Sie sind tatsächlich in so großer Gesellschaft, dass ein Schlafarzt diesem Phänomen ein ganzes Kapitel gewidmet hat. Wichtig ist auch, zu verstehen, dass auch wenn diese Personen schlafen, die fehlende Schlafwahrnehmung nicht normal ist. Ich wiederhole: *Es ist nicht normal, das Gefühl zu haben, nicht zu schlafen, obwohl man schläft!*

Abgesehen davon, nicht normal zu sein, kann die paradoxe Schlaflosigkeit ein echter Seelenbrecher sein. Der Mensch schläft gerne und kommt sehr durcheinander, wenn er nicht richtig schlafen kann. Während die paradoxe Schlaflosigkeit normalerweise ein primäres Beschwerdebild ist, gab es auch Fälle, in denen sich eine obstruktive Schlafapnoe wie eine paradoxe Schlaflosigkeit präsentierte, wie aus einer Studie von 2010 hervorgeht. Es wurde über Fälle berichtet, in denen Patienten wegen ihres vermeintlichen Schlafmangels so durcheinander und hilflos waren, dass Ärzte auf eine Elektrokrampftherapie zurückgriffen, um den Patienten ein »Gefühl« von Schlaf zu verschaffen.[48]

Jeder Mensch hat das Recht, zu spüren, dass er schläft. Anders gesagt ist es nicht meine Absicht, Ihnen einfach nur zu beweisen, dass Sie schlafen, wenn Sie selbst diesen Eindruck nicht haben und Sie dann für immer damit alleine zu lassen. Keinesfalls! Jeder Mensch hat das Recht, diese wunderbare Amnesie zu spüren, die der Schlaf mit sich bringt. Sie springen ins Bett, tauschen ein Gute-Nacht-Küsschen aus, wenn noch jemand im selben Bett ist, stellen Ihren Wecker und schalten das Licht aus. Was dann folgt, sollte sich anfühlen, als hätten Sie eine Zeitmaschine bestiegen, die Sie bis zum Klingeln Ihres Weckers transportiert, der Sie für einen neuen Tag weckt. So sieht das Ziel aus und wir können es erreichen.

---

48 Schockierend, ich weiß.

Bei vielen wird das Leiden mit ihrem Schlaf bereits dadurch geheilt, dass sie sich einfach entspannen und verstehen, tatsächlich nicht Gefahr zu laufen, nicht zu schlafen. Bei anderen ist es schwieriger. Nutzen Sie dieses Kapitel nur dafür, Ihr Problem auf einer tieferen Ebene zu verstehen und zu beschreiben und sich klar zu machen, dass Sie vielleicht mehr Schlaf bekommen, als Sie merken.

AKTUELLES AUS DER WISSENSCHAFT

2015 veröffentlichte M. R. Ghadami eine Studie über den Schlaf von 32 Veteranen mit dokumentierter Posttraumatischer Belastungsstörung (PTSD) und Schlafproblemen. Die Teilnehmer dieser übermäßig wachen Gruppe gaben an, durchschnittlich 4 Stunden und 12 Minuten zu schlafen, brachten es tatsächlich jedoch auf durchschnittlich 7 Stunden und 6 Minuten Schlaf. Ihre Schlafeffizienz schätzten sie auf 59,3 Prozent (das heißt, von der im Bett verbrachten Zeit, meinten sie knapp 60 Prozent zu schlafen), während ihre gemessene Schlafeffizienz tatsächlich 81,2 Prozent betrug. Zudem schätzten die Studienteilnehmer, sie bräuchten im Durchschnitt 76 Minuten bis zum Einschlafen, während es tatsächlich nur etwa 20 Minuten waren.

Diese Studie illustriert, warum 80 Prozent der Patienten mit PTSD unter paradoxer Schlaflosigkeit leiden und wie sehr eine übermäßige Wachheit unsere Schlafwahrnehmung beeinflusst. Bei vielen Menschen, die mit ihrem Schlaf zu kämpfen haben, kann die nächtliche Angst tatsächlich als kleine Episode einer Posttraumatischen Belastungsstörung angesehen werden!

Falls Sie diese Frau sind, die damals sagte, ich sei zu jung, um ein guter Arzt zu sein: Inzwischen bin ich älter geworden und bekomme graue Haare. Ich stehe weiterhin zu dem, was ich über die Tatsache gesagt habe, dass Sie schlafen, würde aber noch immer gerne zu Ende bringen, was wir damals begonnen haben, und Ihnen helfen, auch zu fühlen, dass Sie mehr schlafen, als Sie momentan empfinden.

Kapitel 6: Zusammenfassung

1. Es ist möglich, nachts zu schlafen, aber eine eingeschränkte Fähigkeit zur Wahrnehmung dieses Schlafes zu haben.
2. Es ist nicht dasselbe, ob Sie schlafen, ohne diesen Schlaf wahrzunehmen, oder ob Sie nicht schlafen. Normal ist es dennoch nicht!
3. Beginnen Sie, sich mental der Möglichkeit zu öffnen, dass dies auch auf Sie zutreffen könnte, wenn Sie »die ganze Nacht lang kämpfen, um zu schlafen«.

Sie schlafen, Sie sind wach, Sie sind wach, obgleich Sie tatsächlich schlafen, Sie schlafen, sind aber eigentlich wach (damit will ich die üblichen Denkmuster aufbrechen). Es ist so kompliziert. Wie soll Ihr Gehirn immer den Überblick behalten, wann was geschehen soll? Lesen Sie weiter, um zu erfahren, wie das Gehirn Sie und Ihren Schlaf im Zeitplan hält. Hinweis: Here comes the sun!

7.

ZIRKADIANE RHYTHMEN

DIE UHR, DIE MAN NIE AUFZIEHEN MUSS

2007 wurde das Football-Team der New England Patriots angeklagt, während des ersten Spiels der Saison die Signale ihres Gegners illegal auf Video aufgenommen zu haben. Die Patriots wurden erwischt und bestraft (im Wesentlichen, weil sie ein Team aufgenommen hatten, das von einem früheren Coach der Patriots trainiert wurde). Als die Nachricht – als Spygate bezeichnet – durchsickerte, stellte sich heraus, dass dies nicht zum ersten Mal geschah und dass die Patriots bereits früher dabei erwischt und verwarnt worden waren.

Die Reaktion vieler auf diese Nachricht war: »Warum geht ein Team, das bereits einmal bei einer illegalen Aktion erwischt wurde, das Risiko ein und macht es erneut?« Die Antwort ist einfach. Es ist für ein Team deutlich einfacher, Erfolg zu haben, wenn es die nächsten Aktionen des Gegners vorhersehen kann, als nur darauf reagieren zu müssen.

Ihr Körper macht da keine Ausnahme. Er bekommt gerne eine Vorwarnung, bevor Sie essen oder eine körperliche Aktivität beginnen. Die Fähigkeit Ihres Körpers, einen großen Cheeseburger mit Pommes und einen Shake zu erwarten, ist für eine erfolgreiche Verdauung entscheidend. Wie gelingt das Ihrem Körper? Durch die zirkadianen Rhythmen. Sie steuern praktisch alles, was unser Körper macht. Im letzten Kapitel habe ich das zirkadiane System vorgestellt, das jedoch ein eigenes Kapitel verdient. Zirkadiane (lateinisch für *circa* = rings um + *dies* = Tag) Rhythmen sind innere Prozesse in unserem Körper, die alle Vorgänge auf eine Periodenlänge von 24 Stunden einstellen. Sie sind ziemlich beeindruckend und verlangen von uns im Sinne von Einstellungen sehr wenig – wie eine schicke Armbanduhr, die durch die Körperbewegungen in Gang gehalten wird.

Diese Rhythmen gibt es nicht nur beim Menschen, sondern in praktisch allen Lebewesen, Pflanzen und sogar Pilzen. Es wäre eine fürchterliche Untertreibung zu behaupten, dass diese Mechanismen in hohem Maß erhalten geblieben sind! Wozu brauchen Sie und eine Mohnblume einen zirkadianen Rhythmus? Die Antwort ist in der Arbeit von Jean-Jacques d'Ortous de Mairan zu finden. De Mairan zeigte in einer klassischen Studie, dass sich die Blüten der Sonnenwenden (Heliotropium) im Tagesverlauf nach dem Sonnenlicht öffneten und schlossen und sogar die Fähigkeit hatten, sich zu öffnen, wenn sie im Dunklen gehalten wurden. Anders gesagt hat die Pflanze eine innere Fähigkeit, ihre Umgebung (die Sonnenbewegung) vorauszuberechnen und nicht einfach nur auf die Sonnenbewegung zu reagieren.

Evolutionsgeschichtlich waren Arten, die ihre Umgebung vorhersehen konnten, letztlich erfolgreicher als Arten, die das nicht konnten. Also spulen wir ein paar Millionen Jahre weiter und da sind wir, trinken Smoothies mit Weizengrasextrakt und schauen uns auf dem Flachbildschirm unseres Plasma-Fernsehers verschiedene Kampfkünste an.

Wenn wir zur Fotosynthese also nicht von der Sonnenbewegung abhängig sind, warum brauchen wir dann das Sonnenlicht noch immer? *Brauchen* wir die Sonne wirklich noch? Vor etwa 80 Jahren versuchten zwei Burschen, genau diese Frage zu beantworten, indem sie sich auf das ultimative Abenteuer einer Männerfreundschaft einließen. Nathaniel Kleitman, der Pate der modernen amerikanischen Schlafmedizin, und sein wissenschaftlicher Partner, Bruce Richardson, verließen Chicago und begaben sich in die Mammut-Höhle in Kentucky, wo sie sich daran machten, ihren zirkadianen Rhythmus von 24 auf 28 Stunden »umzutrainieren«. Ihre Begründung war, wenn sie diesen 28-Stunden-Zyklus künstlich annehmen und dauerhaft beibehalten könnten, würde dies beweisen, dass der zirkadiane Rhythmus des Menschen kein innerer Trieb ist, sondern nur eine Reaktion auf den 24-stündigen Lichtzyklus seiner Umgebung.

Kleitman und Richardson blieben 32 Tage in dieser gottvergessenen kalten und feuchten Höhle. Auch wenn ihre Erfahrungen nicht das Level von *12 Uhr nachts – Midnight Express* erreichten, waren sie doch schwierig. Nach einem Monat tauchten sie unter öffentlichem Medienansturm wieder aus der Höhle auf (nicht in dem Maß, wie wir dies heute bei Promi-Paaren sehen – heute hätte man ihre Namen wahrscheinlich zu einer niedlichen Kombination zusammengezogen wie Bruthaniel – aber für die damalige Zeit erfuhren sie doch große Aufmerksamkeit). Leider waren ihre Feststellungen letztlich nicht schlüssig, und da das Reality-Fernsehen noch Jahre entfernt war, verdienten sie mit diesem ungewöhnlichen Werbetrick nicht eine müde Mark. Sie bestätigten, dass der Mensch tatsächlich einen angeborenen Rhythmus besitzt, der etwas länger als 24 Stunden beträgt (24 Stunden und elf Minuten, aber wer bitte rechnet das nach?). Die Dauer des zirkadianen Rhythmus eines Organismus wird häufig mit dem Symbol τ dargestellt. Beim Menschen ergibt das also $\tau = 24$ Stunden plus ein paar Zerquetschte.

Wie praktisch, da ein Tag etwa 24 Stunden lang ist. Wodurch wird der geringe Unterschied zwischen der Umgebungszeit und unserem inneren zirkadianen Rhythmus ausgeglichen? Unser Gehirn bekommt Hinweise über die echte äußere Zeit und nimmt an unserer inneren Uhr täglich kleine Korrekturen vor.

Mithilfe der simplen Analogie mit der Armbanduhr wird dies sehr gut verständlich. Stellen Sie sich vor, Sie und Ihr Freund kaufen sich billige Armbanduhren. Ihre Uhr geht vielleicht jeden Tag zehn Minuten vor, die

Ihres Freundes geht zehn Minuten nach. Sie ziehen diese Uhren an und ab durch die Mitte.

Wenn keiner von Ihnen seine Uhr nachstellt, werden Sie merken, wie sich langsam Probleme in Ihr Leben einschleichen, besonders bei dem Freund mit der nachgehenden Uhr. Während Sie jeden Tag noch früher zu Terminen und Verabredungen kommen, kommt Ihr Kumpel immer später und später. Am ersten Tag ist er zehn Minuten zu spät. Am zweiten Tag sind es bereits 20 Minuten. In weniger als einer Woche trifft er über eine Stunde zu spät in der Arbeit ein, holt die Kinder über eine Stunde zu spät von der Schule ab, bekommt das Essen über eine Stunde zu spät auf den Tisch usw.

Eine Zeit lang befinden Sie sich in einer besseren Situation. Sie werden für Ihre Pünktlichkeit am Arbeitsplatz gelobt und dafür, wie schnell Sie kochen. Ihre Kinder werden Sie lieben, da sie die Schule früher verlassen können. Schließlich werden aber auch Sie Probleme bekommen. Das Essen ist kalt, bis alle am Tisch sitzen und Ihr Chef wird Sie verdächtigen, Sie wollten sich einschleimen, um seinen Posten zu bekommen.

Schließlich kommen Sie zu dem Schluss, dass Ihre Uhr Schrott ist, aber Sie wollen versuchen, das hinzubekommen. Sie beschließen, jeden Morgen die Nachrichten einzuschalten, die Uhr nach der Zeitangabe dort zu stellen und den Tag in Angriff zu nehmen. Und stellen Sie sich vor: Es funktioniert. Je genauer Sie die Zeit mithilfe der Zeitangaben eines Radiosenders einstellen, desto genauer wird das Timing Ihres Tages.

Dieses Beispiel illustriert gleich mehrere Dinge. Erstens ist es besser, eine Uhr zu haben, die etwas vorgeht als eine, die etwas nachgeht, wenn wir versuchen, Dinge vorherzusehen (und nicht zu spät zu kommen). Daher beträgt der zirkadiane Rhythmus des Menschen 24 Stunden und elf Minuten und nicht genau 24 Stunden.

Zudem brauchen wir Umgebungsreize wie durch die Sonne, um unsere innere Uhr täglich nachzustellen. Diese Reize werden als Zeitgeber bezeichnet und in diesem Verbund dürfte die Sonne der stärkste davon sein.

Andere Zeitgeber sind Mahlzeiten, Sport, soziale Interaktionen, Temperatur und Schlaf, also häufige Umgebungsreize, die unserem Körper Hinweise geben, wie er seine innere Uhr justieren soll. Je mehr Zeitgebern ein Mensch ausgesetzt ist, vor allem Zeitgebern, die täglich zur selben Zeit wirken, desto besser ist der zirkadiane Rhythmus dieses Menschen synchronisiert.

Diese winzigen täglichen Anpassungen erfolgen häufig völlig problemlos, bis es zu plötzlichen oder dramatischen Veränderungen bei diesen Zeitgebern kommt. Solche plötzlichen Veränderungen werden am häufigsten beim Jetlag und bei Schichtarbeit beobachtet.

Beim Jetlag werden die Umgebungsreize in Zusammenhang mit der Zeit plötzlich verändert, der Effekt hängt von der Reiserichtung und der Anzahl durchquerter Zeitzonen ab. Diese Fortbewegung verursacht viele unangenehme Symptome wie Schläfrigkeit und Schlafprobleme, Verdauungsprobleme, geringere Motivation und schlechtere Konzentration. Die Symptome leuchten absolut ein, wenn wir an das Beispiel mit den billigen Uhren denken.

Wenn Sie von Atlanta nach Las Vegas reisen, verändert sich im Wesentlichen die äußere Zeit plötzlich um drei Stunden, der innere zirkadiane Rhythmus bleibt anfangs davon jedoch unbeeinflusst. Das heißt, während Sie das Hotel Bellagio betreten, befindet sich Ihr Gehirn noch in der Östlichen Standardzeit (EST). Diese Verschiebung ruft alle möglichen Probleme hervor, wenn Sie sich im Hotel zum Abendessen an den Tisch setzen. Das schwer verdauliche Pasta-Sahne-Gericht und der Erdbeer-Käsekuchen wandern um 22 Uhr Las-Vegas-Zeit in Ihr Verdauungssystem, Ihr Gehirn hat jedoch noch keine entsprechende Meldung erhalten. Es denkt, es sei jetzt 1 Uhr nachts und wundert sich daher, warum plötzlich ein italienisches Essen seinen Weg in Ihr Verdauungssystem gefunden hat, wo Sie seit zwei Stunden schlafen und sich derzeit im REM-Schlaf befinden sollten. Sie können sich sicher vorstellen, wie gut Ihr Verdauungssystem darauf vorbereitet ist – überhaupt nicht! Plötzlich muss Ihr Magen auf dieses Hauptgericht für 41 $ reagieren, anstatt es erwartet zu haben.

Und Ihre Fähigkeit, an diesem Abend beim Essen eine Unterhaltung zu führen, ist dahin. Sie können nur noch denken: ›Geh endlich ins Bett.‹ Sie sind schläfrig und können nicht klar denken, was dem Management des Casinos gefallen wird. Aber das wird schon wieder. Mit jedem weiteren

Tag, den Sie auf dem Las-Vegas-Strip verbringen, kann sich Ihr Körper an eine weitere Zeitzone anpassen, die Sie überquert haben. Da es drei Zeitzonen waren, werden Sie innerhalb von nur drei Tagen eine 7 werfen … gerade rechtzeitig, um den Flieger nach Hause zu besteigen, wobei Sie sich viel leichter fühlen ohne das viele Geld in Ihrer Brieftasche.

Vom Jetlag sind viele Menschen betroffen, Sie müssen aber kein Weltreisender sein, um die mentale Benebelung und die Verdauungsstörungen der Jetlag-Gemeinde zu erleben. Wenn Sie es herbeisehnen, in Besprechungen einzuschlafen, rennen – nicht gehen – Sie zur nächstgelegenen Vermittlungsstelle für Schichtarbeiter und lassen Sie sich anheuern.

Schichtarbeiter gibt es überall. Sie sitzen am Steuer der riesigen 18-rädrigen Lkws, mit denen Sie die Straße teilen. Sie versorgen Ihre Liebsten in den Krankenhäusern des ganzen Landes. Sie sind die Piloten und die Crew, von denen Sie von Las Vegas heimgeflogen werden (Piloten haben doppeltes Pech, denn sie haben einen Schichtarbeitsplatz und noch dazu Jetlag – also den *Jackpot!*).

Bei der Schichtarbeit bleiben die Signale aus der Umgebung immer gleich, während sich Ihr Zeitplan verändert (beim Jetlag verändern sich die Signale in gleichbleibender Umgebung). Verglichen mit dem Jetlag können die Auswirkungen der Schichtarbeit auf die verschiedenen Körpersysteme ebenso hart sein. Denken Sie an Personen, die in Jobs mit rasch veränderlichen Schichten arbeiten (drei Nachtdienste, gefolgt von zwei Morgenschichten) oder Menschen mit zwei Jobs und schon haben Sie die Zutaten, aus denen Probleme entstehen.

Wenn Sie viele Ärzte bitten, Umstände zu nennen, die eine wirklich pathologische Schläfrigkeit verursachen, denken viele dieser Ärzte an einen Patienten, der unter Narkolepsie leidet. Patienten mit Narkolepsie werden häufig von der Schläfrigkeit übermannt und fallen dann plötzlich direkt in einen Traumschlaf. Einige der Ärzte würden sich vielleicht einen übergewichtigen Menschen mit schwerer Schlafapnoe vorstellen. Das sind alles gute Einschätzungen, aber wenn Sie sich ernsthaft mit Schläfrigkeit befassen wollen, müssen Sie gar nicht weitergehen als bis zum Schichtarbeiter. 2001 wurde die Diagnose »Schlafstörungen bei Schichtarbeit« offiziell formuliert (inzwischen wurde die Bezeichnung verkürzt auf Schichtarbeitersyndrom). Damit konnte erstmals die Schläfrigkeit in Zusammenhang mit dieser Arbeitsform offiziell als Krankheit betrachtet werden.

Nur weil jemand Nachtdienste macht, soll das krank machen? Nun mal halblang. Wir sind schließlich Amerikaner. Wir können damit umgehen. Gebt uns nur genügend starken Kaffee und wir sind zu allem bereit.

Das ist so nicht ganz richtig.

Eine Möglichkeit, die Schläfrigkeit eines Menschen zu messen, ist ein einfacher Test, der Multiple Schlaflatenztest (MSLT). Bei diesem Test darf der Proband eine Nacht ganz normal schlafen und wird am nächsten Morgen geweckt. Nun darf er machen, was er will, nur in den folgenden zwei Stunden nicht schlafen. Nach Ablauf dieser zwei Stunden ist Zeit für ein Schläfchen. Der Patient geht wieder ins Bett und hat Gelegenheit zu einem kurzen Schläfchen. Ups, also wirklich nicht zu lange. Nach einigen Minuten wird der Patient wieder geweckt (wenn er überhaupt eingeschlafen war) und soll wieder zwei Stunden lang aufstehen, worauf eine weitere Gelegenheit für ein Schläfchen folgt. Dieses Schema wird bis nachmittags fortgesetzt, normalerweise so lange, bis es fünf Gelegenheiten für ein Schläfchen gab. Anschließend können wir uns anschauen, wie lange der Proband bis zum Einschlafen brauchte (falls er während der fünf jeweils 20-minütigen Gelegenheiten geschlafen hat).

Patienten mit Narkolepsie und Schlafapnoe sind häufig schläfrig, normalerweise jedoch sehr viel weniger schläfrig als Probanden mit Schichtarbeitersyndrom.

Schichtarbeit-Übung

1. Für diese Schlafübung brauchen Sie einen Würfel.
2. Werfen Sie den Würfel.
3. Schauen Sie, welche Zahl Sie gewürfelt haben und gehen Sie zu der entsprechenden Zeit ins Bett:
   - ⚀ = gehen Sie um 22 Uhr ins Bett
   - ⚁ = gehen Sie um 2 Uhr ins Bett
   - ⚂ = gehen Sie um 6 Uhr ins Bett
   - ⚃ = gehen Sie um 10 Uhr ins Bett
   - ⚄ = gehen Sie um 14 Uhr ins Bett
   - ⚅ = gehen Sie um 18 Uhr ins Bett
4. Wiederholen Sie die Schritte 1–3 einen Monat lang jeden Tag. Notieren Sie, wie Sie sich von Tag zu Tag fühlen.

Achten Sie darauf, dass Sie in einigen Nächten nicht werden schlafen können, nachdem Sie ins Bett gegangen sind. An anderen Tagen wird es ein Kampf sein, bis zur Zubettgehzeit wach zu bleiben. Schichtarbeiter mit schnell wechselnden Arbeitszeiten haben es noch schwerer. Im Durchschnitt verlieren Schichtarbeiter sechs Stunden Schlaf pro Woche im Vergleich zu Menschen mit gleichbleibenden Arbeitszeiten. Es ist ein wirklich hartes Leben.

AKTUELLES AUS DER WISSENSCHAFT

Die Behandlung der Folgen von Schichtarbeit kann schwierig sein und genau wie Ihre Familie an Weihnachten hat jeder so seine Meinungen und diese Meinungen haben häufig nur sehr entfernt etwas mit der Realität zu tun. Um diesen Bereich des Schlafes etwas zu erhellen, führte Juha Liira, ein Wissenschaftler am Finnischen Institute of Occupational Health, 2015 eine Studie durch, in der er untersuchte, welche Medikamente zur Behandlung des Schichtarbeitersyndroms eingesetzt wurden und ob sie wirklich halfen. Er stellte fest, dass Melatonin für durchschnittlich 24 Minuten längeren Schlaf tagsüber sorgte, wenn es bei nächtlicher Schichtarbeit verabreicht wurde, den Arbeitnehmern jedoch nicht dabei half, schneller einzuschlafen. Die Studie stellte ebenfalls fest, dass Stimulanzien wie Modafinil und Armodafinil bei den Arbeitnehmern für eine bessere Aufmerksamkeit sorgten. Interessant war, dass Hypnotika wie Zolpidem die Schlafqualität oder Leistungsfähigkeit in keiner Weise zu verbessern schienen. In dieser Studie wurden erstmals die aktuellen Behandlungen des Schichtarbeitersyndroms unter die Lupe genommen. Wir sind noch auf der Suche nach der besten Möglichkeit, Menschen zu helfen, die mit der Schichtarbeit leben müssen.

Kapitel 7: Zusammenfassung

1. Zirkadiane Rhythmen diktieren alles, was wir tun, dazu gehört auch, wann wir schläfrig werden und wann wir uns wach fühlen.
2. Bei dem Versuch, einen gesunden zirkadianen Rhythmus zu finden, ist es wichtig, Mahlzeiten, Sport und Lichtexposition zu berücksichtigen.
3. Jetlag und Schichtarbeit sind Beispiele für Störungen des zirkadianen Rhythmus.

Wow. Sie haben es bis zum Zwischenakt geschafft. Strecken Sie sich … machen Sie sich eine Tasse Kaffee oder Tee und entspannen Sie sich ein Weilchen. Lassen Sie das Gelesene nachwirken und sich setzen. Diese ersten sieben Kapitel waren heftig. Sie verdienen etwas Zeit, um darüber in aller Ruhe nachzudenken.

Großartig. Wenn Sie dann bereit sind … wollen wir Ihre Schlafprobleme direkt in Angriff nehmen. Da Sie nun nicht mehr durch Fehlinformationen, Angst und eine Art Mythologie behindert werden, sind Sie ein

Top-Schlafkenner geworden. Jetzt kann Sie nichts mehr dabei aufhalten, einen guten Nachtschlaf zu finden.

ZWISCHENAKT

Ihre Bescheinigung über eine qualifizierte Schlafausbildung befindet sich bereits in der Post. Stellen Sie diese stolz zur Schau, vorzugsweise über dem Kopfende Ihres Bettes. Blicken Sie jede Nacht, wenn Sie ins Bett gehen, vertrauensvoll darauf, damit sie Sie daran erinnert, dass Sie wissen, was beim Schlafen tatsächlich geschieht.

Und was sollen Sie jetzt mit diesem Wissen anfangen? Ich vermute, dass Sie aktuell Probleme mit dem Schlafen haben, die Sie lösen möchten. Sehr gut! Bei allem, was Sie inzwischen wissen, sollte es ein Kinderspiel sein, Ihren Schlaf in Ordnung zu bringen.

Wir wollen uns verschiedene Probleme im Zusammenhang mit dem Schlaf ansehen. Schlafprobleme lassen sich normalerweise in zwei große Gruppen unterteilen: solche, bei denen wir das Gefühl haben, zu wenig zu schlafen, und solche, bei denen wir das Gefühl haben, viel zu schläfrig zu sein.

Als Schlafarzt glaube ich, dass jeder, der in meine Praxis kommt, im Wesentlichen einem dieser Lager angehört. Wir wollen uns diese Gruppen genauer ansehen und prüfen, ob uns unser Wissen über den Schlaf zu verstehen hilft, was innerhalb jedes dieser exklusiven Clubs der Problemschläfer hinter den Kulissen abläuft!

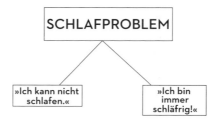

»Ich kann nicht schlafen«

Nun weiß ich und wissen Sie (da Sie dieses Buch bis hier gelesen haben), dass die Mitglieder dieser Gruppe zwar schlafen, dass irgendetwas jedoch verhindert, dass sie mit ihrem Schlaf auch zufrieden sind. Was könnte das sein? Um diese Frage beantworten zu können, müssen wir uns den Betroffenen und die Umgebung anschauen, in der er schläft. Menschen, deren Schlafumgebung nicht schlafförderlich ist, müssen dieses Umfeld optimieren oder für eine bessere Schlafhygiene sorgen. Wie das geht, zeige ich Ihnen in Kapitel 8.

Bei vielen Menschen reicht eine bessere Schlafhygiene nicht aus, um die Quelle eines guten Schlafes zu finden. Für sie ist das schwierige Schlafen oder das Gefühl, nicht schlafen zu können, ein Riesenproblem. In Kapitel 9 werden wir uns kopfüber in die seltsame und missverstandene Welt der Schlaflosigkeit stürzen. Schlaflosigkeit ist etwas, womit die meisten Menschen hin und wieder vorübergehend zu tun haben. Probleme mit dem Einschlafen, Probleme mit dem Durchschlafen, Aufwachen vor dem Weckerklingeln und die Unfähigkeit, wieder einzuschlafen, sind alles Beispiele für Schlaflosigkeit, mit der die Menschen zu tun haben. Kapitel 9 wird Ihnen helfen, diese Probleme hinter sich zu lassen.

Für andere wird diese Schlaflosigkeit zu einer dauerhaften Gefängniszelle, aus der ein Entrinnen unmöglich erscheint. In Kapitel 10 ist diese chronische Schlaflosigkeit Thema, die ich auch als »schwere Schlaflosigkeit« bezeichne.

Ein Teil dieser Welt des »Ich kann nicht schlafen« ist die Schlaftablette, die viele Menschen fälschlich für einen schnellen Problemlöser halten.

Die Einnahme von Schlaftabletten ist hierzulande geradezu eine Kultur geworden. Es gibt eine riesige Gruppe von Menschen, die das Gefühl haben, sie bräuchten Schlaftabletten zum Einschlafen. Die Ursprünge der Verordnung von Schlafmitteln, die aktuelle Praxis und die Gefahren werden in Kapitel 11 besprochen.

Kapitel 12 geht einen Schritt zurück, um sich die Schlafenszeiten des Einzelnen anzusehen. Bei vielen Menschen, die das Gefühl haben, nicht schlafen zu können, ist das Problem nicht ihre Unfähigkeit einzuschlafen, sondern eher eine unrealistische Erwartung an die von ihnen benötigte Schlafmenge. Bei vielen kann es bereits ausreichen, einen besseren Schlaf zu finden, wenn sie verstehen, wie sie einen besseren Schlafplan für sich erstellen können.

Kapitel 12 wirft auch einen Blick auf die Kehrseite der Suche nach zu viel Schlaf: Für den Schlaf wird eine nicht angemessene Dauer angesetzt. Damit dient dieses Kapitel zugleich als Übergang in die Welt der übermäßig Schläfrigen, da viele Menschen zu kämpfen haben, wach zu bleiben, weil sie sich nicht genügend Zeit zum Schlafen zugestehen. Menschen, denen das Aufstehen morgens sehr schwer fällt, werden vielleicht feststellen, dass ihre Probleme mit der Schläfrigkeit ihren Ursprung in ihren Schlafenszeiten haben. Wir werden uns auch die Schichtarbeiter genauer ansehen und die extreme Schläfrigkeit, mit der sie täglich (oder nächtlich) gezwungenermaßen umgehen müssen. Und damit betreten wir das Land der Nickerchen.

»Ich bin zu schläfrig«

Innerhalb der zu schläfrigen Gruppe beginnen wir mit einem der wichtigsten Hinweise darauf, dass ein Mensch vielleicht zu wenig schläft oder mit seiner Schlafqualität zu kämpfen hat: dem Nickerchen. Kapitel 13 befasst sich mit dem Nickerchen: wie es ein gesundes und wirksames Hilfsmittel für Ihren Schlaf sein kann, aber auch, wie es Ihnen entgegenarbeiten kann.

Anschließend konzentrieren wir uns in Kapitel 14 auf die Gruppe, die den Löwenanteil der schläfrigen Patienten ausmacht: Schlafapnoe-Patienten und ihre Freunde, die Schnarcher.

Kapitel 15 befasst sich mit weiteren Diagnosen, die eine übermäßige Tagesschläfrigkeit verursachen und vom Restless Legs Syndrom (unruhige Beine) bis zu Narkolepsie reichen.

Kapitel 16 schließlich thematisiert die Schlafstudie und wer sich dafür anmelden sollte.

Zur Vereinfachung habe ich die verbleibenden Kapitel und wie sie zusammenpassen, optisch dargestellt.

Eine Schlussbemerkung zur zweiten Hälfte dieses Buches. Hin und wieder empfehle ich verschiedene Produkte oder Geräte, die für Ihren Schlaf vorteilhaft sein könnten. Es ist wichtig, dass Sie verstehen, dass diese Produkte/Geräte für den Schlaf zwar nicht unbedingt nötig sind, bei einigen Menschen den Schlaf jedoch verbessern können. Stellen Sie es sich folgendermaßen vor: Tortilla-Chips sind lecker. Für mich erreichen sie mit etwas Salz und einem Hauch Limette eine noch höhere Stufe des Genusses. Verstehen Sie mich nicht falsch: Wenn es Chips ohne Salz und Limette gibt, esse ich sie. Niemals würde ich sagen: »Ich kann milde Chips nicht essen«, schon gar nicht, wenn ich Hunger habe. Diese zusätzliche Würze macht die Chips jedoch rundherum zu einem noch besseren Erlebnis.

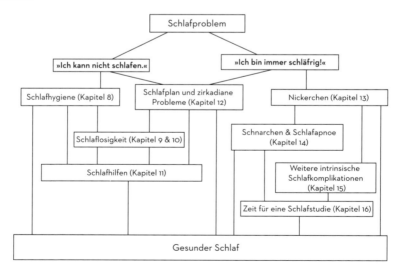

Schlafübung Urlaubs-Kreuzfahrt

Stellen Sie sich vor, Sie machen sich auf zu einer entspannenden Kreuzfahrt durch die Karibik. Sie kommen am Hafen im sonnigen Miami an und gehen an Bord der Slumber of the South Seas. Es ist schön, die Getränke sind all-inclusive und ihre Kajüte hat durch ein Upgrade einen Platz auf dem Sonnendeck mit Blick übers Meer.

Nach einem fantastischen Abendessen und einer Show kehren Sie in Ihre Kabine zurück und stellen fest, dass Sie vergessen haben, Ihr(e/en) _____ [Sound-Maschine für Weißes Rauschen, Teddybär, Schlafmaske, Blaufilter-Sonnenbrille, aufblasbare Gefährtin, die im Dämmerlicht entfernte Ähnlichkeit mit Sofía Vergara hat] einzupacken. Sie wissen gar nicht mehr, wann Sie zuletzt »ohne« geschlafen haben.

Wählen Sie den besten Schluss für Ihre Geschichte:
1. Wenn Sie ins Bett gehen, denken Sie: »Egal«, und es dauert nur wenige Minuten länger als sonst, bis Sie in einen entspannten Schlaf fallen.
2. Sie bekommen Panik und versuchen zu überlegen, wo Sie das vergessene Teil kaufen oder stehlen könnten. Die Angst hat sie fest im Griff, als Ihnen klar wird, dass die Chancen gering bis nicht vorhanden sind, dass Sie auf dieser Reise werden schlafen können. Sie merken, dass Sie anfangen zu hyperventilieren, als Sie beschließen, die Brücke in dem verzweifelten Versuch zu stürmen, das Kommando über das Schiff zu übernehmen und nach Hause zurückzukehren.

Sie sollten die 1. Antwort gewählt haben. Es ist keine erstrebenswerte Lage, sich von Schlaftabletten, einem Geräuschgerät, einer speziellen Decke oder ständig laufendem Radio abhängig zu fühlen. Geben Sie eine derartige Gewohnheit auf.

Sehen Sie diese Produkte als das, was sie sind: unbedeutende Hilfsmittel, kleine Verbesserungen. Können Sie ohne diese Produkte gut schlafen? Wahrscheinlich, aber sie können Ihnen vielleicht dabei helfen, dass aus gutem Schlaf ein sehr guter Schlaf wird.

Die Show geht weiter.

8.

SCHLAFHYGIENE

EIN FRISCHES BETT IST EINE ART SCHLAFMÜTZE

Nun verfügen Sie über das nötige Wissen über den Schlaf – Buchwissen sozusagen. Damit ist die Grundausbildung beendet. Jetzt kommt der schwierige Teil. Sind Sie bereit, Ihr Wissen auf dem Schlachtfeld geblümter Bettdecken und nutzloser Dekokissen zu testen? Herauszufinden, dass Sie einen Nierenstein haben, ist recht einfach. Dieses Problem zu beheben, kann hingegen ziemlich schmerzhaft sein. Mit dem Beheben Ihres Schlafproblems ist es ähnlich. Rechnen Sie damit, dass anfangs alles eher schlechter als besser wird.

Ich habe die Schlafhygiene als Ausgangspunkt für den zweiten Teil des Buches gewählt, weil sie genau das ist, wenn es darum geht, Ihren Schlaf in Ordnung zu bringen: ein Ausgangspunkt. Aller Wahrscheinlichkeit nach werden sich Ihre Probleme damit nicht lösen lassen, falls doch, ist es fantastisch! Bedenken Sie nur, wie viel Zeit Sie sich sparen würden, weil Sie den Rest des Buches gar nicht mehr lesen müssten. Seien Sie jedoch nicht entmutigt, falls eine gute Schlafhygiene alleine zur Problemlösung nicht ausreicht.

Bei der Schlafhygiene geht es darum, das Schlafverhalten und die Schlafumgebung zu kontrollieren, um den Schlaf zu optimieren. Hauptsächlich geht es darum, alles zu tun, was in Ihrer Macht steht, um sich erfolgreich auf den Schlaf einzustellen, also zu kontrollieren, was Sie kontrollieren können.

Viele Patienten, die ich behandle, wissen ein oder zwei Dinge über die Schlafhygiene. Das Thema wird ja auch überall besprochen ... in Selbsthilfebüchern, den Morgennachrichten, auf Webseiten über den Schlaf.

Patienten sagen oft Dinge wie: »Ich habe schon alles versucht. Ich schaue im Bett kein Fernsehen, treibe spätabends keinen Sport und trinke nachmittags nie Kaffee.« Und dennoch können sie nicht schlafen.

Was sie erst noch verstehen müssen ist, dass Schlafhygiene so ähnlich ist wie das Vorbereiten einer großen Party. Da müssen Sie putzen, aufräumen, vielleicht noch ein paar neue Kerzen oder sonstige Deko kaufen. Nun sieht alles großartig aus. Bedeutet diese ganze Arbeit, dass Ihre Themenparty auf jeden Fall ein gewaltiger gesellschaftlicher Erfolg sein wird? Nein, natürlich nicht, weil so eine Themenparty wahrscheinlich nicht die beste Idee für ein denkwürdiges Privatfest ist. Egal wie perfekt das Ambiente ist, dieser Party fehlt die richtige Voraussetzung, daher wird die ganze Sache mit Pauken und Trompeten scheitern.

Mit Ihrem Schlaf ist es nicht anders. Wenn Sie vor dem Schlafengehen alles aufräumen und in Ordnung bringen, ist dies sehr wichtig und kann die Grundlage für etwas weniger Schlafstörungen sein. Erinnern Sie sich an die Ratten in den schmutzigen Käfigen? Es gibt viele Möglichkeiten, wie Sie Ihren eigenen Käfig in Ordnung bringen können, und die meisten sind ziemlich offensichtlich.

Eine Höhle für den Winterschlaf herrichten

Viele Schritte verwandeln Ihr Schlafzimmer in eine Schlafhöhle, der erste Schritt betrifft die Beleuchtung. Machen Sie Ihr Schlafzimmer dunkel, wirklich *dunkel*. Erinnern Sie sich daran, wie das Melatonin Sie schläfrig macht, aber nur, wenn Ihre Augen kein Licht sehen? Gut, schließen Sie also auch das kleinste Licht aus, wenn Sie gut schlafen wollen.

Gestalten Sie Ihr Schlafzimmer so, wie das Gästezimmer in meinem Elternhaus war. Als ich in der 5. Klasse war, baute meine Familie den Keller in unserem Haus aus und richtete ein Schlafzimmer ein, das nicht unbedingt den Vorschriften entsprach, da es keine Fenster hatte. Es ist umgeben von Erde und befindet sich nicht in der Nähe eines Ausgangs. Anders gesagt wird es im Fall eines Brandes zu einer Todeszelle. Es ist in diesem Zimmer so dunkel, dass man sogar am helllichten Tag nur schwer hinausfindet! Und genau deshalb ist diese Vorstadtkatakombe der beste Ort zum Schlafen in Southwest Virginia. Wenn sich niemand hinunterwagt, um mich zu wecken, könnte ich dort problemlos schlafen, bis mich der Hunger weckt. Glauben Sie mir, es kann wirklich helfen, das Zimmer frei von Licht zu machen.

Und wenn ich sage, Sie sollten Ihr Schlafzimmer dunkel machen, meine ich wirklich dunkel. Ihr Gehirn ist wie die Zombies in *The Walking Dead* – es kann die winzigste Lichtquelle aufgreifen, sei es von einem Radiowecker, dem Display eines Handys oder dem Lichtstreif unter der Türschwelle. Schalten Sie also Ihr Handy aus (oder lassen Sie es am besten in der Küche) und drehen Sie den Radiowecker um oder decken Sie irgendwie das Licht ab, das er abgibt. Sie müssen nachts um 3:15 Uhr nicht wissen, wie spät es ist.[49]

Eine große Lichtquelle ist der Fernseher. Warum haben Fernseher überhaupt Einzug in die Schlafzimmer gehalten? Ich habe keine Ahnung. Für

---

49 Ach verdammt, es ist schon 3:15 Uhr. Ich werde bestimmt nicht wieder einschlafen können, nachdem ich das jetzt weiß. Oh, wie ich mich danach sehne, frühmorgens nicht zu wissen, wie spät es ist.

mich ist das so, als würde im Wohnzimmer eine Toilette stehen. Fernseher produzieren unheimlich viel Licht. Diese hohe Lichtintensität in Verbindung mit dem Lärm und Stress, den sie produzieren, kann den Schlaf signifikant verschlechtern. Zudem sorgt der Fernseher dafür, dass Sie ihn zum Einschlafen brauchen. Das ist nicht gut. Schauen Sie irgendwo anders fern.

Jedes Mal, wenn ich einen Vortrag halte, frage ich das Publikum: »Wie viele von Ihnen schlafen, während der Fernseher die ganze Nacht über läuft?« Ich schätze, dass etwa einer von 25 Zuhörern den Fernseher die ganze Nacht lang laufen hat, wodurch das Schlafzimmer von Licht und Lärm überflutet wird. »Es entspannt mich« oder »Ich habe gerne etwas Hintergrundgeräusch« sind übliche Entschuldigungen.

Für Ihre Schlafhöhle sind Dunkelheit und Ruhe das Beste und beides wird durch den Fernseher ruiniert. Glauben Sie immer noch, der an der Wand hängende Sony würde Ihren Schlaf nicht beeinträchtigen? Dann berücksichtigen Sie die Studie von 2014, die gezeigt hat, dass die Probanden Wörter aus gesprochenen Wortlisten auch noch mental sortierten, nachdem sie eingeschlafen waren. Können Sie im Schlaf Spanisch lernen, während Sie sich selbst hypnotisieren, um abzunehmen? Nein. Bedeutet dies, dass in Ihrem Gehirn kein Licht mehr brennt, sobald Sie einschlafen? Nein. Erinnern Sie sich an unser Thema: Das Gehirn vollbringt erstaunliche Dinge, wenn wir schlafen. Schalten Sie den Fernseher aus. Ihr Gehirn braucht es nicht, nächtelang mit Werbesendungen und *M*A*S*H*-Episoden gefüttert zu werden.

Es ist für jeden Menschen wichtig, das Schlafzimmer auch vom schwächsten Licht zu befreien, aber besonders wichtig ist es, wenn Sie wegen Schichtarbeit oder sonstigen ungewöhnlichen Arbeitszeiten tagsüber schlafen müssen. Wenn sich das Licht einfach nicht eliminieren lässt, kaufen Sie sich eine weiche Augenmaske, damit Ihre Augen vor Licht geschützt sind.

Kaufen Sie mehrere, wählen Sie die aus, die Ihnen gefällt, und denken Sie daran, auch immer eine im Reisegepäck zu haben. (Das ist eine Schlafhilfe, auf die Sie wirklich nicht verzichten sollten. Wenn Sie sich ohne Schlafmaske auf der besagten Kreuzfahrt befinden, verwenden Sie ersatzweise ein Handtuch. Wenn Sie wirklich gar nichts Passendes finden, schützen Sie Ihre Augen mit dem Arm vor Licht. Der Mensch muss im Dunklen schlafen.)

Übung zur Schlafhöhle

1. Gehen Sie in Ihr Schlafzimmer, schließen Sie die Jalousien, schließen Sie die Türe und schalten Sie das Licht aus.
2. Halten Sie die Hände vor Ihr Gesicht. Können Sie sie sehen?

Falls ja, arbeiten Sie weiter an der Verdunkelung. Ihr Zimmer ist nicht dunkel genug.
Falls nein, Glückwunsch. Sie können das Licht wieder anschalten.
Aha! Wie konnten Sie denn den Lichtschalter finden, wenn Ihr Schlafzimmer ein Hort absoluter Dunkelheit ist? Hören Sie auf, mir das zu erzählen, was ich hören möchte, und eliminieren Sie auch die kleinste Lichtquelle.

Einen letzten Punkt muss ich noch klarstellen, dann verspreche ich, für den Rest des Buches nicht mehr darauf herumzureiten: Schalten Sie Smartphone, Laptop, Tablet und sonstige elektronische Geräte aus. Schalten Sie sie komplett aus. Dieses Licht vernichtet Ihren Schlaf. 2014 brauchten in einer von Charles Czeisler durchgeführten Studie Probanden, die vor dem Schlafen einen eBook-Reader nutzten, durchschnittlich zehn Minuten länger, um einzuschlafen, und hatten weniger REM-Schlaf als Probanden, die mit indirektem Licht ein gedrucktes Buch lasen. Jegliche Lichtexposition spätabends oder zu Beginn der Nacht kann sich negativ auf Ihren zirkadianen Rhythmus und Ihren Schlaf auswirken. Sorgen Sie deswegen am Ende des Tages für gedämpftes Licht, um gut schlafen zu können. Wenn Sie Licht brauchen, versuchen Sie, blaues und grünes Licht des Gerätes zu filtern, oder erwägen Sie, eine Brille zu tragen, die das blaue Licht blockiert. Bildschirme und ähnliche Lichtquellen sollten mehrere Stunden vor dem Zubettgehen ausgeschaltet werden.

> **Produkt-Vorschlag**
>
> Wenn Sie Ihren Laptop nachts einfach eingeschaltet haben müssen, überlegen Sie die Installation von f.lux, Dimmer oder einer ähnlichen App, um die Lichtmenge und Lichtqualität, der Sie ausgesetzt sind, zu reduzieren. Diese Apps funktionieren gut, sind kostenlos und bescheren Ihnen auch keinen unerwünschten Schrott auf Ihrem Computer. Der Night-Shift-Modus von Apple funktioniert ähnlich auf dem iPhone. Haben Sie es lieber etwas weniger technisch? Kaufen Sie sich eine Uvex-Blaufilterbrille. Sie blockiert das blaue und grüne Licht von Bildschirmen und Lampen in Ihrem Leben. Setzen Sie diese Brille immer dann auf, wenn Sie sich nachts dem Licht nicht entziehen können, um später am Abend besser in den Schlaf zu finden. Bonus: Mit einer solchen Brille sehen Sie aus und fühlen Sie sich wie Bono, was sicher kein Nachteil ist.

Machen Sie es sich gemütlich in Ihrer Höhle

Abgesehen vom Licht sollte Ihr Bett gemütlich sein. Häufig werde ich von Patienten gefragt, was für eine Matratze sie verwenden sollten. Die einfache Antwort auf diese Frage lautet: »Ich weiß es nicht.« Jeder findet einen anderen Matratzentyp bequem. Deswegen gibt es auch so viele verschiedene Arten! Ich mag eine harte Matratze, andere mögen lieber eine weiche. Einige Kulturen schlafen in Hängematten. Batman schläft mit dem Kopf nach unten hängend. Die Hauptsache ist, es bequem zu haben und sich nicht den Kauf eines Bettes aufschwatzen zu lassen, das angeblich alle Schlafprobleme löst. Sollte Ihr Bett grässlich unbequem sein, kann es recht hilfreich sein, etwas nachzubessern, aber gehen Sie vernünftig mit Ihrem Geld um. Bequemlichkeit ist alles, was Sie brauchen.

Noch ein paar Bemerkungen zum Bett. Es ist natürlich ziemlich sinnlos, ein angenehmes Bett zu haben und dieses mit unbequemem Bettzeug auszustatten. Investieren Sie in Ihr Bettzeug. Kaufen Sie Bettwäsche mit hoher Fadendichte und eine gemütliche Cashmere-Decke oder eine Gänsedaunen-Steppdecke. Auch hier gilt wieder, dass jeder etwas anderes bevorzugt, aber Sie sollten Ihr Bett unbedingt *lieben*. Kaufen Sie das angenehmste Bettzeug, das Sie sich leisten können.

Aufgrund unterschiedlicher Zimmertemperaturen, Veränderungen unserer Körpertemperatur, der Stoffwechselrate und des Belastungsniveaus sowie der Einnahme von Medikamenten ist manchen Menschen nachts wärmer als anderen. Zudem wird es Nachteulen spätnachts oft wärmer als Morgenmenschen. Wenn Ihnen nachts besonders kalt ist, probieren Sie es einmal mit Flanell-Bettwäsche. Wird Ihnen nachts eher warm, probieren Sie es mit feuchtigkeitsregulierender Bettwäsche. Wie gesagt: Das wird Ihr Problem nicht lösen, trägt aber wesentlich dazu bei, dass Sie sich in Ihrem Bett wohlfühlen.

Produkt-Vorschlag

DEEPSPORT ist eine Firma, die Bettzeug mit einmaligen Eigenschaften herstellt. Dieses Bettzeug fühlt sich kühl an, ist also angenehm, wenn Ihnen nachts warm wird oder Sie schwitzen. Zudem reduziert das Material Bakterien, Allergene und Organismen wie Hausstaubmilben oder Bettwanzen werden daran gehindert, in den Stoff zu gelangen. Mein persönliches Lieblingsprodukt ist der »Sleep Sack«, ein ähnliches Produkt wie ein Schlafsack aus dem speziellen Material der Firma. Damit lässt es sich gut verreisen und er liefert fern der Heimat eine saubere und kühle Schlafumgebung. Noch besser: Wenn Sie ihn auch zu Hause benützen, hat Ihr Gehirn auf Reisen das Gefühl, Sie hätten Ihr eigenes gemütliches Bett nicht verlassen, was beim Schlafen unterwegs hilfreich sein kann.

SHEEX ist eine weitere Firma, die seit geraumer Zeit ähnliche Performance-Bettwäsche produziert. Aus demselben feuchtigkeitsregulierenden Material stellt die Firma auch Nachtwäsche her.

Für eine ultimative Temperaturkontrolle des Bettzeugs investieren Sie in eine ChiliPad-Matratzenauflage. Gott ist mein Zeuge, dass diese wassergekühlte Matratzenauflage Ihre Art zu schlafen für immer verändern wird. Das Gerät pumpt die ganze Nacht über warmes oder kaltes Wasser (Sie wählen die Temperatur) durch kleine Schläuche in der Auflage, sodass Sie bei der für Sie perfekten Temperatur schlafen können. Sie können sogar eine Doppelauflage kaufen, die Sie und Ihr Partner unabhängig voneinander einstellen können. Mein Bett hat die liebevolle Bezeichnung Korea erhalten. In Nordkorea (auf der Seite meiner Frau) herrscht wortwörtlich chaotische Hitze. Sie möchte in ein warmes Bett steigen und stellt das Gerät auf Ihrer Seite dann sofort ab. Meine Seite, Südkorea, wird die ganze Nacht über kühl gehalten und es ist einfach wunderbar. Meine Bettseite fühlt sich für meine alten Beine erstaunlich an, besonders, wenn ich mich an diesem Tag sportlich betätigt habe. Meine Bettseite ist so kalt, dass ich ziemlich sicher bin, das Fleisch fürs Mittagessen würde darin nicht verderben.

Auch wenn es wahrscheinlich völlig einleuchtend ist, bin ich häufig schockiert darüber, wie viele Menschen auf die Auswahl ihres Kopfkissens keinen Gedanken verschwenden. Es scheint, als würden die Menschen mit einem bestimmten Kopfkissen im Bett aufwachsen, es an ihren Studienort mitnehmen, es weiterhin bei sich haben, wenn sie mit ihrem Partner zusammenziehen, und nach neun neuen Kissenbezügen liegt dieses Kissen noch immer auf ihrem Bett.

Mögen Sie Ihr Kopfkissen überhaupt? Ist es bequem? Ihnen ist schon klar, dass Sie mit diesem Kissen keine offizielle Verbindung eingegangen sind, oder? Ziehen Sie los, suchen Sie ein neues Kissen, schlafen Sie mit mehreren Kissen gleichzeitig und behalten Sie das, das Ihnen am besten gefällt. Einige Kopfkissen werden mit zerkleinertem Latex gefüllt. Der Nutzer kann etwas davon herausnehmen oder mehr dazugeben, damit das Kissen die von ihm bevorzugte Festigkeit hat. Wird das Kissen mit der Zeit etwas zu flach, kann wieder mehr von dem Latex eingefüllt werden. Memory-Schaumkissen bieten oft eine ausgezeichnete orthopädische Stütze für Nacken und Wirbelsäule. Genau wie die entsprechenden Matratzen speichern Sie jedoch häufig die Wärme, sodass Menschen, denen es nachts leicht warm wird, sie vielleicht nicht mögen. Feder- und Daunenkissen sind sehr leicht und weich, sie sind waschbar und atmungsaktiv, können mit der Zeit jedoch recht flach werden. Patienten mit Allergien können mit diesen Kissen zu kämpfen haben. Auch wenn Sie kein Allergiker sind, werden die pieksenden Federn Sie vielleicht stören. Weitere Optionen sind Wolle, Baumwolle, Buchweizen und synthetische Materialien wie Polyester. Nehmen Sie sich etwas Zeit, um herauszufinden, was für Sie am besten ist.

Nachdem Sie Ihr Bett nun bequem ausgestattet haben, sollten Sie dasselbe mit Ihrem Körper machen. Ziehen Sie sich bequem an. Ich ermuntere die Menschen normalerweise, im Bett lieber weniger als mehr zu tragen. Wenn Ihnen nachts leicht kalt wird, können Sie immer noch eine weitere Decke über Ihr Bettzeug legen. Das Tragen eines Flannel-Overalls mit Fleece-Futter kann problematisch werden, wenn es Ihnen beim Schlafen warm wird.

Suchen Sie sich zu guter Letzt einen stillen Wecker (einen, der nicht tickt!), der im Zimmer kein Licht verbreitet, stellen Sie den Wecker und vergessen Sie die Zeit. Am besten ist es, wenn Sie die Uhrzeit nicht sehen können, sobald das Zimmer dunkel ist. Es ist unerheblich, wann Sie nachts aufwachen, um auf die Toilette zu gehen. Für viele reicht das Lesen der Uhrzeit bereits aus, eine ausgewachsene Angstattacke auszulösen. Schonen Sie sich selbst. Wenn Sie aufwachen, bevor der Wecker klingelt, denken Sie lediglich daran, dass Sie noch Zeit zum Schlafen haben. Das ist das Einzige, was wichtig ist.

Ihre Schlafhöhle sieht jetzt großartig aus. Sie haben neue Bettwäsche, eine neue Bettdecke, die perfekten Kopfkissen, einen dunklen und stillen Wecker und tragen den richtigen Pyjama. Sie sind mit Ihrer Arbeit so zufrieden, dass sich eine gewisse Vorfreude in Ihnen bemerkbar macht. Fantastisch. Eine große Hürde für guten Schlaf ist bei vielen Menschen, negative Gefühle loszuwerden, die sie mit ihrem Schlafzimmer assoziieren.

Unterschätzen sie solche Gefühle nicht. Stellen Sie sich ein Kind vor, das mit einem ausfallenden Vater unter einem Dach wohnt. Jeden Tag, wenn der Vater von der Arbeit nach Hause kommt, schreit er, der Junge solle nach unten kommen. Dann lädt der Vater den Stress und die Angst seines Tages in einer bösartigen verbalen Tirade auf dem Jungen ab. Das geschieht jeden Tag am selben Ort, unten an der Treppe. Zeitsprung nach vorne. Der Junge ist diesem ungesunden Zuhause längst entkommen. Er ist glücklich und ausgeglichen (ja okay, er war eine Zeit lang in Therapie). Er hat seine eigene Familie und ist frei von den Problemen seines Vaters, der vor Jahren gestorben ist. Wie, meinen Sie, fühlt sich dieser erwachsene Sohn, wenn er bei einem Familienbesuch bei seiner alten Mutter durch die Türe seines früheren Zuhauses geht? Obgleich Jahre vergangen sind, stellen sich, sobald er durch die Türe an diesen Treppenabsatz kommt, wo er Jahre zuvor angeschrien wurde, dieselben Gefühle wieder ein, als sei es gestern gewesen.

Ihr Schlafzimmer kann dieser Treppenabsatz sein. Daher ist eine Veränderung des Schlafzimmers häufig hilfreich. Sicher dienen der Austausch der Matratze, die neuen Jalousien und die gemütliche neue Zudecke einem praktischen Zweck. Sie haben aber zugleich die ebenso wichtige Aufgabe, Ihre Umgebung zu verändern, damit sich Ihr Schlafzimmer in einen neuen Zufluchtsort verwandelt – einen Ort, den Ihr Kopf nicht sogleich als den Ort erkennt, »an dem es mit dem Schlafen nicht geklappt hat«. Bedenken Sie dies. Der eine oder andere wird die Umgestaltung vielleicht nicht auf das Bett beschränken wollen. Streichen Sie die Wände neu. Präsident Harry Truman war nicht der Einzige, der glaubte, ein beruhigendes Blaugrau sei dem Schlaf am zuträglichsten. In meinem Schlafzimmer sind die Wände blaugrau. Vermeiden Sie Kanariengelb oder Knallrot, da sie aufmunternd wirken. Kaufen Sie ein paar neue Kunstwerke, gestalten Sie das Zimmer neu. Zelle der Schlaflosigkeit adieu, willkommen Schlummer-Suite.

AKTUELLES AUS DER WISSENSCHAFT

Wenn Sie Ihren Schlaf auf das nächsthöhere Level bringen wollen, bedenken Sie die Beziehung zwischen Schlaf und Natur. Eine Preventive-Medicine-Studie von 2015 zeigte, dass die Menschen, insbesonde-

> re Männer, besser zu schlafen schienen, wenn sie Grünflächen und der Natur ausgesetzt waren.

Werden Sie bei der Einrichtung Ihres Schlafzimmers kreativ. Sollten Sie Möglichkeiten finden, eine stärkere Verbindung zur Natur herzustellen (beispielsweise könnten Sie versuchen, bei passender Witterung auf Ihrer abgeschirmten Veranda zu schlafen oder jeden Tag im Freien zu essen), werden Sie vielleicht eine Verbesserung Ihres Schlafes feststellen.

Seltsame Bettgenossen

Ihr Zimmer ist fertig und sieht super aus. Sie lieben es und freuen sich ausnahmsweise einmal wirklich aufs Schlafen. Nun lautet die große Frage: Wer ist außerdem noch zu der Party geladen? Leben Sie alleine? Dann ist die Antwort einfach. Die einzige Variable sind Sie selbst. Haben Sie einen Ehepartner und sieben Haustiere? Dann ist die Lage schon etwas komplizierter und umfasst möglicherweise einige Flöhe.

Einige Ehepartner sind großartige Schläfer, so wie ich. Ich schlage jeden Abend das Bett für meine Frau auf, streue Rosenblätter darüber und lege kleine Schoko-Pfefferminztäfelchen auf ihr Kopfkissen. Ich bewege mich beim Schlafen nicht, überlasse ihr von der Bettdecke so viel, wie sie möchte, und bin vollkommen still. Zudem habe ich die ungewöhnliche Fähigkeit, ihr nachts, während ich schlafe, die Füße zu massieren. Mir ist bewusst, dass ich als Bettpartner die absolute Ausnahme bin.[50]

Vielfach (ich spreche hier natürlich aus meiner klinischen Erfahrung, nicht aus meiner persönlichen) können Ehepartner ein echtes Problem für den Schlaf des anderen werden. Das Schnarchen des Partners wird als ein Geräusch beschrieben, das klingt, als würden Kleintiere exekutiert. Diese Partner ziehen die ganze Bettdecke zu sich herüber und lassen Sie bibbernd in der fetalen Position liegen. Sie boxen und wedeln mit den

---

50 Wirklich, Sie müssen bei meiner Frau gar nicht nachfragen.

Armen, dabei werden Sie manchmal unabsichtlich getroffen, was bei Ihnen überall mysteriöse blaue Flecken hinterlässt. Sie reden und ächzen und stehen so oft zum Pinkeln auf, dass Sie keinerlei Schlafrhythmus finden können. Ihr Wecker klingelt sehr früh und der Lärm, den sie beim Aufstehen machen, führt dazu, dass Sie letztlich auch so früh aufstehen. Kommt Ihnen das bekannt vor? Halt. Haben Sie etwa doch mit meiner Frau gesprochen?

Kopf hoch. Sie haben bei Ihrem Ehegelübde zu keiner Zeit versprochen, jede Nacht mit dieser Person im selben Bett zu schlafen.[51] Ich komme jetzt auf ein paar Themen zu sprechen, die Ihnen (oder Ihrem Partner) anfangs möglicherweise gar nicht gefallen werden, aber hören Sie mir erst einmal zu. Warum lesen Sie beide eigentlich dieses Kapitel nicht gemeinsam ... und halten dabei Händchen? Sehr gut. Schauen Sie sich in die Augen. Sagen Sie sich, wie sehr Sie einander lieben. Und dann lesen Sie weiter.

Jeder Schlafarzt, der es wert ist, in Ohrstöpseln aufgewogen zu werden, wird Ihnen sagen, dass das Bett für zwei Dinge da ist: Sex und Schlaf. Ich wiederhole: Das Bett ist für Sex und Schlaf gedacht. Nicht zum fernsehen. Heben Sie das fürs Wohnzimmer auf, da auch das Wohnzimmer für zwei Dinge da ist: Fernsehen und Sex. Beachten Sie, dass der Schlaf nicht auf der Liste der Wohnzimmeraktivitäten steht. Weitere No-Gos im Schlafzimmer sind das Tippen auf der Computertastatur, das Telefonieren und das Ausführen von Online-Überweisungen. Schlaf und Sex. Das ist es. Anmerkung zu dieser Regel: Wenn Ihr Partner verhindert, dass Sie im Schlafzimmer schlafen können (durch Lesen bei hellem Licht oder Schnarchen), gibt es ein Problem. Wenn Ihr Schlaf nicht stattfindet, weil Ihr Partner mit Ihnen Sex haben möchte, sollten Sie vielleicht an einer wirksameren Kommunikation arbeiten.

---

51 Meiden Sie in erster Linie lediglich fremde Betten.

Nun wollen wir uns auf den Schlaf konzentrieren.[52] Ein Gespräch hierüber ist etwas komplizierter. Falls Ihr Bettpartner ein Hindernis für Ihre Schlaffähigkeit darstellt, muss etwas geschehen. Sie haben folgende Optionen:

1. Sie tun nichts und ignorieren das Problem, welches mit der Zeit nur schlimmer wird und dafür sorgt, dass Sie müde und reizbar werden und tief sitzenden Ärger und Missbilligung für Ihren Partner und seine ärgerlichen Schlafgewohnheiten hegen.
2. Sie überzeugen Ihren Partner davon, Hilfe in Anspruch zu nehmen, weil sein Schnarchen, Treten, Zähneknirschen, An-den-Haaren-Ziehen, Reden, Ächzen, Krächzen, unruhiges Träumen, Würgen oder sonstiges Verhalten Sie wach hält oder aufweckt.
3. Sie schlafen in getrennten Schlafzimmern. Das getrennte Schlafen kann unterteilt werden in:
   - Ständiges getrenntes Schlafen
   - Getrenntes Schlafen je nach Bedarf, wenn ein Partner bei einer Störung das Weite sucht
   - Geplantes Getrenntschlafen. Beispielsweise wird jeden Dienstag und Donnerstag getrennt geschlafen und an den anderen Tagen gemeinsam. Das geschieht manchmal von selbst, wenn ein Partner auf Reisen ist. In meinem Fall schlafe ich im Gästezimmer, wenn ich Rufbereitschaft habe oder früh aufstehe, um Sport zu treiben, damit mein Gepolter und der Funkruf meine Frau frühmorgens nicht stören.

Es dürfte klar sein, dass ich es nicht befürworte, nichts zu tun (Option 1). Einige nächtliche Verhaltensweisen können auf signifikante Probleme

---

52 Noch etwas über Sex und Schlaf. Sex kann dem Schlaf über mehrere Mechanismen zuträglich sein. Erstens ist Sex eine körperliche Aktivität, die, wie Sie wissen, die Menge an schlafförderndem Adenosin erhöht. Sex findet häufig im Dunkeln statt, was die Melatoninproduktion steigert. Zusätzlich unterstützt ein Orgasmus die Prolaktinfreisetzung und Prolaktin unterdrückt wiederum das Dopamin im Gehirn, das die Wachheit fördert. Schließlich produziert Sex in unserem Gehirn Oxytocin, welches die Entspannung und positive Gefühle unterstützt und uns damit bei der Entspannung und dem Schlafen hilft.

hinweisen, die neben dem Tribut, den Sie von Ihrem Schlaf fordern, ernste gesundheitliche Risiken mit sich bringen. Ich entscheide mich fast immer für Option 2. Wenn Sie Ihren Partner davon überzeugen können, sich Hilfe zu suchen, empfehle ich das wärmstens. Das ist der beste Weg. Wenn Nichtstun keine Option ist und Sie Ihren dickköpfigen Partner nicht davon überzeugen können, einen Arzt zu konsultieren, bleibt Ihnen nur noch Option 3.

Wichtig ist, sich darüber erfolgreich auszutauschen, sonst können schnell die Gefühle des anderen verletzt werden. Ich glaube, jeder hat das Recht, gut zu schlafen. Wird auf eine Wanderung nur eine Trinkflasche mitgenommen, werden die meisten Paare sich dieses Wasser teilen. Es wäre undenkbar, dass ein Partner alles austrinkt und den anderen ohne Wasser stehen lässt. Warum sollte es mit dem Schlaf anders sein? Warum sollte ein Partner das Recht haben, dem anderen etwas vorzuenthalten, das in vielerlei Hinsicht ebenso wichtig ist wie Wasser oder Nahrung?

Das gemeinsame Schlafen in einem Bett ist ein starkes Symbol der Ehe, für Gemeinsamkeit und Liebe. Für viele ist das getrennte Schlafen ein Akt der Trennung oder fehlenden Bindung. Ich verbringe in meiner Klinik viel Zeit damit, Paaren zu erzählen, dass es in Ordnung ist, manchmal getrennt zu schlafen. Ich bezeichne das als »Schlafurlaub«. Das kostet nichts, ist aber ebenso erholsam wie ein Urlaub, um die Batterien wieder aufzuladen. Manchmal braucht jemand vielleicht einfach nur etwas Zeit, um seinen Schlaf wieder auf den richtigen Kurs zu bringen. Sobald dies gelungen ist, kann er vielleicht wieder ins gemeinsame Ehebett zurückkehren. Für andere wird es vielleicht eher ein dauerhaftes Arrangement. In manchen Fällen kann diese Trennung die Motivation eines Partners in Schwung bringen, doch Hilfe in Anspruch zu nehmen.

Besteht Offenheit gegenüber dem getrennten Schlafen, gibt es keine richtige oder falsche Art, dies zu tun. Bei einigen funktioniert es gut, wenn sie anfangs das Bett teilen und einer dann in ein anderes Zimmer geht, wenn das Licht ausgemacht wird. Um es noch einmal zu sagen: Um Schuldgefühle zu vermeiden, kann es hilfreich sein, spezielle Wochentage auszuwählen. »Heute ist Dienstag, ich schlafe heute also im Gästezimmer.« Legt man spezielle Wochentage fest, an denen getrennt geschlafen wird, erspart es demjenigen, der dann in einem anderen Zimmer schläft, das Gefühl, jede Nacht entscheiden zu müssen, wo er schläft. Manchmal kann auch eine Testphase des getrennten Schlafens sinnvoll sein, um zu sehen, ob tatsächlich die Schlafgewohnheiten des Partners für den eigenen schlechten Schlaf verantwortlich gemacht werden können.

Praktisch alles, was ich genannt habe (Sex ausgenommen) gilt auch für Haustiere im Bett. Meiner Meinung nach ist im Bett kein Platz für Haustiere. Falls Sie ein Haustier haben, das bei Ihnen im Bett schläft, und Sie gut schlafen, okay. Bello darf bleiben. Wenn Sie jedoch unter Schlafproblemen leiden und auch nur den kleinsten Verdacht haben, Ihr Haustier könnte dafür verantwortlich sein, sollte das Tier wirklich woanders schlafen.[53]

Das Problem mit dem schnarchenden Partner ist gelöst, der Hund ist im Erdgeschoss, aber da können noch ein oder zwei Personen sein, die Sie von Ihrem Bett verbannen müssen. Richtig, Ihre Kinder.

Familienbetten sind immer ein zentraler Streitpunkt, also wappnen Sie sich. Ich persönlich bin dagegen. Ich bin nicht nur deshalb dagegen, weil Sie Ihren eigenen Schlaf schützen sollen, sondern auch, weil es von unschätzbarem Wert ist, dass Ihre Kinder lernen, alleine und in einem regelmäßigen Rhythmus vertrauensvoll zu schlafen. Das heißt, sie müssen in der Lage sein, selbst und mit möglichst wenigen Hilfsmitteln (Wiegen, Schnuller, Decke, Nachtlicht usw.) in den Schlaf zu finden. Wenn dieses kleine Schätzchen neben Ihnen Ihren Schlaf beeinträchtigt, erweisen Sie weder sich noch ihm einen Dienst, wenn Sie dieses Arrangement beibehalten. Es wird Zeit, Ihr Kind – oder Gott bewahre – *Ihre Kinder* – an ihr eigenes Bett zu gewöhnen.

---

53 Interessante Anmerkung zu Haustieren: Viele Patienten in meiner Klinik, bei denen eine obstruktive Schlafapnoe diagnostiziert wird, eine Erkrankung, bei der sie nachts zu atmen aufhören, beklagen sich häufig darüber, dass ihr Hund sie nachts aufweckt. Meist berichtet der Hundebesitzer dies als einen höchst ärgerlichen Vorfall, aus einem friedlichen Schlaf wachgeleckt zu werden. Später, wenn bei dem Betroffenen eine Schlafapnoe diagnostiziert wurde und behandelt wird, weckt der Hund ihn nicht mehr. Ich habe für dieses Phänomen die Bezeichnung »Lassie-Effekt« erfunden, denn ich glaube, dass dieser Hund die Atemgeräusche und die Atempausen bemerkt und einfach nur versucht, sein Herrchen oder Frauchen wieder zum Atmen zu bringen. Bisher habe ich noch keinen einzigen ähnlichen Vorfall von einem Katzenbesitzer gehört. Nach meiner Theorie bemerkt auch eine Katze die Atemunterbrechung ihres Besitzers, tut aber nichts dagegen.

Ich will ganz unverblümt darüber sprechen, weil ich es bei einem mir sehr nahestehenden Menschen erlebt habe: Das gemeinsame Schlafen mit einem Kind kann gefährlich sein. Es braucht gar nicht viel, dass ein Kind von einem Erwachsenen erdrückt wird. Wenn Sie glauben, das könnte in Ihrer Familie nicht passieren, täuschen Sie sich.

Ihre schlechten Gewohnheiten halten Sie wach

Obgleich Sie in der Populärkultur einen geachteten Platz einnehmen, lassen sich wohl bei Gewohnheiten, die signifikante Schlafprobleme verursachen, kaum schlimmere Verhaltensweisen finden als Alkoholkonsum und Rauchen.

Sie müssen dazu Folgendes wissen: Nikotin ist ein Aufputschmittel. Es wird Sie wach halten und Ihre Schlafqualität verschlechtern, wenn Sie einmal eingeschlafen sind. Die genauen Nikotinmengen sind dabei nicht wirklich ausschlaggebend, wie auch die genauen Koffeinmengen in Getränken nicht wirklich ausschlaggebend sind. Hören Sie mit dem Rauchen auf, insbesondere kurz bevor Sie ins Bett gehen. Wenn Sie bisher im Bett geraucht haben, hören Sie damit auf. Das ist nicht nur außerordentlich schlecht für Ihren Schlaf, sondern das Bett ist auch ein wirklich gefährlicher Ort für das Rauchen (im Ernst: 2005 berichteten 24 Prozent der kanadischen Raucher, sie seien im Vorjahr der Studie beim Rauchen eingeschlafen. Aus diesem Grund schlafe ich nie auf Reisen nach Kanada). Ich bin kein Rauchexperte. Wenn Sie rauchen, bitten Sie Ihren Arzt, Ihre Familie und Ihre Freunde, sie mögen Ihnen helfen, damit aufzuhören. Es gibt viel bessere und billigere schlechte Angewohnheiten, die Ihrem Schlaf nicht schaden und Ihnen kein Geld aus der Tasche ziehen. Probieren Sie es mit Fingerknacken oder Nägelkauen.

Koffein ist ein Aufputschmittel, also raten Sie einmal, was ich darüber zu sagen habe. Koffein hilft Ihnen nicht, schlafen zu können. Schränken Sie den Verbrauch ein, vor allem abends, bevor Sie ins Bett gehen. Der Kaffee hält Sie wach und Sie müssen nachts pinkeln. 2013 führte der

Schlafforscher Tom Roth eine Studie durch, die zeigte, dass sich sogar durch Koffeingenuss sechs Stunden vor dem Schlafengehen die Schlafdauer um eine Stunde reduzieren konnte![54] Tee und Schokolade haben ähnliche Eigenschaften. Wenn Sie also mit dem Schlaf zu kämpfen haben und eine Espressomaschine zu Hause haben, die Barista-Niveau erreicht, könnte es an der Zeit sein, mit dem Kaffeetrinken aufzuhören oder es zumindest einzuschränken, vor allem innerhalb der letzten sechs Stunden, bevor Sie ins Bett gehen. Fällt es Ihnen schwer, den Konsum dieser Produkte zu reduzieren oder zu beenden? Sicher, aber Sie schaffen es. Entwöhnen Sie sich langsam oder wählen Sie den kalten Entzug. Sie sind hart im Nehmen. Wenn Sie bei Starbucks arbeiten, autsch! Besser ist es wohl, Sie packen sich Ihr Mittagessen und ein koffeinfreies Getränk ein.

Alkohol ist für Ihren Schlaf ebenfalls die Hölle. Er verschlechtert Ihre Schlafqualität, führt zu nächtlichem Aufwachen (häufig, um zu pinkeln), verschlechtert nächtliche Atemprobleme wie Schnarchen und Atempausen (Apnoe) und könnte dazu führen, dass Sie morgens einen überraschenden Bettnachbarn entdecken. Denken Sie folgendermaßen darüber: Wie die meisten Dinge, die wir als »Einschlafhilfe« konsumieren, führt der Alkohol zu Sedierung, nicht unbedingt zum Schlafen. Bei so viel schlechter Publicity ist es erstaunlich, dass Alkohol noch immer die Nummer Eins der Schlafhilfen im Lande ist. Warum ist Alkohol so beliebt? Auf diese Frage gibt es wahrscheinlich mehrere Antworten:

1. Für Alkohol brauchen Sie kein Rezept. Niemand geht gerne zum Arzt. Es ist teuer. Es braucht Zeit. Die Zeitschriften in unseren Wartezimmern sind alt, sie zeigen noch Werbung für den dritten Harry-Potter-Film. Warten zu müssen, um dann einen Arzt dazu zu bringen, Schlaftabletten nicht nur zuzustimmen, sondern sie auch zu verordnen, ist kein Kinderspiel. Stellen Sie diesem Aufwand den Al-

---

54 Bedenken Sie, dass diese Menschen wahrscheinlich den signifikanten Schlafverlust durch das Koffein gar nicht wahrnehmen. Mit anderen Worten: Wenn Sie glauben, dass der Kaffee, den Sie nach dem Abendessen oder später am Abend trinken, Ihren Schlaf nicht beeinträchtigt, könnten Sie damit falsch liegen.

kohol gegenüber, der problemlos erhältlich ist. Sie brauchen nur das nötige Kleingeld und einen Ausweis (oder einen coolen älteren Bruder) und schon können Sie genug Alkohol kaufen, um Sie heute Abend alles vergessen zu lassen.
2. Alkohol wirkt sedierend. Viele Menschen assoziieren eine Nacht, in der sie gut geschlafen haben, mit einem raschen Verlust des Bewusstseins, sobald sie beschlossen haben, sich ins Bett zurückzuziehen. Alkohol sorgt dafür. Alkohol lässt die Menschen tendenziell schneller einschlafen, aber seine Wirkung tendiert nicht dazu, sich auch in mehr Schlaf oder, was wichtiger ist, besserer Leistungsfähigkeit am nächsten Tag niederzuschlagen. Mit anderen Worten: Ist der schnelle Bewusstseinsverlust am Ende für Sie günstiger, als etwas länger wach zu sein und ein gutes Buch zu lesen? Ganz sicher nicht.
3. Alkohol fördert den Gedächtnisverlust. Ein weiteres Kriterium vieler Menschen für einen guten Nachtschlaf ist, keine Erinnerung daran zu haben, was zwischen dem Einschlafen und dem Aufwachen geschehen ist. Dabei kann der Alkohol helfen. Gelegentlich wird das als Blackout bezeichnet und wird Ihnen nicht helfen, am nächsten Vormittag mit Ihrer Präsentation einen Volltreffer zu landen. Sie stünden wahrscheinlich besser da, wenn Sie die ganze Nacht über aufgeblieben wären!

Es sollte beachtet werden, dass einige Studien über eine Zunahme des Tiefschlafs in Zusammenhang mit Alkohol berichten, normalerweise während der ersten Nachthälfte. Während dies umstritten ist, ist unumstritten, welches Chaos der Alkohol in der zweiten Nachthälfte anrichtet, wenn er verstoffwechselt wird. Sind Sie schon einmal vier bis sechs Stunden nach einem Besäufnis aufgewacht und fanden es absolut unmöglich, wieder einzuschlafen? Das ist wie eine tolle Kreuzfahrt in der Karibik, die damit endet, dass Ihr Schiff untergeht. Gibt es in der ersten Hälfte der Kreuzfahrt irgendetwas, was für das nasse Ende kompensieren könnte? Gehen Sie beim Alkohol und beim Schlaf nicht in die Falle. Wenn Sie Alkohol konsumieren, um schlafen zu können, hören Sie damit auf. Wenn Sie ein Alkoholproblem haben, suchen Sie sich Hilfe.

Ich weiß, dass Schlafärzte dazu neigen, auf ihren Warnungen vor Nikotin, Koffein und Alkohol herumzureiten. Ich werde hierzu weder Ihre Zeit verschwenden, noch mich auf einen Streit darüber mit Ihnen einlassen. Nikotin, Koffein und Alkohol verschlechtern Ihren Schlaf.
»Aber ich liebe nun mal meinen Latte macchiato.«
RUHE!
»Das ist die letzte Zigarette, bevor ...«
Jetzt mal im Ernst, führen wir wirklich diese Diskussion?
»Sie wollen mir doch nicht ernsthaft vorschlagen, dass ich auf mein Gläschen Syrah verzichten soll ...«
Bah. Wenn Sie Probleme mit dem Schlafen haben, müssen diese Gewohnheiten verändert oder aufgegeben werden. Häufig stellt man mir Fragen wie »Wie viele Zigaretten kann ich rauchen, ohne meinen Schlaf zu beeinträchtigen?« oder »Ist mein Morgenkaffee okay?« oder »Sind meine zwei Gläser Wein abends okay, damit ich schlafen kann?«. Leider gibt es auf diese Fragen keine eindeutigen Antworten, die streng wissenschaftlich fundiert wären, aber das macht nichts. Wir können mit unserer Intelligenz an diese Fragen herangehen. Wenn Ihr Schlaf wirklich gut ist, sowohl was Ihr Schlafgefühl betrifft, als auch in Bezug darauf, wie Sie sich am nächsten Tag fühlen (nicht schläfrig), dann geht Ihr Glas Wein am Abend wahrscheinlich in Ordnung. Bedenken Sie, dass das, was Sie sich als großartigen Schlaf anzusehen angewöhnt haben, vielleicht gar nicht so großartig ist. Wenn Sie daher abenteuerlustig und experimentierfreudig aufgelegt sind, suchen Sie sich eine zweiwöchige Phase aus und verzichten Sie in dieser Zeit auf Ihren Rotwein. Achten Sie auf Ihre Schlafqualität und darauf, wie Sie sich bei der Arbeit fühlen. Falls Sie ein Fitbit oder ein ähnliches Gerät tragen, werfen Sie einen Blick auf die Durchschnittswerte Ihrer Schlafqualität vor und nach dem Weinexperiment. Wenn Sie keine Veränderung feststellen, ist der Wein wahrscheinlich unproblematisch. Falls Sie sich ohne ihn besser fühlen, liegt die Entscheidung wirklich bei Ihnen, ob Sie diese Veränderung als wichtig genug beurteilen, um künftig zum Abendessen Wasser statt Wein zu trinken!

Ernährung und Schlaf

Nachdem Kaffee und Wein für Sie nun Geschichte sind, ist zu überlegen, was wir noch von Ihrer Einkaufsliste streichen können, um Ihren Schlaf zu verbessern und Ihr Nachtessen zugleich langweilig und unattraktiv zu gestalten.

Bei der Frage des Essens findet es die National Sleep Foundation am besten, in den letzten zwei oder drei Stunden vor dem Zubettgehen gar nichts mehr zu essen. Zwar gibt es keine eindeutigen Forschungsergebnisse darüber, wie lange genau zwischen dem letzten Essen und dem Schlafen gewartet werden sollte; aber dies ist wahrscheinlich eine gute Hausnummer und sollte Ihnen helfen, Schlafstörungen zu vermeiden, die manche Menschen durch Verdauungsbeschwerden oder gastroösophagealen Reflux bekommen, wenn sie zu bald nach dem Essen ins Bett gehen. Eiweißreiches Essen kann die unerwünschte Nebenwirkung haben, Sie nachts wach zu halten.

Wenn Sie abends einfach etwas mampfen müssen, denken Sie an Thanksgiving. Ist Ihnen einmal aufgefallen, wie entsetzlich schläfrig Sie sich nach der großen Mahlzeit fühlen? Die Menschen machen dafür immer das Tryptophan im Truthahn verantwortlich, tatsächlich jedoch ist die Kohlenhydratbombe, die Sie in sich hineingestopft haben, daran schuld. Der Verzehr dieser gewaltigen Menge an Süßkartoffeln mit glasierten Walnüssen, Füllung, Cranberrysauce und Pecan-Pie sorgt für einen plötzlichen Anstieg des Blutzuckerspiegels und einen Spitzenwert beim Insulin, der die Schläfrigkeit fördert. 2007 zeigte eine Forschungsarbeit von Chin Moi Chow von der University of Sydney überzeugend, dass eine Mahlzeit mit hohem glykämischem Index, die vier Stunden vor dem Schlafengehen verzehrt wurde, zu einer signifikant kürzeren Einschlafzeit führte als eine Mahlzeit mit niedrigem glykämischem Index.

Denken Sie an Weihnachten, wenn Sie einen Mitternachtsimbiss brauchen. Schauen Sie nach Trockenfrüchten, Müsli oder Bananen. Nahrungsmittel mit hohem glykämischem Index verursachen Schläfrigkeit, daher sind diese Dinge eine gute Wahl, wenn Sie nachts etwas essen müssen. Weitere Lebensmittel, die mit Blick auf den Schlaf eine gute Wahl sind, enthalten hohe Mengen an Melatonin. Dazu gehören Walnüsse und Sauerkirschen (getrocknet oder als Saft). Lebensmittel mit hohem Tryptophangehalt fördern den Schlaf, weil Tryptophan ein Baustein von Melatonin ist. Wild wie Elch und Kichererbsen enthalten viel Tryptophan. Schließlich können Lebensmittel mit einem hohen Gehalt an Magnesium (Mandeln) und Calcium (Milch, Grünkohl) zur Entspannung und zum Schlaf beitragen. In Bezug auf die Schlafförderung können auch heißer Kamillentee oder Maracujatee hilfreich sein.[55] Für einen Extrakick süßen Sie den Tee mit Honig, der selbst ebenfalls schlaffördernd wirkt. Meiden Sie Eiweiß, das häufig die Dopaminsynthese fördert, einen Botenstoff, der für Wachheit sorgt.

Da es keine klaren Richtlinien bezüglich der genauen Mengen dieser Lebensmittel gibt, die für eine Verbesserung des Schlafes gegessen werden sollten, empfehle ich gewöhnlich, so viel davon zu essen, bis das Hungergefühl verschwunden ist. Hunger kann ablenkend wirken, daher dürfte es eine gute Richtlinie sein, wenn es Zeit zum Einschlafen ist, so viel zu essen, bis der nagende Hunger verschwunden ist.

Betrachten Sie diese Lebensmittel wie alle Schlafprodukte als Schlafverbesserer. Wenn es so weit kommt, dass Sie das Gefühl haben, ohne Ihre Tasse Kamillentee und eine Schüssel mit getrockneten Sauerkirschen nicht schlafen zu können, wird es Zeit, die Dinge zurückzusetzen und diesen Lebensmitteln wieder ihren Platz zuzuweisen … eine Option, keine Notwendigkeit … wie GPS bei einem Leihwagen. Hin und wieder etwas Baldrianwurzel in den Tee … kein Thema. Wenn Sie jeden Abend vor dem Zubettgehen voller Verzweiflung den Mund voll haben mit frei verkäuflichen Baldrianpillen: Warnstufe.

---

55 Der Get Some Zzz's Tee von der Firma Republic of Tea ist vor dem Schlafen bestens geeignet, weil er nicht nur Kamille und Maracuja enthält, sondern auch 20 mg Baldrianwurzel. Diese enthält eine chemische Substanz mit sedierenden Eigenschaften, ähnlich wie die Klasse der Benzodiazepine unter den Sedativa.

Vorbereitung auf den Schlaf

Das Zimmer ist großartig, Sie haben entschieden, wer eingeladen ist, und das Gläschen Wein, an das Sie sich geklammert hatten, um schlafen zu können, ist aus Ihrem Leben verschwunden. Womit könnten Sie es ersetzen? Wie wäre es mit einer richtig schönen Schlafroutine? Denken Sie darüber nach. Jedes Kind der Welt hat eine Schlafroutine:

- Abendessen
- Schaumbad
- Abtrocknen und Pyjama anziehen
- Auf's Töpfchen gehen
- Ins Bett hüpfen, damit Daddy drei Bücher vorlesen kann, wobei zuletzt immer *Goodnight Moon* kommt
- Kurzes Rückenkraulen
- »Ich liebe dich bis zum Mond. Ich liebe dich bis zur Sonne. Ich liebe dich bis zum Rand der Galaxie« …, was schließlich endet mit »Ich liebe dich unendlich«.[56]
- Licht aus

Warum setzt man für Kinder eine Zubettgehzeit und eine gleichbleibende Routine fest, aber die Erwachsenen werden von dem Spaß ausgeschlossen? Diese Frage kann ich nicht beantworten. Jeder kann in den Genuss einer Bettgehroutine kommen. Eine Routine bereitet das Gehirn auf das vor, was als Nächstes kommt. Erinnern Sie sich daran, wie Ihr Gehirn durcheinanderkommen kann, wenn Sie plötzlich nach Florenz fliegen?

Eine gute Bettgehroutine beginnt mit Sport am Morgen. Sport ist zu jeder Tageszeit gut, aber wenn er konsequent morgens ausgeübt wird, vor allem in hellem Licht, kann er eine positive Wirkung auf den Schlaf haben, wenn es nachts Zeit wird, in die Falle zu gehen. Sport am Morgen, im Idealfall im Freien bei Melatonin-hemmendem Sonnenlicht, sorgt für

---

[56] Was gelegentlich gekontert werden kann mit »Ich liebe dich bis in die Unendlichkeit und wieder zurück«. Dies kann in einer ausweglosen Situation übertrumpft werden mit »Ich liebe dich bis in die Unendlichkeit und Abertausend Mal«.

einen Serotoninanstieg, der nicht nur wach macht und die Stimmung verbessert, sondern, wenn er jeden Morgen zur selben Zeit ausgeübt wird, wirklich hilft, im Gehirn die Botschaft tief zu verwurzeln: »Jetzt beginnt der Tag.« Bei konsequent gleichbleibender Weckzeit kann das Gehirn die folgenden 24 Stunden besser planen, einschließlich der Zeit, wann Sie einschlafen. Beständigkeit … Beständigkeit … Beständigkeit …

Während die kraftvolle körperliche Betätigung für den Morgen reserviert ist, sollten Sie versuchen, vor dem Schlafengehen einige Entspannungsübungen oder etwas Meditationszeit einzuplanen. Viele meiner Patienten »arbeiten ihre Liste ab«. In ihrem Kopf schwirrt es den ganzen Tag über vor Aktivität und es wird dann oft schwierig, zur Zubettgehzeit diese To-do-Liste abzuschalten. Probieren Sie einmal Folgendes: Legen Sie sich ein Notizbuch zu und schreiben Sie, bevor Sie ins Bett gehen, alles auf, was Ihnen durch den Kopf geht. Üben Sie, dieses Aufschreiben auf eine einstündige Periode am Abend zu beschränken. Irgendwann innerhalb dieser Stunde können Sie alles in Ihr Notizbuch schreiben, was Ihnen durch den Kopf geht. Sie müssen nicht am Stück schreiben. Sobald die Stunde vorüber ist, legen Sie das Notizbuch beiseite. Sie dürfen jetzt nicht mehr an Dinge denken, die Sie tun müssen. Auf Ihrer Liste steht bereits genug.

Das wird vielleicht etwas Übung brauchen! Diese Übung verlangt Disziplin. Manche Menschen finden es hilfreich, die Liste nicht nur beiseitezulegen, sondern auch zu visualisieren, wie sie sämtliche Absichten und Verpflichtungen in eine Kiste legen und diese mit einem großen Schlüssel für die Nacht verschließen. Um Ihnen beim Einschlafen zu helfen, kann es nützlich sein, wenn Sie an diese Visualisierung denken, nachdem Sie sich hingelegt haben.

Wen später wirklich eine so große Sorge quält, dass sie sich nicht ignorieren lässt: Na los, schreiben Sie sie auf. Das ist keine so große Sache. Schlimmstenfalls wachen Sie auf, schalten ein gedämpftes Licht ein, schreiben es auf und haben damit zu kämpfen, wieder einzuschlafen. Aber zumindest versäumen Sie es am nächsten Tag nicht, die Steuerunterlagen abzugeben! Ein Trick für solche Situationen ist, ein ungewöhnliches (und unzerbrechliches) Objekt auf dem Nachttisch zu haben. Vielleicht einen in Holz geschnitzten hl. Elias, den Schutzpatron des Schlafes.[57] Wenn Sie nachts aufwachen und an etwas Wichtiges denken, greifen Sie nach dem Objekt auf Ihrem Nachttisch und werfen es auf den Boden. Wenn Sie am nächsten Morgen aufwachen und den hl. Elias auf dem Boden liegen sehen, werden Sie denken: »Warum ist er dort? Ach richtig, ich darf nicht vergessen, heute mein Powerball-Ticket zu kaufen« oder was Sie sonst Schwerwiegendes auf dem Herzen hatten.

Produkt-Vorschlag

Wollen Sie den Vorgang, Ihren Geist zu beruhigen, in ein futuristisches Videospiel auf Ihrem iPhone verwandeln? Muse (www.choosemuse.com) ist ein kleines Biofeedback-Gerät, das sich schnurlos mit Ihrem Telefon verbindet. Muse erfasst Ihre Hirnwellen und kann diese in Meeresgeräusche konvertieren. Durch die Nutzung des Gerätes »hören« Sie das Aktivitätsniveau Ihres Gehirns und können üben, es zu beruhigen. Je mehr Sie Ihr Gehirn beruhigen, desto ruhiger wird das Meer. Durch entsprechende Übung werden Sie Ihr Gehirn dann virtuos abschalten können, sobald Sie ins Bett gehen.

Ein sinnvoller Bestandteil der Bettgehroutine ist eine heiße Dusche oder, noch besser, ein heißes Bad. Während eine kühlere Umgebungstemperatur normalerweise die Schlafqualität fördert, hat sich gezeigt, dass auch eine kräftige Erwärmung des Körpers durch ein Bad vor dem Schlafen die Schlafqualität verbessert, höchstwahrscheinlich wegen der folgenden Abkühlung und Abgabe der Körperwärme. Daher kann es für Problemschläfer sehr hilfreich sein, etwa eine Stunde, bevor sie in ihr cooles, gemütliches Bett steigen, ein heißes Bad zu nehmen. Diese Feststellung stimmt mit neueren Studien überein, die auf eine deutlich stärkere Verbindung zwischen Schlaf und Temperatur hinzuweisen scheinen, als zuvor ange-

---

57 Hey, das kann nun wirklich nicht schaden!

nommen. Diese Studien zeigen, dass relativ geringfügige Veränderungen der Umgebungstemperatur, die zu einer niedrigeren Körpertemperatur führen, häufig einen besseren Schlaf ermöglichen.

Amüsante Geschichte. Als mein Sohn klein war, schürfte er sich das Knie beim Rollerfahren auf. Die Verletzung war nicht schwer, musste jedoch versorgt werden und er war auf aggressive Weise nicht an dieser Behandlung interessiert. Gespräche über Wundbrand und eingebüßte Gliedmaßen blieben wirkungslos, daher hielt ich es für die beste Option, mich für den Angriff anzuschleichen. Als (im Rahmen seiner perfekten Bettgehroutine) die Badezeit angesagt war, schlug ich vor, in der großen Wanne gemeinsam mit ihm zu baden und mit den Piraten von Playmobil zu spielen. Er war begeistert, und bevor ich wusste, wie mir geschah, verteilten wir in der Wanne die Plastik-Seeräuber. Während ich einen Plan ausarbeitete, die blutverkrustete Knieverletzung zu säubern, gab mein Sohn mir alle beschissenen Figuren und kaputten Schwerter und behielt die wirklich coolen Piraten und Schiffe für sich. Als der Krieg um die Schatztruhe begann, griff ich seine Flotte mit einer Figur in der linken Hand an, während meine rechte Hand sich mit Wasser und Seife an seinem Knie zu schaffen machte. Zwar verlor ich die Piratenschlacht jämmerlich, war im Kampf um das Knie jedoch der eindeutige Sieger. Das musste ich nun aber jeden Abend so machen, denn nur so ließ er es zu, dass nach einem geschäftigen Spieltag seine Wunde ausgewaschen wurde.

Die ganze Woche über schlief ich früh ein, so früh, dass meine Frau sogar fragte: »Was ist denn mit dir los?« Ich hatte keine Ahnung. Ich brauchte mehrere Tage, um zu erkennen, dass meine Schläfrigkeit wahrscheinlich mit dem heißen Bad am frühen Abend zusammenhing!

Vor diesem Hintergrund könnte die Schlafroutine eines Erwachsenen folgendermaßen aussehen:

- Sport am Morgen, vorzugsweise bei hellem Licht.
- Gleichbleibende Frühstückszeit und ein sehr proteinreiches Frühstück, um die Wachheit zu fördern.
- Gleichbleibende Mittagessenszeit.

- Ende des Abendessens mindestens drei Stunden vor dem Zubettgehen. Wenn Sie später noch ein Häppchen brauchen, essen Sie eine Handvoll Nüsse oder ein paar Stückchen Trockenobst. Nicht zu viel.
- Reduzieren Sie Ihre Umgebungsbeleuchtung um die Zeit des Sonnenuntergangs. Schalten Sie Lampen aus oder verwenden Sie Dimmer.
- Reservieren Sie eine Stunde nach dem Abendessen dafür, Dinge auf Ihre To-do-Liste zu schreiben. Legen Sie die Liste nach 60 Minuten weg.
- Putzen Sie sich die Zähne.
- Nehmen Sie ein warmes Bad.
- Machen Sie ein paar leichte sportliche Übungen oder meditieren Sie. Atmen Sie tief.
- Lesen Sie ein gedrucktes Buch, bis Sie schläfrig sind.
- Schalten Sie das Licht aus und kuscheln Sie sich in Ihrem kühlen Schlafzimmer in Ihr gemütliches Bett.

Abschließender Tipp. Sie kennen sicher den Spruch »Wenn Sie nach 20 Minuten noch nicht eingeschlafen sind, stehen Sie wieder auf und gehen einer ruhigen Aktivität nach, bis Sie schläfriger geworden sind«. Ich habe mit diesem Tipp kein großes Problem, aber ein paar Anmerkungen dazu:

1. Vergessen Sie die 20-Minuten-Regel. Diese Zahl ist willkürlich. Es könnten ebenso gut 17 Minuten sein. Was mir an diesem Tipp nicht gefällt ist, dass er den Schläfer, der ohnehin schon zu kämpfen hat, einem neuen Druck aussetzt.»Ich sollte besser in den nächsten 20 Minuten einschlafen, sonst … « Wen kümmert es, ob Sie innerhalb von 20 Minuten einschlafen? Wenn dies der Fall ist, Tor für Sie! Wenn nicht, ist mit Ihnen dennoch alles in Ordnung. Anstatt eine willkürliche Zeitspanne festzusetzen, versuchen Sie einfach, auf Ihren Körper zu hören. Waren Sie eine Zeit lang im Bett und haben das Gefühl, nicht so bald einschlafen zu werden, können Sie noch einmal aufstehen.

2. Aber Sie müssen Ihr Bett nicht verlassen, wenn Sie das nicht wollen. Wenn Sie weiterhin »versuchen«, einzuschlafen, obgleich ich Ihnen gesagt habe, Sie sollten das nicht tun, und wenn Sie dadurch gestresst sind, ist es in Ordnung, wieder aufzustehen. Stört die Situation Sie hingegen nicht sonderlich, empfehle ich Ihnen, einfach liegen zu bleiben und auszuruhen. Planen Sie Ihren Traumurlaub. Planen Sie ein Überraschungsdate mit Ihrem Partner oder überlegen Sie sich ein gut durchdachtes Geschenk für einen Kollegen. Vergessen Sie nicht, dass es Ihnen auch gut tut, sich auszuruhen, selbst wenn Sie nicht schlafen. Sie vergeuden keine Zeit, wenn Sie im Bett liegen, ohne zu schlafen.
3. Falls die 20-Minuten-Geschichte häufig vorkommt, hören Sie auf Ihren Körper. Sie gehen anscheinend zu früh ins Bett. Sie sollten etwas später ins Bett gehen.

Dem Inhalt dieses Kapitels wurden ganze Bücher gewidmet. Ich will auf der Schlafhygiene nicht lange herumreiten. Mit der Schlafhygiene ist es wie mit Donder, dem Rentier: Es ist ein fester Bestandteil von Santa Claus' gesamter Schlittenaktion, aber definitiv nicht die ganze Geschichte oder auch nur das wichtigste Puzzleteil.

Kapitel 8: Zusammenfassung

1. Sorgen Sie dafür, dass Ihr Schlafzimmer dunkel ist. Ganz dunkel.
2. Geben Sie für neues Bettzeug und die Schlafzimmereinrichtung so viel Geld aus, dass Sie sich anschließend Zigaretten und Kaffee nicht mehr leisten können.
3. Kaufen Sie Ihrem Partner ein besonders schönes Geschenk, werfen Sie ihn anschließend aus dem Bett, bis er seine eigenen Schlafprobleme gelöst hat.
4. Entwickeln Sie eine Schlafroutine. Haben Sie keine Hemmungen, das Buch *Gute Nacht, lieber Mond* in diese Routine mit aufzunehmen. Es wirkt auch bei Erwachsenen.

Ich hoffe aufrichtig, dass Sie Ihr Schlafproblem durch eine einfache Einschränkung des Koffeins und das Verbannen von Licht aus Ihrem Schlafzimmer beheben konnten, aber sollte dies nicht der Fall sein, ist es auch in Ordnung. Schlafprobleme sind in der Regel sehr viel hartnäckiger und tief verwurzelt. Lesen Sie weiter und gewinnen Sie ein Verständnis dafür, wie Sie Ihre Schlafprobleme auf höherem Niveau lösen können.

9.

INSOMNIE

ICH HABE JAHRELANG NICHT GESCHLAFEN, DENNOCH BIN ICH SELTSAMERWEISE NOCH AM LEBEN

Ich hoffe, Sie haben nicht einfach meine bisherige harte Arbeit für dieses Buch übersprungen, und steigen jetzt direkt im Kapitel über die Schlaflosigkeit ein. Sollte dies der Fall sein, empfehle ich Ihnen dringend, zurückzublättern und alles zu lesen. Es ist wichtig. Na kommen Sie schon, so viel ist das nicht, und wenn man bedenkt, dass Sie allen erzählen, wie wenig Sie schlafen, haben Sie ja wohl die Zeit dafür. Keine Sorge. Ich warte hier auf Sie.

Es gilt eine wichtige Sache anzuerkennen, wenn es um die Diagnose Schlaflosigkeit geht. Zum größten Teil sind Sie, der Patient, komplett dafür verantwortlich. Denken Sie einmal darüber nach. Der Patient stellt die Diagnose, nicht der Arzt. Mit anderen Worten ist es Sache des Patienten, zu entscheiden, ob er diese Störung hat ... nicht die des Arztes, nachdem er den Patienten untersucht hat. Dabei spielen weder Blutuntersuchungen noch MRT eine Rolle. Nur der Patient.

> **»Guten Morgen, Herr Doktor.**
> **Ich leide unter einer schlimmen Insomnie und**
> **kann nicht schlafen.«**

Kurz und schnell: Nennen Sie eine Krankheit, über deren Diagnose der Patient die 100-prozentige Kontrolle hat.[58] Stellen Sie sich einmal vor, was passieren würde, wenn ich bei meinem Arzt ins Sprechzimmer spazieren und sagen würde: »Ich habe Schmerzen in der Brust. Ich habe einen Herzanfall. Bitte setzen Sie mir einen Stent ein« oder vielleicht »Mein Bauch fühlt sich aufgedunsen an. Ich bin eindeutig schwanger«.

Durch diesen Mangel an objektiver Beurteilung ist der Ansatz zur Behandlung der Schlaflosigkeit häufig falsch. Stellen Sie sich einen Patienten vor, der das Gefühl hat, wenig zu schlafen, während er durchaus genug Schlaf bekommt (erinnern Sie sich an die Schlafwahrnehmungsstörung in Kapitel 6?). Hat der Patient die Kontrolle über seine Diagnose und verfügt er über die sprachlichen Fähigkeiten, diese zu definieren (»Ich kann nicht schlafen«), wie wirksam werden dann die vom Arzt verordneten Schlaftabletten sein, wo der Patient doch bereits schläft?

Wenn es bei Insomnie also nicht darum geht, »nicht zu schlafen«, worum geht es dann? Ganz einfach. Sie sind mit Ihrem Schlaf nicht zufrieden. Es steht Ihnen frei, Ihren Schlaf nicht zu mögen und dennoch zu schlafen. Sie können auch Ihren Job nicht mögen und finden sich dennoch jeden Tag pünktlich zur Arbeit ein. Ich finde, es ist in Ordnung, wenn ein Arzt einem Patienten vermittelt, dass seine Insomnie nichts mit Schlafmangel zu tun hat. Der Arzt deutet das Problem einfach um, definiert es neu. Diese Neudefinierung sollte *niemals* dazu führen, den Patienten oder sein Problem abzutun. Das ist ein äußerst wichtiger Punkt, daher wiederhole ich ihn mit etwas anderen Worten:

---

58 Sorry. Glutenüberempfindlichkeit zählt nicht.

Zu wissen, dass ein Patient, der sagt, er könne nicht schlafen, tatsächlich doch schläft, heißt nicht, dass dieser Patient kein Problem hat oder keine Behandlung benötigt.

Das Erkennen einer Schlafwahrnehmungsstörung (oder paradoxen Insomnie) ist keine Entschuldigung dafür, einen Patienten nicht zu behandeln. Sie ist lediglich ein Hilfsmittel auf dem Weg, das Schlafproblem des Patienten besser zu definieren und zu behandeln. Dieser Patient hat einen Grund, warum er Hilfe sucht oder ein Buch kauft. Im Fall von Schlaflosigkeit braucht der Patient möglicherweise Hilfe dabei, genau herauszufinden, warum er sich nicht wohlfühlt.

Schauen wir uns den Begriff *Insomnie (Schlaflosigkeit)* einmal an: Wie definiere ich ihn? Bevor ich Ihnen meine Definition verrate, sage ich Ihnen, wie die meisten Menschen Schlaflosigkeit definieren:

»Das ist, wenn jemand nicht schlafen kann.«

Falsch! Wir haben bereits festgestellt, dass jeder Mensch schläft, zumindest manchmal. Zu einer besseren Definition gehören zwei Schlüsselelemente:

1. Eine Person, die über einen Zeitraum von drei Monaten regelmäßig, sagen wir zwei bis drei Mal pro Woche oder öfter, unzufrieden mit ihrer Schlafqualität ist. Diese Angaben sind willkürlich. Wenn Sie einmal im Monat ein Schlafproblem haben und dadurch wirklich genervt sind, haben Sie meiner Meinung nach Insomnie und wir sind hier, um Ihnen zu helfen. Dabei möchte ich Sie daran erinnern, dass es in Ordnung ist, hin und wieder einmal eine Nacht schlecht zu schlafen. Das gehört sozusagen zur menschlichen Natur. Wir haben wirklich unschöne Trennungen von Freunden oder Freundinnen hinter uns. Unser Kaninchen stirbt unerwartet. Die Quarterbacks bei einem Football-Tippspiel beim *Monday Night Football* versagen kläglich. Um es unverblümt zu sagen: Shit happens. Tritt das Problem öfter auf, als Ihnen das gefällt oder Sie es tolerieren können, sind Sie auf dem Weg zur Insomnie.

2. Eine Person, der es etwas oder sogar viel ausmacht, hin und wieder schlecht zu schlafen, hat mit Insomnie nichts zu tun. Um wirklich eine Insomnie zu haben, muss der schlechte Schlaf Sie stören, ärgern, Ihnen wirklich unter die Haut gehen. Eine interessante Studie aus dem Jahr 2012 zeigte, dass Insomnie-Patienten sich an die Nächte mit schlechtem Schlaf besser erinnern als an die guten Nächte. Dieses selektive Gedächtnis zeigt sich oft, wenn ich einen Patienten frage, wie er seit dem letzten Termin vor zwei Monaten geschlafen hat. »Schrecklich«, lautet die Antwort. Wenn ich mir dann jedoch das Schlaftagebuch anschaue, sehe ich, dass dort häufig mehr gute als schlechte Nächte verzeichnet sind. Bei einigen Insomnie-Patienten scheint es fast so, als hätte es die guten Nächte nie gegeben. Bei gesunden Schläfern ist es umgekehrt. Sie widmen den ein oder zwei Nächten, in denen sie schlecht schlafen, wenig bis gar keine Aufmerksamkeit.

Ich glaube, diese falsche Wahrnehmung kann bei einigen Menschen vorkommen, weil sie es unerträglich frustrierend finden, nicht einschlafen zu können. Sie beschreiben dies vielleicht sogar als »entsetzlich«. Wenn sie nicht einschlafen können, werden sie so ängstlich, dass sie wegen dieser Angst nicht einschlafen können und sich so »hilflos« fühlen (obgleich ihre eigene Reaktion auf das Nichtschlafen ihr Problem verursacht), dass es sie wirklich verstört. Das kommt sehr oft vor. Ich verstehe schon. Der Grad dieser Angst ist ein weiterer Grund, warum es für die Menschen so wichtig ist, zu erkennen, dass sie schlafen. Aber ich glaube, es ist auch ein weiterer Grund, warum diese Patienten die Nächte, in denen sie gut schlafen, nicht bemerken. Sie sind auf ein Kätzchen fokussiert, das mit einem Wollknäuel spielt, aber sie nehmen einen Tiger wahr.

Fassen wir das alles zusammen, können wir einfach und umfassend definieren, was Insomnie ist. Insomnie bedeutet nicht, dass ein Mensch nicht schlafen kann. Die wahre Definition von Insomnie besteht aus zwei Komponenten:

1. Eine Person schläft nicht zu der *Zeit, in der sie schlafen möchte.*

2. Diese Person sorgt sich und zwar sorgt sie sich normalerweise sehr stark, wenn sie nicht schlafen kann, ob sie das nun zugibt oder nicht.

Zuerst wollen wir uns Punkt 1 ansehen. Es gibt viele Möglichkeiten, dass jemand nicht schlafen kann, wenn er schlafen will. Bei der Einschlafstörung beispielsweise kämpft die Person, einschlafen zu können. Die meisten sind der Ansicht, das Kriterium für Insomnie sei erfüllt, wenn sie 30 Minuten oder länger nicht einschlafen konnten. Ich finde, jede Zeitspanne erfüllt dieses Kriterium, sobald sie als frustrierend empfunden wird.

Andere haben mit dem Durchschlafen zu kämpfen. Bei der Durchschlafstörung schläft jemand vielleicht schnell ein, die Nacht wird jedoch von längeren Wachperioden gekennzeichnet. Eigentlich herrschte die Meinung vor, Patienten mit Einschlafstörungen seien ängstlich und Patienten mit Durchschlafstörungen oder die zu früh aufwachen, seien depressiv. Inzwischen teilen viele Schlafexperten diese Ansicht nicht mehr. Tatsächlich ist folgende Betrachtungsweise recht gut: Jeder mit nicht effizientem Schlaf – das heißt dessen Schlafzeit geteilt durch die im Bett verbrachte Zeit einen Wert unter 75 oder 80 Prozent erreicht – hat eine Insomnie.

Sehen wir uns nun Punkt 2 an, und wie die Personen auf ihre Schlafprobleme reagieren. Wenn ich nachts ins Bett gehe, schlafe ich praktisch immer sofort ein ... nicht immer, aber fast immer. Wenn ich einmal ins Bett gehe, das Licht ausschalte und nicht sofort einschlafe, mache ich mir darum wirklich keine Gedanken. Ich habe keine Angst vor dieser Situation. Ich gehe nicht davon aus, es könnte irgendwelche echten Folgen für mein Leben haben. Ich bin skeptisch, ob dies überhaupt zwei Nächte nacheinander geschehen könnte. Manchmal fordere ich mich selbst heraus, um zu sehen, ob ich die ganze Nacht ruhig im Bett liegen kann, ohne einzuschlafen. Ich überlege mir etwas Vergnügliches für das Wochenende, für meine Familie, stelle mir vor, dass ich mir von Giada ein großartiges und üppiges italienisches Essen kochen lasse und weitere wichtige Dinge. Es ist mir noch nie auch nur annähernd gelungen, das die ganze Nacht durchzuhalten, aber selbst wenn es mir einmal gelingen würde oder wenn es Ihnen gelingt, vergessen Sie nicht, dass es auch sinnvoll ist, einfach nur auszuruhen. 2005 zeigte der Neurowissenschaftler Gilberte Hofer-Tinguely, dass Ausruhen, ohne zu schlafen, die kognitiven Leistungen verbesserte. Ausruhen ist keine Zeitverschwendung. Tatsächlich ergab eine Studie von 2009, dass die günstigen Wirkungen des Ausruhens auf einige kognitive Aufgaben von den Wirkungen des Schlafes nicht zu unterscheiden waren. Machen Sie sich also nicht zu viele Sorgen darüber, ins Bett zu gehen und nicht sofort einzuschlafen oder nachts einmal länger wach zu liegen.

Bevor wir fortfahren, möchte ich die Gelegenheit nutzen, Sie daran zu erinnern, dass ich zwar ein echter, staatlich geprüfter Neurologe und staatlich geprüfter Facharzt für Schlafmedizin bin, jedoch kein konventioneller Schlafarzt. Ich bin lange genug im Schlafgeschäft tätig, um verstanden zu haben, dass konventionelle Denkweisen nicht immer der beste Ansatz sind. Ich glaube, die meisten »guten« Ärzte teilen meine Ansicht. Es gibt nicht zwei identische Patienten, warum sollten wir also versuchen, sie in irgendwelche Schubladen zu zwingen?

Meine Gedanken über die Insomnie sind nicht immer konventionell.[59] Ich finde die aktuelle Strategie der Schlafmedizin zur Klassifizierung und zum Umgang mit der Insomnie nicht sehr hilfreich, auch wenn es langsam besser wird. Üblicherweise haben wir die Insomnie in vielerlei Unterkategorien unterteilt: Insomnie mit schlechter Schlafhygiene, Insomnie mit gestörter Schlafwahrnehmung, Insomnie bei Patienten mit chronischen Erkrankungen. Diese Liste wurde länger und länger. Ich fand diese Aufteilung für die Behandlung der Patienten nutzlos, weil bei vielen von ihnen häufig Elemente vieler Untergruppen der Insomnie anzutreffen sind. Derzeit arbeitet die American Academy of Sleep Medicine mit einem sinnvolleren Klassifizierungssystem: kurzfristige Insomnie, chronische Insomnie und andere, wobei unter andere die Personen fallen, die sich noch nicht entscheiden konnten, ob sie an kurzfristiger oder chronischer Insomnie leiden.

Das ist zwar ein glorreicher Schritt in die richtige Richtung, aber ich glaube, es kann noch besser werden. Im vorliegenden Buch lassen wir

---

59 Bereiten Sie sich darauf vor. Ernsthaft. Was ich einige Seiten weiter hinten zu sagen habe, wird Ihnen möglicherweise nicht gefallen.

die »anderen« außer Acht und fokussieren uns auf die kurzfristige und die chronische Insomnie. Jedoch sind meiner Meinung nach eigentlich auch die schwammigen zeitlichen Klassifizierungen, die eine akute oder kurzfristige von einer chronischen Insomnie unterscheiden, nicht wirklich hilfreich. So gut wie jeder Mensch erlebt von Zeit zu Zeit eine akute Schlaflosigkeit. Das ist wie beim Juckreiz. Natürlich ist Juckreiz eine unangenehme Erfahrung, aber uns alle juckt es hin und wieder. Wir kratzen uns und lassen uns nicht weiter davon stören. Hält dieser Juckreiz an und kommt immer wieder, wird er chronisch und die Jagd nach der Ursache beginnt. Mit der Schlaflosigkeit ist es ebenso. In diesem Buch werden wir die Schlaflosigkeit (Insomnie) anders klassifizieren. Ich habe als Schlagworte »einfache Insomnie« und »schwere Insomnie« gewählt.

Einfache Insomnie

Die Menschen machen sich Sorgen und haben Stress mit allen möglichen Dingen, sogar über so bangloses Zeug wie schmelzende Gletscher und Wasserknappheit machen sie sich Gedanken. Solche und weitere Sorgen können gelegentlich zu schlechtem Schlaf führen. Meiner Meinung nach sind ab und zu ein oder zwei Nächte mit Schlafproblemen normal. Wen interessiert das? Wenn dies zutrifft, warum sollte man dann überhaupt die Diagnose der einfachen Insomnie berücksichtigen?

Der stichhaltigste Grund für die Schaffung der Kategorie einer einfachen Insomnie besteht für mich darin, den Gedanken zu stärken, dass sie einfach nur das ist. Einfach. Sogar harmlos. Höchstwahrscheinlich blickt man der Ursache direkt ins Gesicht. Ich nehme diesen Abschnitt in das Buch auf, damit Menschen, die eine einfache Insomnie entwickeln, lernen, diese frühzeitig zu erkennen und im Keim zu ersticken, bevor eine schwere Insomnie daraus wird, die schwerer zu behandeln ist. *Einfach* steht auch für Optimismus. Sie können sie leicht beheben.

Der Schlüssel zur einfachen Schlaflosigkeit liegt für mich darin, eine gründliche Bestandsaufnahme ihrer Ursachen durchzuführen, um zu sehen, welche Faktoren vielleicht zu Ihrem Problem beitragen, und diese anschließend zum Verschwinden zu bringen. Für eine einfache Schlaflosigkeit gibt es viele Ursachen. Viele Artikel gehen gewissenhaft jede mögliche Ursache dafür durch, warum jemand nicht schlafen kann. Ich würde viel darum wetten, dass deren Inhalt bei vielen, die unter Schlaflosigkeit leiden, entweder für ihre Situation nicht relevant ist und/oder es sich um etwas handelt, das sie bereits in Betracht gezogen und bereits erledigt haben. Nachdem Sie in diesem Buch nun schon so weit gekommen sind, weiß ich, dass Sie, lieber Leser, wissen, dass zu viel Alkohol für Ihren Schlaf schädlich ist. Sie haben es mit Melatonin probiert. Sie haben eine gleichbleibende Schlafroutine eingeführt. Und dennoch sind Ihre Schlafprobleme noch immer da. Anders gesagt haben Sie alle Empfehlungen aus Kapitel 8 befolgt. Warum haben Sie dann noch immer Schlafprobleme?

Angst/Innere Unruhe

Immer und immer wieder taucht normalerweise innere Unruhe als Ursache Nummer eins für Schlaflosigkeit auf. Sie glauben mir nicht? Suchen Sie ein Blog über Schlaflosigkeit. Suchen Sie dann ein Blog für Leute, die unter einer seltenen und tödlich verlaufenden Tropenkrankheit leiden. Welche Gruppe scheint wegen ihrer Erkrankung mehr Angst zu haben?

Charles Morin, ein Experte in Sachen Schlaflosigkeit, vertritt die Theorie, dass Menschen mit leichter Neigung zu Angst wahrscheinlicher mit Schlaflosigkeit zu kämpfen haben. Sie sind, um mit seinen Worten zu sprechen, dafür *prädisponiert*. Typ A zu sein, hat Vorteile, wobei auch Menschen vom Typ B häufig wirklich schrecklich schlecht schlafen. Ihr Kleingeist, im Hamsterrad gefangen, gibt einfach keine Ruhe. Auf einem dieser Insomnie-Blogs verwendeten Leute in ihren Kommentaren das Wort *Geist* oder sinngemäße Begriffe mehr als 15 Mal:

»haltet euern Geist wach«
»beruhigt euer Gemüt«
»die Wurzel all dessen ist ein unruhiger Geist«
»mein Gehirn wirklich entspannen«

»Achtsamkeit ist gar nicht einfach«
»mein Geist macht Überstunden«
»mein Gehirn will beschäftigt werden«
»meinen Geist abschalten«
»Klinik zur Schulung der Achtsamkeit und Stressreduktion«
»die Stimmung ist wichtiger als das Gehirn«
»angstanfälliger Gemütszustand«
»auf Achtsamkeit aufbauender Stressabbau«
»Achtsamkeit üben«
»Achtsamkeit ist eindeutig der Kernbestandteil«
»ich kann wegen meiner rasenden Gedanken nicht schlafen«

Was sind rasende Gedanken? Versuchen Sie einmal, das zu googeln, und schauen Sie sich an, was dabei herauskommt. Begriffe wie *bipolare Störung, Manie, Zwangsstörung (OCD)* und *Angst* tauchen überall auf. Ich sage nicht, dass Sie bipolar sind, weil Sie Probleme mit dem Schlafen haben, Sie sollten sich aber der Möglichkeit öffnen, dass in Ihrem Schlafzimmer ein paar Angstquellen lauern.

Schlafen ist bis zu einem gewissen Grad eine Fertigkeit. Jeder Mensch isst, aber es gibt Menschen, die können innerhalb von zehn Minuten 43 Hotdogs essen. Diese Personen haben eine Tätigkeit, die wir alle ausüben, trainiert und zu einer höheren, ekelerregenden Fertigkeit gemacht. Wir können unseren Schlaf wie alles, was wir tun, in ähnlicher Weise angehen. Wir können lernen, gut darin zu sein.

Beim Schlafen stehen uns unsere Gedanken häufig im Weg. Je mehr wir uns mit dem Schlaf befassen, desto schwieriger wird das Einschlafen. Als Tiger Woods noch jung war, versuchte sein Vater Earl, ihn vor einem Golfschlag zu erschrecken oder Situationen zu schaffen, die künstlichen Druck erzeugten, um Tiger an die stressigen Umstände zu gewöhnen und ihm bei der Entwicklung der Fähigkeit zu helfen, Ablenkungen auszublenden und sich auf die aktuelle Aufgabe zu fokussieren. Ich will nun zu Protokoll geben, dass es sehr viel einfacher ist einzuschlafen, wenn Sie schläfrig sind, als einen Ball einzulochen, um ein Turnier zu gewinnen, bei dem Millionen auf dem Spiel stehen. Wie der Rodeo-Champion Donnie Gay einmal sagte, als er über das Reiten eines 900-kg-Bullen sprach: »Es gibt verschiedene Abstufungen von Druck.« Aber mal ehrlich, für Menschen, die unter Schlaflosigkeit leiden, kann sich der Druck, einschlafen zu wollen, ebenso gewaltig anfühlen wie das Einlochen dieses Golfballs oder der Ritt auf diesem Bullen.

Leidet eine Person länger als drei bis sechs Monate unter einem Schlafproblem, beginnt sich ihre Psyche allmählich zu verändern. Das Zubettgehen, eine relativ harmlose Tätigkeit, wird zu einer sehr negativ empfundenen Aufgabe. Bereits Stunden vor dem Zubettgehen beginnt diese Person, sich vor dem Schlaf zu fürchten. Sie fängt an zu überlegen, ob sie genügend Schlaftabletten hat. Sie empfindet Groll auf die Fähigkeit ihres Lebenspartners, schnell einschlafen zu können. Rasch beginnt die Frustration, wenn der Schläfer sich beim vergeblichen Einschlafversuch hin und her wälzt. Bei vielen, die unter chronischer Insomnie leiden, wird das Ereignis, das ursprünglich diese Schlaflosigkeit mit sich gebracht hat, irrelevant. Viele Menschen erleben während einer Scheidung eine Zeit schlechten Schlafes. Zehn Jahre später zu glauben, dass die Scheidung den Schlaf ruiniert hat, ist lächerlich. Ich habe Patienten, die mir immer wieder erzählen, ein lange zurückliegender Arbeitsplatzverlust habe ihre jahrelange Schlaflosigkeit verursacht. Liegt dieses Ereignis wirklich lange zurück, dann stimmt diese Aussage einfach nicht.

Um den Grund der Schlaflosigkeit zu verstehen, hilft es, zu erkennen, wie die Schlaflosigkeit zustande kommt. Die Patienten haben häufig unschöne Dinge wie eine Scheidung oder einen Jobverlust erlebt, die zu einem plötzlichen Anstieg der inneren Unruhe geführt haben und mit einer plötzlichen Veränderung ihrer Schlafqualität verbunden waren. Manche Menschen erholen sich von solchen schwierigen Lebensereignissen und nach einem kurzen Intermezzo schlechten Schlafes ist ihr Schlaf wieder in Ordnung. Bei anderen hält der schlechte Schlaf an, normalerweise jedoch nicht wegen anhaltender Unruhe durch das auslösende Ereignis, sondern nun eher, weil sie sich über ihren Schlaf Sorgen machen. Anders gesagt haben sie Probleme mit dem Schlafen, weil sie sich Sorgen über ihre Probleme mit dem Schlafen machen.

Menschen, die unter Insomnie leiden, üben wegen ihres Schlafes häufig mentalen Druck auf sich selbst aus. Viele haben die Sorge, ihre Leistungsfähigkeit bei der Arbeit würde leiden oder sie würden sich tagsüber sehr schlecht fühlen, wenn es ihnen »nicht gelingt, früher einzuschlafen«. Ihre innere Unruhe wegen möglicher Folgen, wenn sie nicht schlafen können, steigert sich bis zur Angst und es dauert nicht lange, bis sie in einen Zustand so hoher Vigilanz geraten, dass sie sich sehr weit davon entfernen, einschlafen zu können.

Schlechter Schlaf ist in Ihrer Vorstellung jedoch sehr viel gefährlicher als im echten Leben. Ich habe viele Nächte nicht geschlafen, weil ich an Forschungsprojekten gearbeitet, meine Steuererklärung gemacht oder unbedeutendere Aufgaben erledigt habe. Ich habe mich im Bett gewälzt und bin dann vor Sonnenaufgang aufgestanden, um Sport zu treiben. Fühle ich mich dann am nächsten Tag großartig? Weiß Gott nicht. Kann ich den Tag bewältigen und produktiv sein? Aber sicher doch. An solchen Tagen sollten Sie sich allerdings in einer Schlange nicht vordrängeln, es könnte passieren, dass ich Ihnen den Kopf abreiße. Insomnie-Patienten verwenden häufig Begriffe wie *dysfunktional*, um zu beschreiben, was geschieht, wenn sie nachts nicht gut schlafen.[60] Nur weil Sie in der Nacht wenig oder sehr wenig geschlafen haben, heißt das nicht, dass Sie den nächsten Tag nicht bewältigen können. Ich behaupte ja nicht, dass an dem Tag eitel Sonnenschein herrschen wird. Ich glaube nur einfach nicht, dass Sie an diesem Tag wirklich weniger gut funktionieren werden.

Medizinische Probleme

Krankheiten und die Medikamente zur Behandlung dieser Krankheiten können ebenfalls für Schlaflosigkeit verantwortlich sein. Zu diesen Krankheiten gehören körperliche Beschwerden, häufig mit Schmerzen, sowie psychische Probleme wie akute Angstzustände und eine bipolare

---

60 Das geht so weit, dass ich den Begriff *funktionieren* in Kliniken für Schlafstörungen als das »F-Wort« bezeichne.

Störung. Die medikamentöse Behandlung solcher Erkrankungen kann eine eigenständige Ursache für Insomnie sein. Häufig ist dies zu beobachten bei Steroiden, Antidepressiva und Antiallergika.

Es ist wichtig, beim Vorliegen eines medizinischen Problems den Unterschied zwischen primärer Insomnie und sekundärer Insomnie zu kennen. Primäre Insomnie bezeichnet Schlafstörungen ohne offensichtliche Ursache. Sekundäre Insomnie bezeichnet eine Schlafstörung mit einer erkennbaren Ursache. Stellen Sie sich beispielsweise einen Patienten mit starken Schmerzen im Bein vor. Dieser Patient kann nachts wegen brennender Schmerzen im Knöchel und der Großzehe nur schwer einschlafen. Aber ist das wirklich ein Schlafproblem? Also wenn in meine Klinik eine Person mit einem Fangeisen am Fuß kommt, würde ich das weniger als ein Schlafproblem bezeichnen, sondern vielmehr als ein Problem »durch ein Fangeisen am Fuß«.

Kognitive Verhaltenstherapie

Stress und Ängste lauern überall. Über einige haben Sie die Kontrolle (Sie können eine ungesunde Beziehung beenden, können aufhören, eine enttäuschende Fußballmannschaft anzufeuern), über andere haben Sie keine Kontrolle. Ein wichtiger Schritt zur Verbesserung Ihrer Schlaflosigkeit ist, Stress zu erkennen und damit umzugehen, also genau die Definition der kognitiven Verhaltenstherapie (KVT).

Bei einigen Menschen ist die Schlaflosigkeit so sehr mit Angst und innerer Unruhe verwoben und chronisch, dass der Behandlungsansatz sehr fokussiert sein muss. Hauptsächlich aus diesem Grund zeigte eine große Meta-Analyse, die 2015 in den *Annals of Internal Medicine* veröffentlicht wurde, dass die kognitive Verhaltenstherapie eine sehr wirksame Behandlung der Insomnie darstellt, weil sie falsche Überzeugungen, Ängste und schlechte Gewohnheiten thematisiert, die ein zentraler Punkt dieser Störung sind. Meiner Meinung nach ist diese Therapie qualitativ die beste.

Es gibt Bücher über Bücher, die sich ausschließlich mit der kognitiven Verhaltenstherapie beschäftigen. Ich werde mich hüten, dieser Methode einen Bärendienst zu erweisen, indem ich versuche, sie hier auf ein paar Seiten darzustellen, aber ich denke, es lohnt sich, die wichtigsten Komponenten anzusprechen, von denen Ihnen viele wahrscheinlich bereits bekannt sind.

Was ist eine kognitive Verhaltenstherapie?

Die KVT bietet prinzipiell einen Zugang zur Insomnie oder einer anderen psychischen Störung,[61] und beinhaltet eine Veränderung der Art, wie Sie schlafen, indem sie sich genauer mit Mechanismen und Verhaltensweisen beschäftigt, die zu einer Insomnie führen oder diese verschlimmern können. Die kognitive Verhaltenstherapie kann auf vieles fokussiert werden: auf Flugangst, Prüfungsangst, auf jede störende, aber irrationale Angst, die Sie haben können. Wird die KVT spezifisch bei einer Insomnie angewendet, bezeichnet man sie manchmal als KVT-I.

Unter die KVT-I fallen mehrere Komponenten oder Methoden, jede soll dem Patienten helfen, einschlafen zu können.

- **Erziehung zum guten Schlaf:** Dieser Punkt wird bei Diskussionen über die KVT-I nicht immer erwähnt, ist meiner Meinung nach jedoch wesentlich. Die Patienten müssen die Wissenschaft vom Schlaf verstehen. Sie müssen begreifen, was realistisch und was theoretisch unmöglich ist. Wenn mir ein Patient erzählt, er könne in der Sonne stehen und seine Nahrung durch Fotosynthese herstellen wie ein Rhododendron, dauert es nicht lange, um uns darauf zu verständigen, dass dies unter wissenschaftlichem Gesichtspunkt unmöglich ist. Im Sinne der KVT-I hat das gesamte vorliegende Buch zum Ziel, Sie über den Schlaf im Allgemeinen zu informieren und Sie so zu schulen, dass Sie Ihre eigenen Schlafmuster besser verstehen können. Willkommen bei der KVT-I. Sie haben bereits damit begonnen und wussten gar nichts davon!

---

61 Ja, ich habe »psychisch« gesagt. Das ist nicht dasselbe, als würde ich sagen, Sie seien verrückt oder dächten sich das nur aus. Ich verwende das Wort *psychisch* in seinem reinsten Sinn: Unsere Psyche verursacht ein Problem.

- **Gute Schlafhygiene:** Darüber wissen Sie bereits alles und haben ja inzwischen auch Ihr gemütliches Schlafzimmer, flauschige Kissen und bequeme Pyjamas.
- **Reizkontrolle:** So lässt sich sehr förmlich ausdrücken, dass das Bett zum Schlafen da ist und für sonst nichts. Zu diesem »Sonst nichts« gehört, ohne darauf beschränkt zu sein, das Lernen im Bett, Arbeiten im Bett, Verfassen der Steuererklärung im Bett, sogar das Lösen des Kreuzworträtsels in der *New York Times*. Das wissen Sie ja alles schon! Wow, allmählich wird dieser ganze Abschnitt eine Zeitverschwendung. Sie wissen einfach schon zu viel. Die Reizkontrolle verlangt zudem, dass Sie Ihr Schlafzimmer so einladend und schlaffördernd wie nur möglich machen und nur ins Bett gehen, wenn Sie schläfrig sind.
- **Schlafbeschränkung:** Finden Sie grundsätzlicher heraus, wie viel Schlaf Sie brauchen, und geben Sie sich diese Zeit im Bett. Wenn Sie bis zum Einschlafen immer lange zu brauchen scheinen, verbringen Sie weniger Zeit im Bett. Ich will ehrlich sein. Ich finde, *Schlafbeschränkung* ist ein schlechter Begriff. Es sollte besser heißen »Einschränkung der im Bett verbrachten Zeit, ohne zu schlafen« oder vielleicht »Däumchendreh-Einschränkung«. Wie auch immer … ich werde ja nie um meine Meinung gefragt, bevor solche Dinge benannt werden. Die Schlafbeschränkung ist so wichtig und wird so oft falsch verstanden, dass ich ihr einen eigenen Absatz gewidmet habe.
- **Entspannungstraining:** Erinnern Sie sich an meine Definition der Insomnie, besonders Teil 2? Sie müssen sich für die Auswirkungen der Schlaflosigkeit interessieren, um Ihr Leben in den Griff zu bekommen. Für mich ist es einfach, den Patienten zu erzählen, sie sollten sich entspannen, aber häufig fällt den Patienten dies schwer. Die Entspannungstechniken werden eingesetzt, damit die Patienten lernen, nachts zu entspannen. Beginnen Sie bei den Zehen. Strecken Sie sie und spüren Sie dann, wie sie sich entspannen. Nun die Waden. Haben Sie das schon einmal gemacht? So arbeiten Sie sich von Körperteil zu Körperteil den gesamten Körper hinauf, entspannen sich und atmen tief. Die Methode ist großartig,

weil sie den Patienten nicht nur hilft, sich zu entspannen, sondern auch dem Gehirn einen Plan vermittelt, allmählich und nicht sofort einzuschlafen. Mit anderen Worten wird der bisherige Plan, nämlich »ins Bett gehen und sich elend fühlen bei dem *Versuch*, einzuschlafen«, ersetzt durch »ins Bett gehen, um auszuruhen und Entspannungsübungen zu machen«. Sie erinnern sich: *Versuchen* Sie niemals, zu schlafen.

- **Kognitive Therapie:** Sie ist dabei das Schlüsselelement. Wenn die KVT-I der sämige Teil der Muschelsuppe ist, steht die kognitive Therapie sozusagen für die einzelnen Muscheln. Auf diesen Therapieaspekt wird abgezielt, indem die irrationalen oder alles andere als hilfreichen Überzeugungen eines Patienten über den Schlaf ausgemerzt oder verändert werden. »Wenn ich nicht schlafe, kann ich nicht funktionieren.«[62] Die kognitive Therapie sagt dazu: »Sie sind aufgewacht, haben Ihre dritte Klasse unterrichtet, anschließend waren Sie einkaufen, und auch wenn Sie es nicht geschafft haben, noch ins Fitnessstudio zu gehen, war Ihr Tag nicht *dysfunktional.*« Die kognitive Therapie arbeitet auch daran, dass sich die Patienten weniger Sorgen machen. Schlaflosigkeit ohne Sorgen ist wie der Hobbit Gollum ohne seinen wertvollen Ring: schwach, erbärmlich und machtlos. (Über die kognitive Umstrukturierung sprechen wir im nächsten Kapitel weiter.)

Am Scheideweg in Richtung schwerer Insomnie

Ich hoffe, die Lektüre dieses Buches hat Ihnen dabei geholfen, Ihren Schlaf umfassender zu verstehen und Lösungen für Ihre Probleme durchzudenken. Auch wenn dies nicht herkömmlich ist, wurde dieses gesamte Buch mit einem Blick auf die KVT-I geschrieben. Trotz meiner sorgfältigen

---

62 Da ist es schon wieder, dieses Wort *funktionieren*.

Planung werden einige Menschen leider durch das Lesen dieses Buches keine schnellen Lösungen für ihre Schlaflosigkeit finden. Das ist einfach eine Tatsache. Auch Ärzte sind nur Menschen. Die medizinischen Mittel sind begrenzt und egal, was passiert, einige Menschen werden hin und wieder nicht schlafen können. Ein unglaublich wirksames Hilfsmittel im Kampf gegen Ihre Schlafstörungen ist, diese zu akzeptieren. Akzeptieren Sie Ihren Schlaf so, wie er ist, optimieren Sie alles, was Sie optimieren können, und leben Sie Ihr Leben weiter.

Ich habe Tausende von Patienten mit Schlafproblemen und Insomnie gesehen. Nach meiner Erfahrung ist die Schlafstörung genau so belastend, wie der Betroffene dies zulässt. Lassen Sie mich erklären, was ich meine.

Besuchen Sie einmal eine beliebige Lehrklinik einer Universität bei Nacht. Für den richtigen Kick am besten vor 20 Jahren, bevor es Arbeitszeitbeschränkungen gab. Sprechen Sie mit einem Arzt, der in dieser Zeit Rufbereitschaft hatte. Ich erinnere mich an meine Assistenzarztzeit als eine Zeit, in der es so gut wie keinen Schlaf gab, wenn wir Rufbereitschaft hatten. Das war die Norm. Assistenzärzte mussten monatelang, wenn nicht jahrelang jede zweite oder dritte Nacht mit sehr wenig oder ohne Schlaf auskommen. Werfen Sie einen Blick auf das Funktionsniveau dieser Leute. Es war wirklich hoch. Diese Ärzte operierten, führten Spinalpunktionen durch, diese Art von Aufgaben hat man sich da vorzustellen. Höchst funktional? Absolut. Schläfrig? Aber ja. Aber das Entscheidende war Folgendes:

Trotz extrem großem Schlafmangel und Schläfrigkeit funktionierten diese Personen überraschend gut.

Warum sind dann Insomnie-Patienten, die oft praktisch keine erkennbare Schläfrigkeit aufweisen, durch die Einschränkung wegen ihrer Schlafstörung so belastet? Vielleicht weil das ihre Wahl ist. Wenn dieses Buch Ihnen hilft, Ihren Schlaf zu verbessern, war ich erfolgreich.

Sollte das nicht der Fall sein, lieber Leser, hoffe ich aufrichtig, dass Sie sich dafür entscheiden, dass die Schlafprobleme, an deren Verbesserung Sie arbeiten, Ihr Leben nicht ruinieren werden. Entscheiden Sie sich dafür, dass Sie sich morgen großartig fühlen werden, egal, wie Sie heute

Nacht schlafen. Und wenn Ihr Schlaf heute nicht toll war, beschließen Sie, dass es morgen sein wird.

Machen Sie Ihre Schlafstörungen nicht zu einem typischen Merkmal Ihres Lebens. Die ein oder zwei Stunden, die es bis zum Einschlafen dauert, sind keine so große Sache. Glauben Sie es. Befreien Sie sich selbst. Sie liegen in Ihrem bequemen Bett, haben den Stress des Tages hinter sich gelassen, können sich ausstrecken und entspannen. Ist das eine Situation, die man fürchten und über die man sich ärgern müsste? Lassen Sie nicht zu, dass dieses kleine Problem Sie auf den dunklen Pfad zur schweren Insomnie führt.

Die Insomnie-Gleichung

Ich habe einen Algorithmus entwickelt, der voraussagt, wie lange es dauern wird, Ihr Insomnie-Problem zu lösen:

$$\frac{1+ (\text{Insomnie-Jahre}) + (\text{Schlaftabletten})}{(\text{Stunden, die Sie pro Nacht schlafen}) \times (\text{Epworth-Ergebnis})} = \text{Monate bis zur Besserung}$$

Insomnie-Jahre: Die Anzahl an Jahren, die Sie unter Insomnie leiden
Schlaftabletten: Die Anzahl verschiedener Schlaftabletten, die Sie ausprobiert haben
Stunden, die Sie pro Nacht schlafen: durchschnittliche Stundenzahl, die Sie pro Nacht schlafen
Epworth-Wert: Hier Ihr Ergebnis vom Epworth-Test in Kapitel 3 eintragen.

Anmerkung: Wenn bei der Gleichung herauskommt »Fehler« oder »nicht durch 0 teilbar«, haben Sie entweder das Buch nicht ganz gelesen, weil Sie noch immer glauben, nachts null Stunden zu schlafen, oder Sie empfinden, obgleich Sie nicht schlafen können, absolut keine Schläfrigkeit. In diesem Fall bin ich deutlich schläfriger als Sie … Sie sollten mir helfen, nicht ich Ihnen.

Kapitel 9: Zusammenfassung

1. Angst, innere Unruhe und Stress sind Schlüsselelemente der Insomnie. Akzeptieren Sie, dass sie eine Rolle bei Ihren Schlafstörungen spielen. Arbeiten Sie daran, sie zu minimieren.
2. Es ist entscheidend, dass Sie sich alle Faktoren, die zu Ihrem schlechten Schlaf beitragen, ehrlich anschauen und einen Plan entwickeln, um sie zu verbessern. Nehmen Sie die Hilfe von anderen in Anspruch. Seien Sie offen für deren Wahrnehmungen.
3. Entwickeln Sie einen KVT-I-Plan, und wenn Sie das nicht selbst können, sollten Sie wissen, dass diplomierte Therapeuten für KVT-I überall in kleinen Praxen sitzen und nur darauf warten, helfen zu können.

Haben Sie Ihr Ergebnis der Übung in Kapitel 9 ausgerechnet? Stellen Sie sich darauf ein. Es braucht Zeit, das Problem zu beheben, und je länger es Zeit hatte, sich in Ihrer Psyche zu verwurzeln, desto länger wird es dauern, es zu löschen. Gewöhnen Sie sich an den Gedanken ... Es hat einen Grund, warum ich diese Schlafstörung als schwere Insomnie bezeichne, nicht als »unheilbare« Insomnie.

10.

SCHWERE INSOMNIE

BITTE HASSEN SIE MICH NICHT, WENN SIE DIESES KAPITEL LESEN

Kürzlich schaute ich mir eine Medizinshow an, dort trat eine Frau auf, die sagte, sie habe seit 20 Jahren nicht geschlafen. Nicht geschlafen seit 1995, das ist verdammt lange. Die Schlafexpertin in der Show, wunderbar anzusehen in ihrem gestärkten weißen Laborkittel, lächelte wissend, als sie dieser verhärmten Frau ihre Lösung präsentierte. Die Frau hatte Glück, denn diese Expertin war so freundlich, ihr zwei schöne glänzende Perlen der Schlafweisheit zu schenken, so wertvoll und einflussreich, dass diese Frau in der folgenden Nacht sicher schlafen würde wie ein Englein. Wie eine Gesundbeterin, die einem Mitglied ihrer Gemeinde sagte, diese Person solle aufstehen und nie wieder ihren Rollstuhl benützen, äußerte sie Folgendes:

1. Suchen Sie sich das langweiligste Bedienungshandbuch, das Sie finden können, und lesen Sie es im Bett.
2. Drehen Sie Ihren Körper im Bett um 180 Grad, sodass Ihr Kopf am Fußende und Ihre Füße am Kopfende liegen.

Dazu gibt es ein paar Dinge zu sagen.

Erstens: Wenn es nicht mehr braucht als diesen Rat, um die Schlafprobleme dieser armen Frau zu lösen, wechsle ich sofort den Beruf. Dem Gesicht der Frau nach zu urteilen, steuerten ihre Schlafprobleme wahrscheinlich auf das 21. Jahr zu.

Wer sind wir, dass wir uns anmaßen, sie auf den Arm zu nehmen? Das sind einfache Tipps gegen Schlaflosigkeit, mit der eine Frau bombardiert wurde, die unter schwerer Insomnie leidet. Wir bekämpfen den Unglaublichen Hulk mit einer gottverdammten Steinschleuder.

Zweitens: Wie sollten wir die Schlafprobleme dieser Person lösen können, wenn wir so wenig über sie wissen? Ich habe dieses Buch mit der Absicht geschrieben, meinen Patienten etwas geben zu können – als Ergänzung zu unseren klinischen Visiten. Auch wenn ein Tipp wie »Legen Sie sich mit dem Kopf ans Fußende des Bettes« völlig harmlos ist, glaube ich, dass mir die meisten Kollegen zustimmen würden, ein solcher Rat habe sehr wenig Aussicht, bei einer solchen Patientin zu wirken – einer Patientin mit schwerer Insomnie. Sie könnte sich ihr Schlafzimmer in einem kühlen Blau streichen, einer Farbe, die entspannend wirken soll. Die einzige Möglichkeit jedoch, wie ein Eimer Farbe dieser Frau zum Schlafen verhelfen könnte, wäre wahrscheinlich, wenn sie eine Zeit lang die Farbdämpfe einatmen und dann auf ihrem Bett bewusstlos werden würde. Solche Tipps sind nett, aber wenn man sie Personen gibt, die nicht schlafen können, finde ich solche Schnelllösungen ehrlich gesagt beleidigend, außerdem setzen sie die Patienten einem weiteren Scheitern aus und genau das können diese Menschen überhaupt nicht brauchen.

Schwere Insomnie verdient eindeutig ein eigenes Kapitel und wahrscheinlich sogar ein ganzes Buch. Schwere Insomnie ist ein seelenloses Untier, das dem Leben des Betroffenen alle Hoffnung und alles Glück nimmt. Okay, gut, *so* schlimm ist es nicht, aber wenn Sie mit jemandem sprechen, der mit schwerer Insomnie zu kämpfen hat, merken Sie schnell, dass es ganz schön hart sein kann.

Insomnie ist ganz allgemein eine interessante Sache. Insomnie ist ein Symptom, keine Krankheit. Mit anderen Worten ist es nichts wie beispielsweise Halsschmerzen. Wenn Sie Halsschmerzen haben, liegt es daran, dass Sie eine Halsentzündung oder eine durch ein Virus ausgelöste Rachenentzündung haben oder die ganze Nacht lang bei einem Justin-Bieber-Konzert gekreischt haben. Das hält Patienten jedoch nicht davon ab, über Insomnie so zu sprechen, als sei sie eine vererbte Eigenschaft, etwa wie fehlende zweite Zähne. Ich habe beispielsweise noch einen Milchbackenzahn. Diesen werde ich Ihnen mit Vergnügen zeigen, wenn Sie mit diesem Buch zu einer Signierstunde kommen. Und wollen Sie das i-Tüpfelchen hören? Fragen Sie einmal meine Mutter, wie viele Milchzähne sie noch hat. Ich glaube es sind drei. Ich vermute, ich habe das mit meinem erhaltenen Milchzahn und dem fehlenden zweiten Zahn von ihr geerbt.

So funktioniert Insomnie aber nicht. Es ist kein Insomnie-Gen bekannt, sehr wahrscheinlich sind aber genetische Faktoren bei der Entwicklung von Schlafproblemen einer Person im Spiel. Mit anderen Worten ist kein Gen dafür verantwortlich, wenn jemand einen Ball im Basketballkorb versenkt, bei dieser guten Trefferquote könnte jedoch ein Gen eine Rolle spielen, das die Körpergröße beeinflusst. Heißt das, kleine Menschen könnten keinen Treffer erzielen? Nicht unbedingt. Heißt es, dass große Menschen jeden Ball im Korb versenken? Absolut nicht. Diese Nuancen gingen in den Medien etwas verloren, als die Forschungsergebnisse des niederländischen Schlafforschers Eus van Someren über ein »Insomnie-Gen« im Internet einschlugen. Wappnen Sie sich für das, was nun kommt.

Extrablatt! Extrablatt! Lesen Sie alles über die Studie, die berichtet, dass diese Personen schlafen – sie können sogar ziemlich viel schlafen. Ihr Schlaf ist jedoch häufig zerstückelt, was wiederum etwas völlig anderes ist, als »nicht zu schlafen«.

Ich bin völlig offen für den Gedanken, dass einige Menschen genetisch so programmiert sind, dass ihre Chance, erfolgreich zu schlafen, davon beeinflusst wird. Ich bin jedoch ebenso offen für den Gedanken, dass irgendwann im Leben eines Menschen eine Programmierung erfolgen kann, die nichts mit Genetik zu tun hat. Stellen Sie sich ein Kind vor, dessen Mutter jeden Morgen, wenn es aufwacht, klagt, dass sie nicht schlafen konnte und sich miserabel fühlt. Wenn dieses Kind sein Müsli isst, kann ihm der Gedanke kommen, das, was bei seiner Mutter geschieht, könne auch ihm in den wenigen Nächten geschehen, in denen es schlecht schläft. Ist das ein echtes Insomnie-Gen? Ich halte das für zweifelhaft, wenn man bedenkt, wie wir uns vorstellen, dass Gene für die Augenfarbe verantwortlich sind oder für die Fähigkeit, die Zunge einzurollen. Ist es wahrscheinlich, dass manche Menschen aufgrund ihrer Gene »Insomnie-resistenter« sind? Absolut.

Wegen dieser Faktoren sprechen wir bei der Insomnie häufig von primärer oder sekundärer Insomnie. Darüber haben wir im letzten Kapitel gesprochen, erinnern Sie sich? Um eine sekundäre Insomnie handelt es sich, wenn Ihre Insomnie die Folge einer anderen Erkrankung oder eines anderen Faktors ist. Dazu gehören beispielsweise chronische Schmerzen. Sagen wir einmal, dass Sie einen blitzartigen Schmerz empfinden, der auf der Beinrückseite vom Gesäß bis zur großen Zehe hinunterschießt. Dieser Ischias-Schmerz brennt nachts wie Feuer und macht es Ihnen wirklich schwer, einzuschlafen. Sie haben aber kein Schlafproblem, sondern Sie haben ein Schmerzproblem, das als sekundäres Problem Schlafstörungen verursacht.

Es kann jedoch schwierig, in einigen Fällen fast unmöglich sein, die Ursache für eine schwere Insomnie einzuordnen. Wir sprechen dann häufig von einer primären Insomnie: Insomnie ohne klare Ursache. Und da kann die Insomnie zu einer sehr dunklen und trostlosen Erkrankung werden.

Ich warne Sie, liebe Leser, vielen wird nicht gefallen, was ich zu sagen habe. Sollten Sie dieses Buch aus dem Regal genommen und direkt bei diesem Kapitel aufgeschlagen haben, werden Sie gleich sehr bestürzt sein. Versuchen Sie, beim Lesen unvoreingenommen zu sein.

Ich habe täglich mit chronischer Insomnie zu tun und zwar etwa seit der Zeit, als Michael Phelps anfing, olympische Goldmedaillen zu sammeln. Ich sehe ständig Patienten mit Insomnie, fast jeden Tag meines Lebens. Insomnie-Patienten sind frustriert, verzweifelt und sie sind es so unglaublich leid, Probleme mit dem Schlafen zu haben, dass viele am Ende ihrer Kräfte sind. Ich glaube nicht, dass ich mich zu weit aus dem Fenster lehne, wenn ich sage, dass diese Menschen als traumatisiert beschrieben werden können. Lassen Sie mich das klarstellen. Ich sage nicht, dass sie traumatisiert sind, weil sie nicht schlafen. Was ich sage ist, dass das Vorhandensein einer schweren Insomnie über viele Jahre hinweg für sich alleine traumatisierend ist.

Die meisten Patienten mit chronischer Insomnie waren bereits jahrelang »schlechte Schläfer«. Sie haben viele verschiedene medikamentöse Behandlungen ausprobiert, normalerweise mit wenig oder keinem nachhaltigen Erfolg. Viele der Betroffenen nehmen tatsächlich Medikamente ein, von denen sie offen zugeben, dass diese ihre Probleme wenig bis gar nicht verbessern. Bedenken Sie diese Tatsache eine Minute lang. Diese Menschen nehmen Medikamente ein, die nichts bewirken. Was in aller Welt könnte der Antrieb zu einem solchen Verhalten sein? Ich bin noch nie einem blinden Menschen begegnet, der eine Brille trägt, obgleich diese ihm die Sehkraft nicht zurückgeben kann.

Patienten mit schwerer Insomnie haben Ärzte über Ärzte aufgesucht. Sie waren bei Hypnotiseuren, Beratern, Akupunkteuren, Masseuren und Fachleuten für Biofeedback. Sie bloggen. Liebe Güte, wie viel diese Menschen bloggen.

Ich habe nicht nur an meinem Lehrstuhl viele Schlafvorträge gehört. Ich habe Vorlesungen gehalten und bei diesen Veranstaltungen Forschungsergebnisse vorgestellt, aber noch öfter lausche ich der Arbeit und den Forschungsergebnissen von Leuten, die klüger sind als ich. Ich will Ihnen ein Geheimnis verraten. Bei diesen geschlossenen medizinischen Sitzungen sprechen die Ärzte über Patienten mit chronischer Insomnie *nicht* so, wie sie zu Patienten mit chronischer Insomnie persönlich oder in gedruckten Arbeiten sprechen. Ich habe nie bei einem orthopädischen Vortrag zugehört, aber ich wette, dass die Knochenärzte über gebrochene Beine untereinander genauso sprechen wie gegenüber ihren Patienten.

Das Elend der Insomnie

Ich habe drei Kinder: eine Tochter und zwei Söhne. Meine Tochter ist derzeit in der Oberstufe der Highschool und wird höchstwahrscheinlich irgendwohin zum Studieren gehen. Es war eine interessante Erfahrung, sie durch ihre Schulzeit zu begleiten und ihren Werdegang zu beobachten.

Es ist gründlich erwiesen, dass die Art, wie Schüler – und da wiederum vor allem Mädchen – ihre Fähigkeiten in Mathe und Naturwissenschaften einschätzen, ihre Leistung in diesen Fächern stark beeinflusst. Diese individuelle Eigenschaft, »gut in Mathe« oder »schlecht in Mathe« zu sein, kann sich bereits recht früh herausbilden. Hat ein Schüler einmal den Stempel »schlechter Matheschüler« erhalten, wird er scheitern und letztlich einen Beruf meiden, der Mathe und Naturwissenschaften beinhaltet, selbst wenn seine mathematischen Fähigkeiten insgesamt eigentlich gut sind. Die Strategie, Mathe zu meiden, ist sinnlos, wenn Sie sich die Noten dieser Schüler anschauen. Oft erreichen Mädchen ebenso gute Noten wie die Jungen in ihrer Klasse. Mit anderen Worten spiegelt ihre Leistung ihre Fähigkeiten oder sogar ihre Prüfungsergebnisse nicht wider.

Ein ähnliches Phänomen ist bei Insomnie-Patienten zu beobachten. Der Schlafforscher Kenneth Lichstein nennt dies die »Insomnie-Identität«, ein, wie ich finde, großartiger Begriff. Er geht von dem Gedanken aus, dass sich der Insomnie-Patient selbst für einen schlechten Schläfer oder für jemanden hält, der nicht schlafen kann, und das häufig, obgleich das Gegenteil erwiesen ist. Speziell darauf zielt die KVT-I ab.

Ich erinnere mich daran, wie ich Mitte der 1990er-Jahre als Berater bei Camp Holiday Trails (Ferienlager für Kinder mit besonderen Bedürfnissen) arbeitete. Die Ärzte im Ferienlager äußerten unmissverständlich, dass wir Kinder mit Diabetes nicht als »die Diabetiker« oder Kinder mit Blutgerinnungsstörungen nicht als »die Bluter« bezeichnen sollten.

Warum nicht? Mir erschien das logisch.

»Weil das großartige Kinder sind, die sehr viel mehr zu bieten haben als nur dieses medizinische Problem. Die Krankheit definiert sie nicht und wir wollen auch nicht, dass sich dies ändert. Anstatt des Diabetikers ist es daher das Kind mit Diabetes.« Ein kleiner, aber entscheidender Unterschied.

Viele Patienten mit Insomnie sind »an Schlaflosigkeit Leidende« anstatt einfach »Menschen mit Schlafstörungen«. Die seltenen Male, bei denen ich schlecht schlafe, sehe ich mich selbst keine Sekunde lang als Mensch mit Schlafstörungen. Warum sollte ich auch? Sollte ich die vielen Nächte vergessen, in denen ich wunderbar geschlafen habe, die faulen Nickerchen im Urlaub oder den beschämend tiefen Schlummer, bei dem man sich selbst besabbert und in den ich auf den vielen Flügen falle, die mich jedes Jahr in alle Welt führen? Zählt dieser Schlaf nicht?

Natürlich zählt er, aber für den Patienten mit Insomnie-Identität wird das Selbstbild, ein schlechter Schläfer zu sein, von solchen Kleinigkeiten wie der Realität oder irgendwelchen Fakten nicht beeinflusst. Es ist tatsächlich gut dokumentiert, dass Insomnie-Patienten ihre Nächte, in denen sie gut schlafen – Nächte mit sieben Stunden Schlaf – häufig ignorieren und nur über die schwierigen Nächte berichten.

Bei Patienten mit schwerer Insomnie müssen wir in einer Welt arbeiten, die sich auf die Realität bezieht, mit blauem Himmel und grünem Gras. Noch einmal zurück zu der Matheschülerin, schauen wir uns ihre Noten an. Wow, jedes Mal Note 1 oder 1+ in zwei Tests und sechs mündlichen Tests? Und eine 3 in einer Hausaufgabe! Sie ist eine fantastische Matheschülerin! Es ist sehr wichtig für sie, das auch zu wissen, denn es könnte ihr Selbstvertrauen und ihre Eigenidentität für immer prägen. Ja, sie hat eine 3 bekommen, aber sie hat die Fehler verstanden, die sie bei der Aufgabe gemacht hatte, daher ist es keine große Sache. Sicher nichts, was zu viel Beachtung finden müsste.

Insomnie-Patienten haben sich dafür entschieden, schlechte Schläfer zu sein, und diese Identität zieht normalerweise das entsprechende Unvermögen nach sich.

Unter Berücksichtigung dieser Tatsache können wir eine Tabelle aller Schlafpatienten erstellen:

Finden Sie Ihre Schlafidentität

		Schlafqualität	
		Ausgezeichnete Schlafqualität	Schlechte Schlafqualität
Schlafidentität	Positive Schlafidentität/ Kaum Leidensdruck	Normale Schläfer mit korrekter Selbstwahrnehmung (Gute Schläfer und das wissen sie)	Schlechte Schläfer mit gestörter Selbstwahrnehmung (schlechte Schläfer, die jedoch glauben, gut zu schlafen)
	Negative Schlafidentität/ Großer Leidensdruck	Gute Schläfer mit gestörter Selbstwahrnehmung (Gute Schläfer, die ihren Schlaf jedoch als schlecht empfinden)	Schlechte Schläfer mit korrekter Selbstwahrnehmung (schlechte Schläfer, die sich des Problems bewusst sind)

Ein Blick auf diese Tabelle zeigt Ihnen, dass es Menschen gibt, die schlecht schlafen und sich als schlechte Schläfer erkennen. Ebenso gibt es diese aufreizenden Menschen, die großartig schlafen, dies wissen, und Ihnen gerne genüsslich in allen Einzelheiten darüber berichten.[63]

Achten Sie nun auf die grau unterlegten Kästchen. Das sind die Personen, die Lichstein und andere als Schläfer mit falscher Selbstwahrnehmung bezeichnen. Bei ihnen passen die Schlafbeschwerden und ihr tatsächlicher Schlaf nicht zusammen. Es sind Menschen wie meine Schlafapnoe-Patienten, die schrecklich schlechte Schläfer sind. Sie röcheln, husten, treten, stöhnen und keuchen die ganze Nacht, halten ihren Partner damit wach, haben jedoch keine Ahnung, warum man sie in die Klinik schickt, auch nicht, wenn sie in meinem Wartezimmer eingeschlafen waren. Sie halten sich für ausgezeichnete Schläfer.

Es gibt noch eine andere Gruppe von Schläfern mit falscher Selbstwahrnehmung. Es sind Menschen, die nachts gut durchschlafen. Sie

---

63 Wenn Sie auch dazugehören, muss ich Sie jetzt schon fragen, warum Sie Geld für mein Buch ausgegeben haben? Gönnen Sie sich besser eine schöne Massage!

schlafen viel und ihre Schlafqualität scheint ausgezeichnet zu sein. Häufig sehen wir diese Patienten im Rahmen einer Schlafstudie, die ihren großartigen Schlaf bestätigt. Trotz dieses scheinbar ausgezeichneten Schlafes stehen diese Menschen neben sich, weil sie ihre Schlafqualität als sehr schlecht empfinden.

Studien haben diese unterschiedlichen Schläfer untersucht. Insbesondere eine Studie schaute sich gute Schläfer im Vergleich zu schlechten Schläfern an, die kaum Leidensdruck hatten (»mit falscher Selbstwahrnehmung«) und schlechte Schläfer mit hohem Leidensdruck. Der Vergleich beider Gruppen erfolgte auf der Basis:

1. Ihrer Schlafqualität
2. Der von ihnen berichteten Müdigkeit, ihrer Schläfrigkeit (erinnern Sie sich an den Unterschied!) und ihren kognitiven Fähigkeiten[64]

In zwei getrennten Gruppen, die im Jahr 2000 an einer Studie teilnahmen (136 Probanden im Studentenalter und 194 ältere Erwachsene), hatten die schlechten Schläfer mit hohem Leidensdruck praktisch dieselbe Schlafqualität wie schlechte Schläfer mit geringem Leidensdruck, ihre Schlafqualität war weit schlechter als bei den guten Schläfern. Bei der Funktionalität jedoch hatten die schlechten Schläfer mit großem Leidensdruck mehr Depressionen, Schläfrigkeit/Müdigkeit und kognitive Beeinträchtigungen als die schlechten Schläfer mit geringem Leidensdruck. Darüber hinaus schienen anhand dieser Messungen die schlechten Schläfer mit geringem Leidensdruck auf einem vergleichbaren Niveau zu funktionieren wie die guten Schläfer. Anders gesagt müssen Sie nicht gut schlafen, um sich großartig zu fühlen. Sie müssen nur daran glauben!

Leider ist auch das Gegenteil möglich. Sie müssen gar nicht schlecht (oder zu wenig) schlafen, um sich schlecht zu fühlen, Sie müssen es nur glauben. Auch dies wurde in den Studien beobachtet. Gute Schläfer mit hohem Leidensdruck funktionierten schlechter als gute Schläfer mit ge-

---

64 Das Ausmaß einer kognitiven Verschlechterung bei Insomnie kann gar nicht übertrieben werden, denn die meisten meiner Insomnie-Patienten berichten, sie seien in der Arbeit mental »dysfunktional«, was häufig durch nichts bestätigt wird.

ringem Leidensdruck. So weit gab es keine Überraschung. Was jedoch überraschte war, dass die schlechten Schläfer mit hohem Leidensdruck ähnlich funktionierten wie die guten Schläfer mit hohem Leidensdruck. Das ist aufschlussreich bezüglich der »Dysfunktion«, die bei Insomnie-Patienten beobachtet wird. Diese Dysfunktion hängt eher mit der Ansicht des Patienten über seine Schlafqualität (und dem daraus resultierenden Stress) zusammen als mit dem tatsächlichen Schlaf!

Wir kommen nun zu der ersten knallharten Frage, die ich Ihnen über Ihr Schlafproblem stellen werde:

Könnte Ihre Verzweiflung über Ihren Schlaf, zumindest teilweise zu Ihrem Problem beitragen? Ist diese ganze Schlafgeschichte in Ihrem Kopf vielleicht eine größere Sache als in Wirklichkeit?

Was wir hier brauchen, ist ein ehrliches Feedback darüber, wie andere Menschen Sie und die Bedeutung wahrnehmen, die der Schlaf in Ihrem Leben spielt.

Übung zur Bewertung Ihrer Schlaf-Verzweiflung

1. Suchen Sie einen Freund aus, den Sie gut kennen, mit dem Sie aber nicht in einer Beziehung sind.
2. Sagen Sie diesem Freund, dass Sie an einem Projekt für einen Online-Kurs arbeiten.
3. Beschreiben Sie das Projekt als eine Übung, bei der Dinge untersucht werden, die die Menschen voneinander unterscheiden.
4. Sagen Sie Ihrem Freund, dass Sie ihm einige Fragen vorlesen werden und er solle darauf mit Ja oder Nein antworten.
5. Die erste Frage lautet: »Bin ich ein guter Mensch?« Ihr Freund wird Ja sagen und diese Frage wird ihn entspannen. Antwortet Ihr Freund mit Nein, ist mir klar, warum Sie nachts verzweifelt sind und nicht schlafen können.

6. Die nächste Frage lautet: »Bin ich gut in meinem Job?« und dann »Bin ich hinreichend gesund?«
7. Als Nächstes fragen Sie: »Schlafe ich gut?«
   Für einen Freund, mit dem man weder zusammen lebt noch zusammen schläft, ist das eine Frage, die er nicht so einfach beantworten kann, es sei denn, er hört Sie darüber sprechen. Ich kenne meine Assistentin Tammy seit zehn Jahren. Wir arbeiten in einer Schlafklinik, wo wir unseren Lebensunterhalt damit verdienen, über den Schlaf zu sprechen. Ich habe nicht die geringste Ahnung, wie gut sie schläft. Ich vermute ziemlich gut, weil sie noch nie darüber geklagt hat.
8. Wenn Sie eine der folgenden Antworten hören, haben Sie vielleicht ein Problem:
   – Nein.
   – Liebe Güte, nein!
   – Gelächter, gefolgt von der Gegenfrage: »Das fragst du jetzt nicht ernsthaft, oder?«

Schauen Sie sich an dieser Stelle die Antworten auf die beiden Fragen unter Punkt 6 noch einmal an. Wenn beide Fragen mit Ja beantwortet wurden, sind Sie über Ihren Schlaf vielleicht verzweifelter als Sie glauben.

Insomnie-Identität

Meiner Meinung nach sind die Forschung und die Schriften von Charles Morin über Insomnie geradezu ein Evangelium. Sein Buch *Insomnia: Psychological Assessment and Management* von 1993 gilt bei meinem Berufsstand als heiliger Text. Durch seine Arbeit hat Morin wirklich das Alte Testament für die Behandlung der Insomnie geschrieben, das praktisch jeder rezitieren kann, der Schlafprobleme hat. So wie Moses die Zehn Gebote verkündete, verbreitet auch Morin das Wort und versucht, sein Volk ins gelobte Land des Schlafes zu führen. Ich würde die wesentlichen Botschaften seines Werkes wie folgt zusammenfassen.

Die zehn Schlaf-Gebote

1. Du sollst keinerlei Schlafhilfen, Geräuschmaschinen oder Schlaf-Apps für das iPhone verehren.
2. Du sollst kein Götzenbild der Insomnie erschaffen und dann für alle schlechten Dinge in deinem Leben verantwortlich machen.
3. Du sollst den Namen des Herrn nicht missbrauchen, wenn du versuchst zu schlafen, aber nicht schlafen kannst.
4. Gedenke des Sonntags. Halte ihn heilig. Höre auf, an diesen Tagen auszuschlafen.
5. Ehre deine Mutter und deinen Vater. Höre auf, ihre Gene für deine Insomnie verantwortlich zu machen.
6. Du sollst nicht töten, stehlen oder Ehebruch begehen. Diese Schuld würde deinen Schlaf wirklich ruinieren.
7. Schlaf ist das Wichtigste auf der Welt. Der Schlaf von heute Nacht ist relativ bedeutungslos.
8. Du wirst morgen nach einer schlechten Nacht nicht so schlecht drauf sein, wie du glaubst.
9. Benütze das Bett nur zum Schlafen und für Sex. Wenn du im Bett bist, ohne zu schlafen oder dich fortzupflanzen, steh auf.
10. Du sollst nicht begehren deines Partners fantastischen Schlaf. Du wirst niemals so schlafen – schraube deine Erwartungen herunter.

Okay, das sind nicht *genau* Morins Hinweise zum Schlaf, aber es könnten ebenso gut heilige Gebote sein, weil das meiste, was Sie über Ihre guten Schlafgewohnheiten »wissen«, von Morin stammt. Ich vermute, diese Gebote sind Ihnen nicht neu. Wenn es Sie geheilt hat, zu lesen »Benütze das Bett nur zum Schlafen und für Sex«, (1) nichts zu danken und (2) in welcher Höhle haben Sie bisher gelebt? Diese Standardtipps tauchen in jedem Schlafbuch, jedem Zeitschriftenartikel und Blog auf diesem Planeten auf.

Da die Insomnie der Patienten chronisch ist, fangen viele an, ihre Schlafprobleme in ihre Kernidentität aufzunehmen. In manchen Fällen rückt die Tatsache, ein »schlechter Schläfer« zu sein, ins Zentrum dessen, wer sie sind. Das Problem dabei ist: Sollte jemand irgendetwas an ihrer vermeintlichen Kernidentität unvermittelt anfechten, können die Folgen schwerwiegend sein.[65] Schauen Sie sich an, welche Verwüstung eine Scheidung anrichtet. Sie sind plötzlich kein Ehemann oder keine Ehefrau mehr, dieser zentrale Aspekt, der Sie definiert hat, ist verschwunden.

Ziehen Sie beim Lesen dieses Abschnitts unvoreingenommen in Betracht, dass in dem, was ich hier sage, ein winziges Körnchen Wahrheit stecken könnte. Weiß Ihre Familie, dass Sie mit dem Schlafen zu kämpfen haben? Wenn ja, warum? Haben Sie das auf Ihrer alljährlichen Weihnachtskarte geschrieben?[66] Erzählen Sie Leuten, die Sie gerade erst auf einer Party kennengelernt haben, dass Sie nicht schlafen können? Empfinden Sie, wenn jemand erzählt, dass er Schlafprobleme hat, den überwältigenden Drang, dessen Geschichte über seine Schlaflosigkeit zu toppen, so wie diese Kristen Wiig in *Saturday Night Live*, die immer noch einen Tick besser sein muss als andere?

Sehen Sie die Insomnie als das, was sie wirklich ist, und sehen Sie sich selbst als die Person, die Sie sind.

Und weiter geht's. Ich werde jetzt etwas äußern, was Sie sehr wütend machen wird, sodass Sie mein Buch am liebsten wegwerfen würden.

Insomnie ist gar nicht so schlimm.

Schauen Sie sich einmal die Top-100 der Todesursachen an:

Herz-/Kreislauferkrankungen, Krebs (alle Arten), Atemwegserkrankungen, Unfälle, Schlaganfall, Alzheimer, Diabetes mellitus, Atemwegsinfektionen (Grippe, Lungenentzündung), Nierenentzündung/Nephropathie, Suizid, Blutvergiftung, Lebererkrankung, hypertensive Herzkrankheit, Parkinson, Mord, Infektionskrank-

---

65 Denken Sie an die Reaktion von Luke Skywalker auf Darth Vaders Aussage, er sei sein Vater.
66 Schreiben Sie das immer auf Ihrer alljährlichen Weihnachtskarte? »Frohe Weihnachten! Grüße vom Times Square! Ich kann immer noch nicht schlafen. Hoffentlich schenkt mir der Weihnachtsmann dieses Jahr endlich einen guten Schlaf. Kommt mich doch mal besuchen!«

heit/Parasitenerkrankung, Herzanfall, HIV/AIDS, chronisch obstruktive Lungenerkrankung, perinatale Erkrankungen, Erkrankung des Verdauungsapparates, Durchfallerkrankungen, Waffengewalt, Krieg, Tuberkulose, Malaria, Lungenkrebs, Verkehrsunfall, Kinderkrankheiten, neuropsychiatrische Störungen, Magenkrebs, Krankheiten des Urogenitalsystems, Leberzirrhose, Dickdarmkrebs, Leberkrebs, Masern, Erkrankungen während Schwangerschaft und Entbindung, angeborene Missbildungen, Mangelernährung, Brustkrebs, Speiseröhrenkrebs, entzündliche Herzerkrankung, Demenz außer Alzheimer, Stürze, Ertrinken, Vergiftung, Lymphom/multiples Myelom, rheumatische Herzerkrankung, Karzinome der Mundhöhle und des Oropharynx, Brandverletzungen, Keuchhusten, Prostatakrebs, Leukämie, Magengeschwür, Protein-Energie-Malnutrition, endokrine Störungen, Asthma, Gebärmutterhalskrebs, Bauchspeicheldrüsenkrebs, Wundstarrkrampf, Geschlechtskrankheiten, Blasenkrebs, Meningitis, Syphilis, Eisenmangelanämie, Eierstockkrebs, Tropenkrankheiten außer Malaria, Epilepsie, Muskel-Skelett-Erkrankungen, Hepatitis B, Alkoholmissbrauch, Drogenmissbrauch, Gebärmutterkrebs, Hautkrankheiten, Melanom und anderer Hautkrebs, Hepatitis C, Leishmaniose, Trypanosomiasis (Afrikanische Schlafkrankheit) …

Ich gebe auf. Das ist die vollständigste Liste, die ich zusammenbekomme. Fällt Ihnen auf, welche Diagnose auf der Liste fehlt? Richtig. Insomnie.

Niemand stirbt an Insomnie. Das ist schön. Es kann eher passieren, dass Sie durch zu viel Schlaf sterben (Afrikanische Schlafkrankheit), als an Insomnie. Hören Sie auf, sich so viele Sorgen deswegen zu machen.

Der hervorragende Schlafexperte Michael Thorpy bezog sich darauf in einem Blog der *New York Times* mit dem Titel »Können Sie an Insomnie sterben?« Darin betonte er gegenüber den Lesern den Unterschied zwischen Schlafmangel und Insomnie und schrieb, während chronische Insomnie nicht direkt zum Tode führe, erhöhe Schlafmangel das Risiko für die Entwicklung anderer schwerer Krankheiten mit erhöhter Mortalität. Diese Krankheiten sind eine andere Sache. Es wäre super, wenn irgendjemand den Medien diese Botschaft weiterleiten könnte.

Insomnie ≠ Schlafmangel

Diese Begriffe sind nicht synonym. Bitte trennen Sie sie in Ihrem Kopf. Wenn Matt Lauer im Fernsehen darüber spricht, dass Schlafmangel die

Ursache für ein Zugunglück im Staat New York war oder dass eine Studie mit Schichtarbeitern, die unter Schlafmangel litten, zeigte, dass sie prädisponiert sind für einige schlechte gesundheitliche Folgen, spricht er nicht über Sie. Warum ist das so wichtig? Weil sich, wenn Sie den Unterschied nicht verstehen, das wichtigste Element für eine Insomnie entwickelt: Angst.

Insomnie und Angst gehören zusammen

Ich habe über 20 Jahre meines Lebens damit zugebracht, mit dem Schlaf zu arbeiten und über den Schlaf nachzudenken. Die Tatsache, so viel Zeit auf ein so kleines Studienfeld wie den Schlaf aufzuwenden, gab mir Gelegenheit, Tausende von Patienten zu sehen, von vielen unglaublich intelligenten Schlafärzten beraten zu werden und die Forschungsarbeiten und Gedanken zahlloser weiterer Fachleute zu lesen. So wie Stephen Hawking versuchte, die Funktionsweisen des Universums in einer einzigen einheitlichen Theorie zusammenzufassen, hat mein erdgebundenes Gehirn versucht, das komplizierte Feld der Insomnie in etwas viel Einfacheres zusammenzufassen: ein Wort.

Für mein Gefühl geht es bei der Insomnie wirklich nur um eine Sache: Angst.

Als ich klein war, liebte ich die Dunkelheit nicht sonderlich. Einmal versuchten ein Freund und ich, draußen zu schlafen, in einem winzigen Häuschen, das mein Vater uns im Wald gebaut hatte. Ich erinnere mich, wie ich in meinem Schlafsack lag, zu meinem Freund schaute und dachte: »Das wird nie was.« Ich weiß noch genau, dass ich auf meinem kleinen batteriebetriebenen JVC-Jammerkasten die Einleitung zu Gary Wrights »Dream Weaver« hörte und durchdrehte. Wir rannten beide bergauf zu mir nach Hause in die Sicherheit meines Zimmers der frühen 1980er-Jahre.

Lassen Sie uns die Situation aufschlüsseln. Wir waren aufgekreuzt, um in dem kleinen Haus zu schlafen. Mit *kleinem Haus* meine ich wirklich ein kleines Haus: ein 2 × 4-Meter-Bau mit Isolierung, Holzwänden, Dachschindeln usw. Es hatte sogar eine kleine Terrasse mit Blick über den Wald hinter unserem Haus. Es war gut gebaut und total sicher. Man konnte von innen zusperren. Nichts konnte dann in dieses Haus gelangen. Ich wette, selbst ein wütender Bär hätte nicht einbrechen können. Es gab anders gesagt nichts, wovor wir uns, vernünftig betrachtet, hätten fürchten müssen.

Eine solche Furcht hat jedoch mit Vernunft nichts zu tun. Genau wie Angst vor Clowns (die zufälligerweise auf der Tapete dieses winzigen Hauses zu sehen waren). Wir fürchteten uns vor etwas, wofür es keinen vernünftigen Grund gab. Das ist das Magische an diesen Ängsten, sie haben mit Logik oder Realität nichts zu tun. Man kann ihnen Realität verleihen (etwa indem man sagt »Wir waren dort und hörten die Tritte eines Bären und sind knapp mit dem Leben davongekommen«), normalerweise ist das jedoch nur eine Auslegung, um etwas zu bestätigen, aber es ist keine Erklärung.

Und so waren wir also wieder in meinem Zimmer. »Dream Weaver« war gnädig durch »Centerfold« von der J. Geils Band ersetzt worden. In meinem Zimmer waren weder Bären noch verwirrte, aus dem Gefängnis ausgebrochene Mörder zu sehen oder wurden dort auch nur vermutet … Innerhalb von Minuten waren wir eingeschlafen.

Tatsächlich hatte ich die Entscheidung, nicht zu schlafen, bereits getroffen, bevor wir in dieser Nacht in dem kleinen Häuschen in unsere Schlafsäcke geschlüpft waren. Als wir eine Liste mit allem erstellten, was wir für das Übernachtungsabenteuer brauchen würden, wusste ich irgendwie in meinem Hinterkopf, dass wir letztlich in meinem Zimmer landen würden. Ich war wirklich willens, es zu probieren, aber ich war, bereits bevor wir zu Hause aufbrachen, darauf eingestellt, dass ich wahrscheinlich nicht würde schlafen können. Als ich dann draußen war und merkte, dass der Kampf begann, setzte die Angst ein, nicht schlafen zu können, und damit war die Sache gelaufen.

Angst ist eine zentrale Komponente der Insomnie. Damit etwas wie die Insomnie Macht über Sie bekommen kann, muss Angst eine primäre Rolle spielen. Natürlich können Sie verschiedene Bezeichnungen dafür finden, aber egal wie Sie es drehen und wenden, die Patienten kommen zumindest teilweise wegen ihrer Angst in meine Praxis.

»Ich bin *besorgt*, meine Gesundheit könnte leiden, wenn ich nicht schlafe.«

»Ich *fürchte* die Einsamkeit und Langeweile, wenn ich nachts wach bin.«

»Ich bin *beunruhigt*, am nächsten Tag in der Arbeit dysfunktional zu sein, und kann es mir in meinem Beruf nicht leisten, nicht auf Zack zu sein.«

»Ich *habe entdeckt*, dass meine anderen gesundheitlichen Probleme und Schmerzen, die ich habe, schlimmer werden, wenn ich nicht schlafe; daher sagt mein Rheumatologe, es sei besonders wichtig, dass ich nachts schlafen kann.«

Der Hintergrund all dieser Aussagen ist Angst. Ersetzen Sie jedes kursiv gesetzte Wort durch *Angst*, dann sehen Sie sofort eine andere Motivation hinter der Aussage. Die Patienten werden in diese Angst hineingezogen, das gilt aber auch für andere Familienmitglieder, Ärzte und sonstige Therapeuten. Denken Sie einmal darüber nach. Wenn Ihr Kind sagen würde: »Mama, ich kann nicht schlafen ... ich habe wochenlang nicht geschlafen«, was würden Sie darauf antworten?

Sie werden mit Ihrer Schlaflosigkeit niemals zurechtkommen, solange Sie die Angst nicht erkennen und unter Kontrolle bekommen, die Angst, die Sie erleben können, wenn sich der Schlaf nicht auf die gewünschte Weise einstellt. Stellen Sie sich vor, dass Sie heute Nacht ins Bett gehen und nach 30 Minuten noch wach sind. Hellwach. Welcher Dialog wird in Ihrem Kopf ablaufen? Was ist, wenn es völlig unlogisch ist, dass Sie noch so wach sind?

Ich erinnere mich an die Zeit meines Medizinstudiums in Atlanta, wo ich manchmal früh aufstand, zur Uni ging und dort den ganzen Tag über blieb. Nach den Vorlesungen traf ich mich mit meiner Frau, die mit Unterrichten für diesen Tag fertig war. Wir gingen ins Fitnessstudio auf dem Unigelände, nach dem Training gingen wir nach Hause, bereiteten das Abendessen zu und nach dem Essen ging ich wieder ins Schlafzentrum, um nachts an den laufenden Schlafstudien zu arbeiten. Ich war die ganze Nacht über wach und kam Samstagmorgen nach Hause. Sogar nach den vielen Stunden, in denen ich wach gewesen war, und dem Zustand völliger Erschöpfung, in dem ich mich befand, kann ich mich noch lebhaft daran erinnern, dass ich das Futonbett bestieg und manchmal mit dem Einschlafen zu kämpfen hatte. »Das ist doch merkwürdig«, dachte ich und war über mein Gehirn erstaunt, das sich auch in so einem Moment nicht für den Schlaf interessierte.

Das Wichtigste jedoch ist, dass ich mich daran erinnere, dass es mir nicht wirklich etwas ausmachte. Das Bettzeug war kühl und bequem. Das Zimmer war dunkel und ruhig. Ich hatte kein Lehrbuch für Pathophysiologie vor mir und auch keinen Stapel Rechnungen, die ich hätte bezahlen müssen. Ich lag einfach nur von Schläfrigkeit berauscht da, aber dennoch hellwach. Machte mir das etwas aus? Überhaupt nicht. Fürchtete ich die Konsequenzen? Nein. Ich sah es als eine Art Win-Win-Situation. Falls ich einschlief: win. Falls nicht: win. Zumindest musste ich nicht einkaufen gehen.

Wenn Sie mit guten Schläfern sprechen, merken Sie immer wieder, dass diese mit ihrem Schlaf total locker und entspannt umgehen. »Passt schon, Kumpel.« Sie werden von der inneren Überzeugung beseelt, dass es ihnen prinzipiell gut gehen wird, egal wie es mit dem Schlafen in dieser Nacht klappt. Genau diese Mentalität müssen Sie finden, sonst sind Sie dazu verurteilt, für immer zu kämpfen.

Die Angst, »nicht schlafen zu können«, ist weit verbreitet. Erkennen Sie sie. Tappen Sie nicht in die Falle. Kontrollieren Sie das, worüber Sie die Kontrolle haben. Denken Sie anschließend nicht mehr daran. Ich weiß, das ist schwer. Sie kämpfen schon so lange, um schlafen zu können. Aber Sie bekommen das hin.

Die schmerzliche Wahrheit: Die primäre Insomnie verstehen

Leider muss ich zugeben, dass es bei einer kleinen Gruppe von Menschen so aussieht, als würden sie ihre Schlafprobleme nicht unter Kontrolle bekommen.

Sie haben alles versucht. Haben Bücher über Bücher gelesen. Haben das Internet durchforstet und Kurse in Hypnotherapie absolviert. Sie waren bei Ärzten, Spezialisten, Therapeuten ... nichts hat geholfen. Das geht über eine schwere Insomnie hinaus. Das ist wirklich heimtückisch.

Viele Bücher kneifen, wenn es um Personen geht, die unter einer chronischen, unbehandelbaren, »Bei-mir-wirken-keine-Pillen«-Insomnie leiden. Sie bezeichnen es beispielsweise als »primäre Insomnie«, empfehlen den Betroffenen, ihre Schlafhygiene zu verbessern und weniger Zeit mit Versuchen zu verbringen einzuschlafen und dann geht es weiter im Text. Manchmal wird noch eine neue Schlaftablette vorgeschlagen, aber normalerweise wird dies von einem Schulterzucken und einem gönnerhaften Kopftätscheln begleitet.

Interessanterweise beschließen viele Bücher über Insomnie das Thema primäre Insomnie etwa so, wie Jimmy Kimmel seine Show beendet, nämlich mit der Bemerkung: »Sorry. Wir haben mit unserer Show bereits die Zeit überzogen und konnten leider nicht mehr mit Matt Damon sprechen. Hoffentlich kann er morgen wiederkommen.« Jimmy hat gar nicht wirklich die Absicht, mit Matt zu sprechen, und auch viele Schlafärzte, die Bücher schreiben, beabsichtigen nicht wirklich, über die primäre Insomnie zu sprechen.

Was ist eine primäre Insomnie? Wenn ich das nur wüsste. Wenn das nur irgendjemand wüsste. Ich könnte etwas in der Art schreiben wie »Wenn das Gehirn die chemischen Stoffe nicht produziert, die den Schlaf einleiten und aufrecht erhalten«, aber ich bin nicht sicher, ob ich oder die meisten Schlafärzte wirklich glauben, dass dies in den meisten Fällen auch zutrifft. Ich glaube, dass es Menschen mit primärer Insomnie gibt, aber dass sie ebenso selten sind wie die World-Series-Ringe der Milwaukee Brewers.

Jedes Mal wenn ich einen Patienten sehe, bei dem ich denke, es könne sich um primäre Insomnie handeln, widerlegt die Untersuchung seines Schlafes durch Protokolle, Aktigraphie-Auswertungen oder eine echte Schlafstudie normalerweise meine Vermutung. Darüber hinaus gibt es die vermeintliche »Behinderung« normalerweise gar nicht, und worin auch immer sie bestehen sollte, ist sie praktisch nie mit übermäßiger Tagesschläfrigkeit verbunden. Inzwischen sind viele, viele Jahre vergangen und ich habe noch niemanden mit primärer Insomnie gefunden.

Mit anderen Worten: Bei den vielen schrecklichen Dingen, die eine solche Insomnie einem Patienten angeblich beschert, scheint sie es recht gut zu schaffen, dass sich der Patient tagsüber sehr wach fühlt. In vielen Fällen hellwach.

Denken Sie darüber einmal in aller Ruhe nach.

Das Problem dabei ist: Selbst wenn jemand mit primärer Insomnie in meiner Klinik auftaucht, lautet die Wahrheit, dass die Schlafwissenschaft dafür keine Lösung hat. Wir können alle Schlafhilfen ausprobieren, die im nächsten Kapitel genannt werden. Wir können es mit Antidepressiva versuchen. Wir können unüblichere Medikamente einsetzen wie Natriumoxybat, ein Arzneimittel gegen Narkolepsie, ähnlich dem Gammahydroxybutyrat (GHB).

Im Endeffekt lautet die hässliche Wahrheit: Wenn Sie an einer echten primären Insomnie leiden, kann Ihnen die Schlafmedizin aktuell nicht helfen. Sie werden vielleicht für den Rest Ihres Lebens mit der Insomnie belastet sein. Der beste Rat, den ich Ihnen geben kann, lautet, Sie sollten an der Akzeptanz der Situation arbeiten. Es ist keine tödliche Krankheit. Wie wir bereits gesehen haben, kann Ihre Haltung gegenüber dem Schlafproblem tatsächlich eine sehr große Rolle für Ihre Fähigkeit spielen, auf einem hohen Niveau leistungsfähig zu sein. Betrachten Sie es unter einem positiven Aspekt: Die Krankheit beschert Ihnen abends mehr Zeit für verschiedene Aktivitäten. Ja, Sie werden vielleicht etwas müde sein, aber dafür gibt es Medikamente, wenn Sie das wollen.

Beim Sport sagte man mir immer, ich solle die Dinge kontrollieren, über die ich eine Kontrolle habe. Dasselbe versuche ich, meinen Kindern beizubringen. Tut mir leid, wenn das jetzt wie eine Moralpredigt klingt, aber Sie haben einfach keine Kontrolle darüber, ob Therapien bei Ihrer Insomnie erfolgreich sind oder nicht. Kontrollierbar ist nur Ihre Reaktion auf die Verzögerung beim Einschlafen.

Das führt Sie zu meinem Plan: Fake it till you make it, soll heißen, tun Sie so als ob, bis es richtig klappt. Tun Sie so, als wären Sie ab sofort ein großartiger Schläfer. In den Nächten, in denen Sie hervorragend schlafen, überrascht Sie das nicht. In den Nächten, in denen Ihr Schlaf nicht ganz so fantastisch ist, kein Problem … eine Lappalie.

Übung: Gedankenkontrolle

1. Sprechen Sie einen Monat lang nicht über Ihren Schlaf. Sprechen Sie wirklich überhaupt nicht darüber. Wenn Sie direkt danach gefragt werden, antworten Sie einfach: »Ich habe gut geschlafen.« Nicht über Ihren Schlaf zu sprechen, beinhaltet auch, ihn für nichts, was geschieht, verantwortlich zu machen. »Tut mir leid, liebe Kollegen, dass ich heute Morgen etwas zu kämpfen habe … ich hatte eine schreckliche Nacht«, ist ein No-Go.
2. Meiden Sie einen Monat lang jegliche Medien zum Thema Schlaf, also Selbsthilfebücher (dieses hier lesen Sie natürlich weiter), Internetseiten/Blogs, Fernsehsendungen, Zeitschriftenartikel usw.
3. Falls Sie von jemandem gefragt werden, um welche Zeit Sie normalerweise einschlafen (nicht ins Bett gehen), nennen Sie die früheste Zeit, zu der Sie nachts ins Bett gehen.
4. Üben Sie, wenn Sie wach im Bett liegen, eine zielgerichtete Aktivität. Nutzen Sie die Zeit zum Meditieren. Arbeiten Sie daran, den Kopf frei zu bekommen und den Körper zu entspannen. Schieben Sie dem Stress einen Riegel vor. Für viele Patienten kann es bemerkenswert erholsam sein, einfach nur auszuruhen. Setzen Sie sich das Ausruhen (also etwas, was Sie kontrollieren können) zum Ziel, nicht den Schlaf.
5. Eine weitere Strategie ist, dass Sie sich vorstellen, nachts eine Aufgabe zu erfüllen. Meinen sportlichen Patienten stelle ich Aufgaben, die mit ihrem Sport zu tun haben. Einem Basketballspieler sage ich: »Ich möchte, dass Sie 50 Freiwürfe perfekt werfen.« Einem Pitcher stelle ich die Aufgabe: »Schaffen Sie 50 perfekte Würfe.« Ich habe einen Patienten, der gerne Golf spielt, während seine Frau sich gerne vorstellt, Bananenbrot zu backen. Egal, was Sie sich aussuchen, Sie müssen sich jedes kleinste Detail genau vorstellen, bis zum Druck auf die Banane, die Sie schälen. Da das Gehirn zwischen einer nur vorgestellten und einer tatsächlichen Aktivität nicht einfach unterscheiden kann, werden Sie feststellen, dass sich Ihr Golfschlag ebenso verbessert wie Ihre Zufriedenheit mit dem Schlafen.

6. Nehmen Sie sich irgendwann im Lauf des Tages Zeit dafür, sich vorzustellen, dass Sie ein guter Schläfer sind. Sollten Sie je die Gelegenheit haben, machen Sie ein Foto von Ihren Füßen in einer Hängematte (oder finden Sie einfach irgendein Foto von Füßen in einer Hängematte). Posten Sie das Foto auf Ihrem Instagram-Account und schreiben Sie dazu: »Man braucht nur einen Strand und eine Hängematte, um zu schlafen wie ein Baby.« Hey, fake it till you make it.
7. Wenn das alles nichts nützt, treten Sie in die Armee ein oder werden Sie Assistenzarzt. In einem Trainingslager oder während der Rufbereitschaft im Krankenhaus sind Schlafstörungen unbekannt!

Letzter Punkt: Erinnern Sie sich an meine endlose Liste der Ursachen für Müdigkeit in Kapitel 3? Es ist sehr einfach, sich eine dieser Krankheiten zuzulegen und wirkliche Müdigkeit zu empfinden. Wenn Sie Tag für Tag aufwachen und das Gefühl haben, nicht einmal genügend Energie zu haben, um den Fernseher über die Fernbedienung einzuschalten, können Sie anfangen, Ihren Schlaf für Ihre verheerende Müdigkeit verantwortlich zu machen (starke Hinweise darauf gibt es, wenn Ihr Ergebnis auf der Epworth-Schläfrigkeitsskala unter 10 liegt!). Mit zunehmender Müdigkeit fangen die Patienten an, wegen ihres Schlafes immer mehr Stress zu empfinden, weil sie entschieden haben, sie würden sich deshalb tagsüber so mies fühlen. Sie gehen früh ins Bett, um mehr Schlaf zu bekommen, wodurch sie ihre Fähigkeit einzuschlafen, nur noch weiter verschlechtern.

Bedenken Sie Folgendes: Dysfunktionaler Schlaf kann sicher dazu führen, dass man sich mies fühlt, und ist normalerweise mit einem *gesteigerten* Schlafdrang verbunden, nicht mit einem *verminderten* Schlafdrang, wie ihn viele Insomnie-Patienten haben. Prüfen Sie Ihren Schlaf, aber Sie und Ihr Hausarzt sollten niemals alles auf die Karte Schlaf setzen. Es könnte verhindern, die wahre Ursache dafür zu finden, warum Sie sich wie in der Hölle fühlen.

Mehr kann ich Ihnen nicht bieten. Mehr wird Ihnen niemand bieten können. Wenn Sie dennoch kein perfekter Schläfer sind, bleiben Sie dran. Wer sich das erste Mal auf ein Fahrrad setzt, ist selten gleich ein perfekter

Radfahrer. Schlafen ist eine Fertigkeit. Sie können diese Fertigkeit verbessern, vielleicht sogar perfektionieren.

Kapitel 10: Zusammenfassung

1. Angst und Hilflosigkeit sind die Nahrung der Insomnie. Die Lösung ist eine Aufklärung in Sachen Schlaf. Bezüglich der Hilflosigkeit besteht die Lösung darin, alles zu kontrollieren, was kontrollierbar ist, und den Rest laufen zu lassen. Sie haben die Macht darüber. Insomnie kann nur bei einem Menschen bestehen, der sich darum sorgt.
2. Manchmal haben Sie alles kontrolliert, was in Ihrer Macht stand; sie gehen ins Bett, nachdem Sie wirklich lange aufgeblieben waren, und können dennoch nicht sofort einschlafen. Manchmal kommt das Footballteam der Appalachian State University nach Ann Arbor und schlägt Michigan im Football. Manchmal wird Tyson von Buster Douglas besiegt. Manchmal schlagen die USA Russland bei der Olympiade im Hockey. Ich kann es nicht erklären. Es geschieht einfach. Werden Sie nicht zu verärgert deswegen, sondern machen Sie einfach weiter.
3. Kontrollieren Sie Ihre Angst und Unruhe wegen Ihrer Schlaflosigkeit. Wenn Sie nicht schlafen können, entspannen Sie sich einfach und genießen Sie die friedliche Zeit. Auch das Ausruhen hilft Ihrem Körper.
4. Schlafstörungen sind nur eines von vielen Dingen, deretwegen sich jemand tagsüber schlecht fühlen kann. Prüfen Sie alle Möglichkeiten. Fixieren Sie sich nicht zu sehr auf den Schlaf. Der ist vielleicht gar nicht so schlecht.

Ich weiß, was Sie jetzt denken. »Haben Sie in Gottes Namen Mitleid mit mir und setzen Sie mich unter Drogen.« Schlaftabletten sind wie kleine Tiger: Ich bin nicht sicher, ob es wirklich angemessen ist, sie langfristig im Haus zu haben. Im Gegensatz zu Tigern sind Schlaftabletten überall, daher wollen wir uns nun näher damit befassen.

11.

SCHLAFHILFEN

DAS VERSPRECHEN EINES PERFEKTEN SCHLAFES IN EINER BUNTEN PACKUNG

2015 schrieb Karen Weintraub einen kurzen Artikel für die *New York Times* mit dem Titel »Sorgen Schlaftabletten für einen erholsamen Schlaf?« Die Frage ist interessant, wir kommen später darauf zurück. Was mich an diesem und vielen ähnlichen Artikeln am meisten interessiert, sind die beiläufigen Kommentare, wenn das Thema vorgestellt wird. So schreibt die Autorin in dem Artikel: »Es gibt ziemlich viele Beweise für die negativen Folgen der Insomnie auf die Gesundheit, die Wissenschaftler wissen jedoch nicht genau, was sich in unserem Gehirn und unserem Körper beim Schlafen ›erholt‹, um zu einer optimalen Leistungsfähigkeit beizutragen.«

Diese Aussage beinhaltet, dass Leute wie ich nicht genau wissen, was da Magisches geschieht, wenn wir schlafen, sodass wir uns am nächsten Tag großartig fühlen und nicht wie gerädert sind. Das Problem dabei ist, dass diese Reporterin (und zahllose weitere) etwas über die »negativen Folgen der Insomnie für die Gesundheit« schreibt. Gibt es tatsächlich ziemlich viele Forschungsergebnisse, die negative Folgen der *Insomnie* auf die Gesundheit beweisen, oder will Weintraub sagen, es gäbe ziemlich viele Beweise für die negativen Folgen von *Schlafmangel* auf die Gesundheit? Sehen Sie, was hier passiert ist? Die Autorin verwendet den Begriff *Insomnie* synonym mit dem Begriff *Schlafmangel* und ich muss Ihnen, nachdem Sie inzwischen beinahe zwei Drittel dieses Buches gelesen haben, nicht mehr sagen, dass diese beiden Begriffe nicht dasselbe bedeuten.[67]

Nehmen Sie diese oder eine andere Tablette

Bevor wir uns in das Thema Schlaftabletten und Schlaf vertiefen, möchte ich einen Punkt klarstellen. Ich bin kein großer Fan von Schlaftabletten. Ich werde mein Bestes tun, um dafür zu sorgen, dass auch Sie kein Fan davon werden. Sollte mir das gelingen, möchte ich dennoch nicht, dass Sie die Einnahme dieser Tabletten eigenmächtig verändern oder von selbst damit aufhören. Stattdessen, lieber Leser, möchte ich, dass Sie mit der Person darüber diskutieren, die Ihnen diese Tabletten verschreibt. Es kann bei einigen Schlaftabletten riskant sein, die Einnahme abrupt zu beenden. Ich möchte nicht, dass Ihnen irgendetwas Schlechtes widerfährt. Ich möchte, dass Ihnen etwas Gutes widerfährt und dass Sie dazu beitragen, Ihren verordnenden Arzt zu informieren. Das geschieht im Dialog. Beenden Sie die Einnahme Ihrer Schlaftabletten also nicht auf eigene Faust, okay? Super!

Bevor wir uns die massiv um sich greifende Verwendung von Schlafhilfen anschauen, müssen wir die Motivationen für dieses Verhalten verstehen. Die meisten Menschen und Patienten, denen ich begegne, mögen keine Tabletten. »Ich bin kein Pillenfan« ist ein Satz, den ich in meiner

---

[67] Sie erinnern sich: Insomnie ≠ Schlafmangel.

Klinik häufig höre. Die Menschen stehen nicht gerne unter medikamentöser Behandlung. Alte Menschen, kranke Menschen, Drogenabhängige nehmen Tabletten. Gesunde Menschen nicht. Viele erzählen mir gerne, dass sie nur die halbe Dosis einnehmen. Arzneimittelfirmen werden auch als böse wahrgenommen und ihre Tabletten gelten als Teil einer Verschwörung, die dazu dient, uns zu ködern, damit die Firmen große Gewinne machen und das Geld dafür verwenden können, die Ärzte mit schicken Kugelschreibern zu beeinflussen. Außerdem sehen die Menschen heutzutage die Substanzen skeptischer, die sie ihrem Körper zuführen. Sie wollen freilaufende Bio-Arzneimittel ohne Käfighaltung, die in kleinen Mengen in den Hofläden von Biobauern hergestellt werden. Sie wollen keine »chemischen Substanzen« in ihrem Körper.

Warum um alles in der Welt stimmen die Menschen dann der Einnahme von Schlaftabletten gegen ihre Insomnie so begierig zu? Weil sie nicht an einer bösartigen Mischung aus Herzanfall, Schlaganfall und Demenz sterben wollen. Anders formuliert, wollen sie nicht an den »negativen Folgen für die Gesundheit« teilhaben, die, wie jeder weiß, mit Insomnie verbunden sind. Obgleich sie also keine Tabletten nehmen wollen, sterben wollen sie noch viel weniger!

Damit kommen wir zu den gemischten Segnungen der Wissenschaft und der überwältigenden Präsenz der Medien, die nicht alles richtig verstehen. Hier nun ein Beispiel dafür, was ich meine. Berichtet hat es mir Karen Johnston, die während meiner neurologischen Facharztausbildung meine Chefin war und heute den Lehrstuhl für Neurologie an der University of Virginia innehat. Sie nannte häufig das erfundene Beispiel einer Forschungsstudie, die Personen untersucht, die Streichhölzer in der Tasche haben. Die Studie kommt zu dem Schluss, dass diese Personen ein deutlich höheres Risiko für die Entwicklung von Lungenkrebs haben als Personen, die keine Streichhölzer in der Tasche haben. Schlussfolgerung: Das Mitführen von Streichhölzern verursacht Lungenkrebs.

Na ja, nicht wirklich. Bei der Gleichung fehlen einige sehr wichtige Details, das wichtigste dürfte sein, dass Personen, die Streichhölzer bei sich haben, wahrscheinlich Raucher sind. Solche Details sind wichtig und sie sind auch bei der Insomnie wichtig. Die »Folgen für die Gesundheit« durch Insomnie sind abstrakt, häufig überwiegend psychischer Natur und kaum definiert. Die Folgen von unzureichendem Schlaf auf die Gesundheit sind eindeutig erwiesen und sehr ernst. Da die Medien den Unterschied zwischen einem typischen Insomnie-Patienten, der »nicht schlafen kann« und auf der Epworth-Schläfrigkeitsskala einen Wert von 1 erreicht, und einem Arbeiter in der Nachtschicht, der noch einen zweiten Job hat und regelmäßig unter Schlafmangel leidet, sodass er sogar auf der Toilette einschläft, nicht verstehen, sprechen sie über beide Situationen so, als seien sie austauschbar. Diese ständige Berieselung mit Berichten über verheerende Auswirkungen eines echten Schlafmangels unter dem Titel »Insomnie« führt dazu, dass die Verbraucher das Gefühl haben, gar keine Wahl zu haben. Eine Tablette nehmen oder sterben.

Sie glauben mir nicht? Dann verbringen Sie einmal eine Woche in meiner Klinik. Nehmen Sie Platz und unterhalten Sie sich mit einer 20-Jährigen, die kürzlich ihr Universitätsstudium abgeschlossen hat und eine ausgewachsene Panikattacke bekam mit kribbelnden Lippen, tauben Händen und Flachatmung, als ich sagte: »Mein Ziel ist es, Sie von dieser hohen Dosis Zolpidem wegzubekommen, die Sie in den letzten Jahren eingenommen haben und … hallo, sind Sie okay?«

Es sind also ganz klare Botschaften im Umlauf: Schlafen Sie im Interesse einer optimalen Gesundheit. Schlafen Sie jede Nacht acht Stunden oder blicken Sie den Folgen ins Gesicht. Schlafmangel macht dick. Schlafmangel führt zu Herzinsuffizienz. Schlafmangel kann zu Brustkrebs führen. Zu welchem Schluss könnte eine vernünftige Person angesichts solcher schrecklichen Warnungen kommen, nachdem sie eine Nacht schlecht geschlafen hat? *Ich brauche schnellstens wieder meinen Schlaf, sonst bin ich erledigt.*

Eine Schlaftablette einwerfen, um den Tag zu retten. Die meisten Menschen sehen eine Fernsehwerbung für eine Schlafhilfe als Hilfsangebot. In Wirklichkeit verstärken diese Werbespots nur die Vorstellung, dass sich Schlafmangel verheerend auf die Gesundheit auswirkt und dass Insomnie-Patienten Schlaf entgeht. Die Werbung unterstellt, jemand müsse ein Medikament einnehmen, um ein- und durchschlafen zu können, und dies sei einfach, sicher und die einzige Lösung für das Problem.

Außerdem freuen die Menschen sich, dass sie mit ihrem Problem nicht alleine dastehen. Alle möglichen attraktiven Menschen mittleren Alters kämpfen in entzückenden Schlafzimmern im ganzen Land mit dem Schlafen.

Das Problem ist, dass diese Pillen ziemlich leere Versprechungen abgeben. Ich habe noch keine Studie gelesen, die gezeigt hätte, dass diese Pillen die Einschlafzeit um mehr als wenige Minuten verkürzen oder die gesamte Schlafdauer in einer Nacht insgesamt um mehr als wenige Minuten verlängern würden.

Täuschen Sie sich nicht, diese Werbung für Schlafmittel ist nicht neu. Arzneimittelfirmen tragen bereits seit Jahren dazu bei, den Gedanken zu vermitteln, ihre Medikamente würden Schlafprobleme lösen helfen. Wie praktisch, ein Produkt gegen eine Störung zu verkaufen, deren Kehrseite in Wirklichkeit so unbedeutend ist … etwa so wie eine Tablette, die verhindert, dass Sie gelegentlich mittags nichts essen wollen. Und das macht nicht bei den Erwachsenen Halt. Meine Güte, das ganze Zeug, das wir unseren Kindern verabreichen, um ihnen beim Schlafen zu helfen, würde ausreichen, ein eigenes Buch darüber zu schreiben. Dieses Buch müsste im Flüsterton bei Schummerbeleuchtung vorgelesen werden, da ist von Deo-Rollern mit interessanten Inhaltsstoffen die Rede und mehr. Das alles ist nicht nur völlig unnötig, sondern lässt eine neue Patientengeneration heranwachsen, die das Gefühl hat, ohne Pillen und sonstige Medikamente nicht schlafen zu können.

Aus den Medien: Alle nehmen Schlaftabletten. Das ist Fun!

Eine gewaltige Medienmaschinerie produziert Ängste und Fehlinformationen über den Schlaf. Sie kommt in Form spaßiger TV-Figuren daher wie Karen Walker aus *Will & Grace*, die einen vermeintlich modernen Umgang mit dem Schlaf verkörpert. Zwischen den Zeilen erfährt der Zuschauer: »Mit Schlaflosigkeit muss heute niemand mehr kämpfen. Wir werfen einfach eine Tablette ein«, was ihn mit dem Gefühl zurücklässt, etwas dämlich zu sein, wenn er einfach ins Bett geht und versucht, ohne irgendwelche Hilfen zu schlafen.

In unzähligen Episoden verkündet Karen ihrer Umgebung, wie wichtig ihr Alkohol- und Arzneimittelkonsum für ihren Schlaf ist. Zu ihren denkwürdigeren Aussagen gehört: »Normalerweise lebe ich nach dem Motto ›Drugs not hugs – Pillen statt den Sex zu stillen‹«; »Pluspunkt, ich bin die meiste Zeit high«, und »Man könnte mich als pillenschluckenden, düsentreibstoffschnüffelnden, gindurchtränkten Narzissten bezeichnen …« Diese Figur ist eindeutig ziemlich überspannt. In einer Episode verwendet sie ihre Valiumtabletten und weitere Tabletten als Farbmuster, um einem Paar, das Nachwuchs erwartet, bei der Farbwahl für die Wände im neuen Zuhause zu helfen.

Stellen Sie mich jetzt bitte nicht als jemanden dar, der Medikamente fürchtet. Das trifft nicht zu. Stellen Sie mich ebenso wenig als jemanden dar, der nicht alle Staffeln von *Will & Grace* mit großem Vergnügen gesehen hätte, denn genau das tat ich. Sehr problematisch ist jedoch die lockere, wenn auch gelegentlich hilfreiche Art, wie wir in den USA durch TV-Figuren, Arzneimittelwerbung und weitere populäre Empfehlungen Schlafmittel darstellen. Damit lockt eine einfache Möglichkeit, gut zu schlafen, was unbeabsichtigt zur Folge hat, dass die Anstrengungen für einen gesunden Schlaf unnötig hart erscheinen. »Nein danke, kein Schlaftagebuch, kein Sport am Vormittag und keine Schlafbeschränkung … Ich werde einfach ein paar von den Schlaftabletten einnehmen, die Sie als Schlafarzt sicher irgendwo in einer Nebenkammer aufbewahren und bin schon wieder weg.« Sedierung und Schlaf sind nicht immer dasselbe.

Managed Care: Ärzte haben keine Zeit mehr für Schlafprobleme

Wollen Sie den anderen wichtigen Grund erfahren, warum die Menschen so auf Schlaftabletten abfahren wie auf jeden kostenlosen WLAN-Zugang? Weil das derzeitige Honorarsystem für Ärzte diesen nicht genügend Zeit lässt, um sich den Bedürfnissen jedes Patienten ausreichend lange zu widmen. Weil auch bei Hausärzten ein Tag nur 24 Stunden hat und die Krankenversicherungen häufig die Kosten pro Patientenbesuch so weit es geht reduzieren, schrumpft die Zeit, die ein Arzt für jeden einzelnen Patienten aufbringen kann, immer weiter und raten Sie einmal, was dann ausgeklammert bleibt? Der Schlaf. Die Hausärzte gehen mit einer Art selektiven Mentalität vor. Blutdruck und Diabetes stehen ganz oben auf der Liste, da es auch Adipositas und Cholesterin weit nach oben schaffen. Nachdem sie sich mit diesen schwergewichtigen[68] Problemen beschäftigt haben, bleibt kaum noch Zeit, um über Schlafprobleme zu sprechen – bei einem Wartezimmer voller Patienten, die warten ... und warten. Was also wird der Arzt tun? Nach den Schlaftabletten greifen und Daumen drücken.

Schlaftabletten wurden für eine sporadische Nutzung entwickelt und helfen in einigen geeigneten Fällen sehr gut. Sie wurden nicht dafür entwickelt, um Menschen Nacht für Nacht beim Schlafen zu helfen. Denken Sie wieder an die Analogie mit dem Essen. Wie oft haben Sie sich schon zum Essen an den Tisch gesetzt, ohne sonderlich Hunger zu haben? Was haben Sie dann gemacht? Ich bekomme sofort Panik beim Gedanken über die Auswirkungen einer Mangelernährung auf meinen Körper, suche appetitanregende Mittelchen und nehme sie ein, um künstlich Hunger zu erzeugen und etwas Essen hinunterzuwürgen. Durch ein solches Essverhalten wird es für mich natürlich schwierig, Hunger zu haben, wenn die nächste Mahlzeit ansteht, sodass ich immer mehr von den Pillen brauche. Ansonsten geht es mir prima.

Das klingt lächerlich und ist es auch. Wenn Sie mittags keinen Hunger haben, lassen Sie diese Mahlzeit aus, das ist keine große Sache. Warum bekommt dann ein Patient normalerweise Schlaftabletten verschrieben, wenn er seinem Arzt berichtet, er habe Schlafstörungen? Wenn Sie darauf antworten: »Weil der Patient nicht schlafen kann. Es ist kein Patient, der hin und wieder nicht schlafen kann. Der Patient hat eine wirklich schwere Insomnie, und wenn nichts dagegen unternommen wird, könnte

---

68 Kein Wortspiel beabsichtigt.

dieser Patient sterben«, täuschen Sie sich. Wiederholen Sie 100 Mal: Jeder Mensch schläft. Erinnern Sie sich an die primären Triebe in Kapitel 2?

Ohne Zeit, um den Patienten aufklären oder ihm zuhören zu können, entsteht häufig eine schwierige Situation, wenn Ärzte eine Insomnie behandeln. Der Patient ist aufgeregt. Der Patient sucht verzweifelt Hilfe, Verständnis und Mitgefühl. Der Arzt jedoch hat seinen Zeitplan bereits um eine Stunde überzogen und hat wirklich keine Zeit für eine vertiefte Diskussion über das, worüber wir in diesem Buch bereits gesprochen haben. Wofür er Zeit hat ist, ein weiteres Rezept herauszuholen und »Zolpidem 10 mg« zu verschreiben. Er ist zufrieden, weil er nun weiterkommt mit seinem Pensum. Der Patient ist zufrieden, weil Tabletten immer helfen. Beide gehen auseinander mit der Hoffnung, die Schlaflosigkeit werde einfach verschwinden.

Das tut sie aber nicht. Der Patient wird immer wiederkommen und der Arzt wird immer wieder das Rezept ausstellen, weil der Patient »ohne nicht mehr schlafen kann«. Ohne es zu wissen, ist aus Dr. Smith Dr. Frankenstein geworden ... er hat ein Monster erschaffen.

Fünfzehn Jahre später stürmt Frankensteins Monster voller Panik in meine Praxis, weil Dr. Frankenstein sein Geschöpf nicht nur damit wütend gemacht hat, dass er sich weigert, ihm eine Gefährtin zu erschaffen, sondern auch, weil er kein neues Rezept ausstellen will. Die Gründe dafür sind eine drohende Sucht oder die ständig zunehmenden Hinweise, die einige dieser Tabletten bei längerer Einnahme mit Gedächtnisverlust, Verwirrung oder sogar Demenz in Verbindung bringen. Glauben Sie mir, es ist deutlich einfacher, eine beginnende Insomnie (einfache Insomnie) zu behandeln, als eine Insomnie, die sich bereits so weit entwickelt hat.

Wäre die Insomnie eine relativ seltene Beschwerde, könnte man diesen Behandlungsweg rechtfertigen, aber das trifft nicht zu. Insomnie zählt immer zu den Top-Ten bei den Beschwerden, über die Patienten beim Hausarzt klagen. Nach dem, was wir über die Behandlung von Schlafstörungen in einer Hausarztpraxis wissen, wird die Insomnie dennoch weitgehend ignoriert, abgesehen davon, dass Tabletten dagegen eingenommen werden. Hier sehen Sie die häufigsten Probleme der Patienten:

Bauchschmerzen
Rückenschmerzen
Schmerzen in der Brust
Benommenheit/Schwindel
Müdigkeit

Kopfschmerzen
Insomnie
Taubheitsgefühl
Kurzatmigkeit
Schwellungen

Es überrascht nicht, dass Schmerzen vielfach vertreten sind. Sie stehen normalerweise an erster Stelle. Unter dieser Voraussetzung können wir die Liste auf sieben Punkte reduzieren, wobei *Schmerzen* sowohl Bauch- als auch Rückenschmerzen, Schmerzen in der Brust und Kopfschmerzen umfassen.

Schmerzen
Benommenheit/Schwindel
Müdigkeit
Insomnie

Taubheit
Kurzatmigkeit
Schwellungen

Wieder sehen wir das Wort *Müdigkeit* in dem Mix. Die Patienten verwenden im Allgemeinen Begriffe wie *Müdigkeit* und *Schläfrigkeit* synonym, daher haben wir hier jetzt die beiden Hauptkategorien der Schlafmedizin bei den häufigsten Beschwerden, mit denen Hausärzte konfrontiert werden: »Ich kann nicht schlafen« und »Ich bin zu schläfrig«.

Schlafpatienten – einschließlich Insomnie-Patienten – bilden einen Großteil der Patienten, die ihren Hausarzt aufsuchen. Diese Ärzte müssen die gesamte Schlafmedizin im Blickfeld haben und aufhören, Tabletten als sinnvolle langfristige Lösung zu sehen.

Fairerweise muss ich sagen, dass ich sie auf einem guten Weg sehe. Immer mehr Ärzte beraten und informieren ihre Patienten über die Gefahren von Schlaftabletten. Deren Suchtpotenzial wird besprochen. Die Ärzte raten eher einmal zu Beratungen und KVT-I. Immerhin setzen die Hausärzte nun Grenzen. Wenn ihre Patienten ihre Lorazepam-Dosis verdoppeln wollen, um besser einschlafen zu können, sagen die Ärzte inzwischen schon einmal: »Ich glaube, Ihre Schlafprobleme übersteigen meine Fachkompetenz. Ich möchte Sie zu einem Facharzt weiterschicken.« Halleluja!

Verschiedene Arten von Schlafmitteln

Bevor wir über Situationen sprechen, in denen Schlaftabletten für einen Patienten nützlich und geeignet sein können, sollten Sie verstehen, wie verschiedene Arten von Schlaftabletten wirken, damit Sie besser erkennen können, welche – falls überhaupt – für Sie richtig wäre.

Rezeptfrei erhältliche Schlaftabletten

Jede Tablette träumt davon, eines Tages groß herauszukommen und in den Großapotheken einen eigenen Bereich zu bekommen. Schlaftabletten sind tatsächlich groß herausgekommen, sie füllen viele Regalreihen, aus denen Sie wählen können, während Sie auf Ihr Rezept warten.

Kürzlich schaute ich in die Apotheke bei mir vor Ort, die zu einer großen Kette gehört, um mir direkt die verschiedenen Optionen anzusehen, aus denen die Verbraucher wählen können. Wenn Sie bei den rezeptfrei erhältlichen Schlaftabletten nach der Vielfalt suchen, haben Sie Pech. Trotz der unglaublichen Palette farbenfroher Packungen, Generica und 2-zum-Preis-von-1-Angeboten enthalten die frei verkäuflichen Schlaftabletten prinzipiell immer dieselben Wirkstoffe: Antihistaminika.

Erinnern Sie sich an Histamin im Kapitel 5?[69] Seine chemische Struktur sah aus wie ein Spermium. Ach ja, jetzt erinnern Sie sich. Histamine sorgen dafür, dass wir uns wach und munter fühlen. Werden die Histamine durch ein Antihistaminikum blockiert, entsteht genau der Effekt, den Sie vermuten. Sie werden schläfrig. Helfen Antihistaminika? Ja, aber ihre Wirkung ist nicht besonders stark. Bei älteren Patienten können diese Medikamente einige Nebenwirkungen haben wie Gedächtnisprobleme und Verwirrung am nächsten Tag, daher sollten sie nur mit Bedacht eingenommen werden.

---

69 Wenn Sie sehr viele Antihistaminika einnehmen, erinnern Sie sich vielleicht nicht daran, weil diese das Gedächtnis beeinträchtigen.

Melatonin

Blicken wir zurück zu Kapitel 3 und zu Melatonin. Wie Sie wissen, ist Melatonin die »chemische Substanz des Lichts«. Manche Menschen nehmen Melatonin als Schlafhilfe ein. Bei Pädiatern ist es beliebt, um es Kindern zum Schlafen zu verordnen. Ich bin mir nicht sicher, warum. Meine Vermutung ist, dass die Substanz als im Allgemeinen harmlos angesehen wird.

Am wirksamsten scheint das Medikament bei Problemen mit dem Tag-Nacht-Rhythmus wie Jetlag zu helfen. Seine Wirksamkeit als langfristiges Sedativum ist fragwürdig.

AKTUELLES AUS DER WISSENSCHAFT

Heutzutage verwendet jeder Melatonin. Es ist – wie soll ich sagen – en vogue. Wirkt es tatsächlich als Schlafhilfe? Eine Studie von 2014 zeigte, dass die Wirksamkeit von Melatonin als Vorbeugung von Jetlag und zur Sedierung »schwach« ist. Die Studie war sehr gründlich und scheint zu dem Schluss zu kommen, dass Melatonin wahrscheinlich ebenso wirksam, aber auch ebenso schädlich ist, wie wenn Sie um 180° gedreht im Bett schlafen. Denken Sie über diese Studie nach, wenn Sie das Gefühl haben, ohne Melatonin nicht schlafen zu können.

Valium und die Familie der Benzodiazepine

1955 synthetisierte der Chemiker und Pharmazeut Leo Sternbach zufällig das erste Benzodiazepin, Chlordiazepoxid, einen Vorläufer des Valiums. Das Medikament wurde weltweit sehr beliebt, denn nachdem die Menschen es einnahmen, hörten sie sofort auf, sich um manche Dinge Sorgen zu machen. Die plötzliche Beliebtheit von Valium bei Hausfrauen inspirierte die Rolling Stones zu dem Song »Mother's Little Helper«, eine Anspielung auf dieses Medikament.

Diese Tranquilizer wurden schon bald zur Behandlung von Krampfanfällen, zur Muskelentspannung, Angstkontrolle und Schlafhilfe eingesetzt. Zwar sind sie hinsichtlich ihrer Verträglichkeit im Allgemeinen sicher, ihre sedierenden Eigenschaften jedoch in Kombination mit der Suchtgefahr hatten unangenehme Folgen, vor allem bei einer Kombination mit Alkohol und weiteren sedierenden Medikamenten. Kürzlich tauchten Berichte auf, wonach diese Medikamente langfristig mit einer kognitiven Verschlechterung einhergehen, was die Tabletten weniger schmackhaft und mehr als nur ein bisschen unheimlich macht. Die Ärzte der »alten Garde« verordnen sie jedoch weiterhin wie verrückt.[70] Die Gelegenheit wäre günstig, einmal Großmutters Medikamentenliste daraufhin zu prüfen, ob diese Medikamente darauf zu finden sind. In diesem Fall sollten Sie für Ihre Oma einen Termin bei einem neuen Arzt vereinbaren.

Neben Valium (Diazepam) gibt es noch eine Menge weiterer Arzneimittel aus der Familie der Benzodiazepine: Alprazolam (Tafil®), Clonazepam (Rivotril®), Estazolam, Flurazepam (Dalmadorm®), Lorazepam (Tavor®), Midazolam (Dormicum®), Temazepam (Remestan®) und Triazolam (Halcion®).

Es wurde auch nachgewiesen, dass diese Medikamente den langsam-welligen Schlaf unterdrücken. Das ist ein unglückliches Ergebnis für jemanden, der sich am nächsten Tag besser fühlen möchte. Hierin weichen Sedierung und Schlaf voneinander ab. Wie Sie sich erinnern, muss der Schlaf eine ordentliche Menge Tiefschlaf und alle damit einhergehenden erholsamen Faktoren enthalten, um Ihr Leben positiv zu beeinflussen. Das ist echter Schlaf. Durch eine einfache Sedierung wird dieser Effekt nicht erreicht. Zwar weiß niemand genau, was zum Tod von Elvis Presley führte, Valium wurde jedoch häufig mit The King in Verbindung gebracht und vielfach wird davon ausgegangen, dass diese Droge zu

---

70 In jeder Gemeinde gibt es einen dieser Ärzte. Normalerweise hat er weißes Haar und sein Name kam in der Zeit der Aufhebung der Prohibition aus der Mode wie Jebediah, Alastair oder vielleicht Mathias. Was das Händewaschen angeht, ist er skeptisch, er hasst Computer (manchmal verwendet er die Bezeichnung Maschine oder Roboter als Synonym für Computer) und alle Medikamente, die nach dem Ende der Carter-Administration auf den Markt kamen, sind ihm unbekannt. Dieser Arzt verschreibt Benzodiazepine gegen alles, von einer laufenden Nase bis zu einer Pilzinfektion im Leistenbereich.

seinem frühen Tod beigetragen hat. Sedierung kann zeitweise gefährlich sein und sollte niemals mit Schlaf verwechselt werden.

Zolpidem und seine Imidazopyridin-Kameraden

Trotz des »Spaßes«, den jemand hatte, wenn die Benzodiazepine Samstagnacht seine Atmung behinderten, wenn er sie mit zu viel Wein kombiniert hatte, ging die Suche nach einem neuen, sichereren Medikament weiter. Nun trat Zolpidem auf die Bühne, ein Arzneistoff, der 1993 eingeführt wurde. Dieses Arzneimittel war ein Wunder, denn es schien nur eine schlaffördernde Wirkung zu haben, ohne die ganzen Nachteile, die mit Benzodiazepinen einhergingen. Die Welt würde gerettet werden, weil man die Insomnie nun ausrotten würde wie einst die Pocken!

Leider, und ohne dass wir bisher mit Sicherheit wüssten, was geschehen ist, war das nicht der Fall. Trotz dieses neuen Medikaments leiden die Menschen noch immer unter Schlaflosigkeit. Darüber hinaus begannen manche Anwender dieses Medikaments, nachts wirklich merkwürdige Dinge zu tun. Da wurden Träume ausgelebt, es wurde gegessen, ohne dies am nächsten Morgen zu erinnern, es wurde sogar Auto gefahren und einige hatten Sex. Diese Dinge führten zu einer strengeren Kontrolle und verstärkten Warnhinweisen, besonders für Frauen.

Kein Problem, es stehen noch andere Arzneimittel zur Wahl, die wie Zolpidem wirken. Zolpimist ist im Grunde ein Zolpidem-Mundspray. Intermezzo ist eine kleinere Zolpidemdosis für Personen, die nachts aufwachen und nicht wieder einschlafen können. Zolpidem CR ist eine Retardform mit verzögerter Wirkstofffreisetzung für Patienten, die mehr Zolpidem benötigen. Ich habe ehrlich gesagt keine Ahnung, wer Zolpidem CR verwendet und warum. Mehr ist nicht immer besser. Gehen Sie endlich zu einem Schlafexperten! Die Herstellerfirma dieses Arzneimittels warnt die Nutzer, nach der Einnahme von Zolpidem CR kein Fahrzeug zu führen. Sie glauben mir nicht? Hier ist die entsprechende Passage aus der Packungsbeilage:

5.1 Das ZNS dämpfende Wirkungen und Beeinträchtigung am nächsten Tag

ZOLPIDEM CR ist eine Substanz, die das Zentralnervensystem (ZNS) dämpft und bei einigen Patienten auch bei bestimmungsgemäßem Gebrauch die Funktionsfähigkeit tagsüber beeinträchtigen kann. Der verordnende Arzt sollte den Patienten auf übermäßig dämpfende Wirkungen kontrollieren, eine Verschlechterung kann jedoch auch ohne subjektive Symptome eintreten und ist durch die üblichen klinischen Untersuchungen nicht zuverlässig nachweisbar (das heißt mit weniger als einem offiziellen psychomotorischen Test). Während auf einige dämpfende Nebenwirkungen von ZOLPIDEM CR eine pharmakodynamische Toleranz oder Anpassung entwickelt werden kann, sollten Patienten, die ZOLPIDEM CR einnehmen, davor gewarnt werden, am Tag nach der Einnahme ein Fahrzeug zu führen oder sonstige gefährliche Aktivitäten oder Aktivitäten auszuüben, die die vollständige geistige Wachheit erfordern.

Patienten, die unter Insomnie leiden, sind schwer zu behandeln und geben ihre Schlaftabletten nicht kampflos auf. Eine ihrer Lieblingsausreden ist, dass sie Zolpidem einnehmen müssen, um schlafen zu können, damit sie ihre Arbeit erledigen können und ihren Job nicht verlieren. Aber selbst der pillenseligste Schlaflosigkeitspatient muss Folgendes erkennen: Wenn es sein Job verlangt, dass er morgens aufsteht und mit dem Auto zur Arbeit fährt, ist diese Aktivität nicht mit einer Einnahme dieses Medikaments kompatibel.

Die pharmazeutische Industrie ließ es jedoch nicht bei Zolpidem bewenden. Zaleplon hat eine wirklich kurze Halbwertzeit, daher wird es häufig von Menschen verwendet, die Einschlafschwierigkeiten haben oder mitten in der Nacht aufwachen, die jedoch nicht die Zeit haben, ein länger wirksames Medikament einzunehmen, bevor sie morgens aufstehen und Auto fahren müssen. Aber auch für dieses Medikament gibt es Warnungen vor dem »Schlaf-Fahren« und Autofahren im Allgemeinen am Tag nach der Einnahme.

Eszopiclon

Lunesta (in Deutschland nicht erhältlich) ist ein anderes Nicht-Benzodiazepin aus der Familie der Cyclopyrrolone. Lunesta ist das einzige, in den USA erhältliche Präparat. Es ist in Dosen von 1, 2 und 3 Milligramm auf dem Markt, sodass der Nutzer die von ihm gewünschte Stärke wählen kann. Normalerweise ist die 1-mg-Dosis für einfache Einschlafstörungen gedacht und die 3-mg-Dosis eher für Durchschlafstörungen oder frühmorgendliches Erwachen.

Ramelteon

2005 sorgte Ramelteon für Furore, als es in den USA für die Behandlung der Insomnie zugelassen wurde (in der EU nicht zugelassen). Im Gegensatz zu den Benzodiazepinen und Nicht-Benzodiazepinen war es das erste Arzneimittel, das nicht auf den GABA-Rezeptorkomplex, einen inhibitorischen Neurotransmitter im Gehirn abzielte, um seine sedierende Wirkung zu entfalten. Stattdessen wirkt diese Substanz auf die Melatoninrezeptoren. Es hebt sich auch dadurch ab, dass es als erstes Arzneimittel für den langfristigen Gebrauch zugelassen wurde. Außer in den Studien hat das Arzneimittel kein großes Aufsehen erregt: Viele Anwender waren von der Wirkung ziemlich unbeeindruckt. Zusammenfassung: Meinetwegen.

Suvorexant

Sie wollen etwas Neues und Besonderes? Dann könnte Suvorexant genau das sein, was Sie suchen. Dieses Arzneimittel wurde 2014 in den USA zur Behandlung von Insomnie zugelassen und wirkt als Orexin-Rezeptor-Antagonist. Orexin ist ein Wachmacher, somit ist Suvorexant sein Gegenspieler und sorgt dafür, dass Sie müde werden. Insgesamt ist die Dosierung niedrig und die Wirkungen gelten als recht bescheiden. Da die Substanz denselben Neurotransmitter beeinflusst, der bei Narkolepsie mangelhaft ist, zeigen Studien mit dem Arzneimittel, dass einige der ungewöhnlichen Symptome der Narkolepsie wie Schlafparalyse und Kataplexie (plötzliches Lähmungsgefühl) unter der Einnahme auftreten können. Die Beschreibung dieser Nebenwirkungen während einer Werbung für Suvorexant schockierte meine Frau und amüsierte meine Kinder aufs Höchste.

Doxepin (Aponal®)

Aponal ist ein trizyklisches Antidepressivum, das häufig bei der Behandlung der Insomnie eingesetzt wird. Auch andere Trizyklika wie Amitriptylin werden häufig verwendet. Diese Arzneimittel gibt es schon recht lange. Doxepin wurde 1969 auf dem Markt eingeführt, Amitryptilin 1961. Bei einigen Patienten können diese Arzneimittel das Restless-Legs-Syndrom verschlimmern.

Antidepressiva/Antipsychotika (und andere Arzneimittel, die bei der Verwendung als Schlafhilfen nichts verloren haben)

Schnelle Frage: Raten Sie einmal, welches rezeptpflichtige Medikament am häufigsten gegen Schlafstörungen verordnet wird? Die Zeit ist um. Hier kommt ein Hinweis: Es ist ein von der FDA zugelassenes Antidepressivum, das für die Indikation Schlafstörungen jedoch nicht zugelassen ist. Sie geben auf? Es ist Trazadon (Thombran®). Trazadon ist nur eines von vielen Antidepressiva, die zulassungsüberschreitend für Schlafstörungen verordnet werden. Ein weiteres ist Mirtazapin (Remeron®). Das Tolle an Remeron ist, dass der Name vorgaukelt, der REM-Schlaf werde dadurch eingeleitet. Leider wird durch dieses Arzneimittel nur zu häufig auch eine Gewichtszunahme eingeleitet.

Sind Sie von den Antidepressiva gelangweilt? Ich jedenfalls schon. Die neue amüsante Strategie ist, Antidepressiva auszulassen und direkt mit Antipsychotika einzusteigen. Medikamente wie Quetiapin (Seroquel®), Olanzapin (Zyprexa®) und Risperidon (Risperdal®), die früher ausschließlich bei Patienten mit Manie oder Psychose verordnet wurden, nutzt man inzwischen zulassungsüberschreitend zur Behandlung der einfachen Insomnie. Tatsächlich stellt sich inzwischen heraus, dass das Nutzen-/Risikoverhältnis dieser Medikamente bei der Behandlung von Schlafstörungen nicht passt. Es gibt keine ernsthafte Literatur, die ihre zulassungsüberschreitende Nutzung unterstützen würde, um Patienten zu helfen, schneller einzuschlafen oder durchzuschlafen. Meiner Meinung nach spiegeln diese Medikamente die unüberlegte, falsch informierte und gefährliche Verschreibungspraxis einiger Ärzte wider, die den Schlaf oder die Behandlung von Schlafstörungen nicht verstehen.

Ich denke, ich mache am besten gleich weiter und werfe noch Propofol in den Ring, denn ich weiß zumindest von einem Arzt, der dieses Medikament seinem Patienten als Schlafhilfe gegeben hat. Der Patient war Michael Jackson, der durch die Unwissenheit seines Arztes gestorben ist, genauso wie ein Patient mit Aortenaneurysma sterben würde, wenn er mich bitten würde, dieses zu operieren. Ich bin kein Herzchirurg, daher überlasse ich eine Herzoperation den entsprechenden Fachleuten. Hey, ihr Chirurgen, warum lasst ihr mich nicht die Insomnie eurer Patienten behandeln? Ich könnte mir vorstellen, das erspart beiden Seiten Ärger.

Fazit: Seit dieses Buch erschienen ist, hat keine Schlaftablette nachweisen können, dass sie die Tages-Leistungsfähigkeit verbessert. Dies kann jedoch durch das Absetzen von Schlafmitteln gelingen!

Wann Schlaftabletten wirklich angebracht sind

Während die große Mehrheit der Menschen, die mit dem Schlaf zu kämpfen haben, keine Schlaftabletten brauchen, können diese in einigen Situationen hilfreich sein. Für die Wirksamkeit eines Medikamentes ist es wichtig zu verstehen, wann eine Tablette nützlich und angemessen ist und wann nicht.

Schlaftabletten werden am besten dann verwendet, wenn jemand ein spezifisches und vorübergehendes Schlafproblem hat. Hier einige Beispiele:

»Ich bin ein paar Mal jeden Monat auf Dienstreise und habe wirklich Probleme, in den Hotels zu schlafen, in denen meine Firma mich einquartiert. Abgesehen davon schlafe ich gut.«

»Bei meinem Mann wurde soeben Krebs diagnostiziert und ich habe wirklich zu kämpfen, mich nachts zu entspannen und zu schlafen.«

»Ich bin gerade von einer zweiwöchigen Indienreise zurück und kämpfe mit dem Jetlag.«

Es ist in Ordnung, hin und wieder einmal Schlafprobleme zu haben. Es ist tatsächlich normaler, gelegentliche Schlafstörungen zu haben, als das ganze Leben lang nie ein Problem mit dem Einschlafen zu haben. In jedem Leben gibt es Ereignisse, die eine Insomnie auslösen. Das ist okay!

Schlaftabletten können eine vorübergehende Lösung für Einschlafprobleme sein (auch wenn ich Sie vorwarnen muss, dass einige Schlaftabletten die Schlafqualität nach dem Einschlafen verschlechtern). Stellen Sie sich das wie bei einem Nasenspray vor. Jeder hat gelegentlich einmal eine verstopfte Nase. Der Gebrauch eines frei verkäuflichen Nasensprays kann der perfekte Weg sein, um die Nebenhöhlen wieder frei zu bekommen. Bei zu langem Gebrauch eines Nasensprays kann die verstopfte Nase hingegen ein chronisches Problem werden. Mit den Schlaftabletten ist das nicht anders. Die gelegentliche Nutzung in genau definierten Situationen ist absolut angebracht. Für den täglichen Gebrauch trifft das nicht zu. Vergessen Sie nicht: Insomnie ist wie eine verstopfte Nase ein Symptom, keine Diagnose.

Entscheidend für den vernünftigen Gebrauch von Schlaftabletten ist es, einen Plan zu haben. Wie sieht der Plan für Ihre Einnahme von Schlaftabletten aus? Nehmen Sie diese Tabletten für die Dauer eines Monats ein, während Sie den Verlust Ihres Familienhundes verarbeiten müssen? Nehmen Sie diese Tabletten während des Übergangs von der Tages- zur Nachtschicht ein, wenn Sie vor der Nachtschicht tagsüber schlafen müssen? Nehmen Sie diese Tabletten ein, wenn Sie nach China fliegen und in einem lauten Hotel in Beijing schlafen müssen? Egal warum Sie die Schlaftabletten einnehmen, Sie und Ihr Arzt brauchen dafür einen Plan.

Ein wesentlicher Teil des Plans ist, wann Sie keine Tablette einnehmen oder die Einnahme komplett beenden. Sie gestehen sich vielleicht einen Monat mit Schlaftabletten zu, während Sie trauern. Sie können sich die Tabletten für ein paar Tage bei der Umstellung von der Tag- auf die Nachtschicht genehmigen. Sie können die Tabletten in Ihrem Übernachtungsgepäck haben und nur auf einer Reise verwenden. In allen diesen Fällen schreibt der Plan vor, wann Sie die Tablette verwenden, wie lange und wann nicht. Das ist eine intelligente Nutzung von Schlaftabletten.

Mit diesem Teil des Plans haben die Ärzte jedoch überall ein großes Problem. Für viele Menschen scheint der Plan zu bedeuten »Schlucke jeden Abend, bevor du ins Bett gehst, eine Tablette, bis du ein helles Licht siehst und verstorbene Freunde und Verwandte dir zuwinken, damit du dich zu ihnen gesellst. Zuerst die kleine Packung (N1), beim Folgerezept die große Packung (N3).« So wird das Rezept ausgestellt und das ist ein großes Problem. Anders gesagt scheint der Plan zu lauten, dem Patienten diese Schlaftabletten für den Rest seines Lebens zu verschreiben, und das ist kein geeigneter Plan, um zum gesunden Schlaf zurückzukommen.

Das Problem ist, dass die Ärzte bei der Verschreibung von Schlaftabletten häufig keine langfristige Vorgehensweise mit ihrem Patienten besprechen. Seltsamerweise gibt es einen solchen Plan bei anderen medizinischen Problemen durchaus. Können Sie sich vorstellen, wegen Nasenbluten zu Ihrem Hausarzt zu gehen, und dieser würde eine Tamponade in Ihr Nasenloch stopfen und Sie ein paar Tage später zur Kontrolle bestellen? Das könnte vernünftig sein, aber was würde geschehen, wenn bei dem Kontrolltermin die Tamponade entfernt würde und es immer noch bluten würde? Wären Sie überrascht, wenn der Arzt wieder genauso vorgehen würde: neue Tamponade und Kontrolltermin? Wie viele Termine würden Sie ertragen, bevor Sie schließlich fragen würden: »Wollen Sie nichts unternehmen, um herauszufinden, woher dieses Blut kommt und wie wir es stoppen können?« Die wiederholte Verschreibung von Schlaftabletten über Monate und Jahre hinweg, ohne zu versuchen, den Grund für das Schlafproblem herauszufinden, ist nicht anders, als die Nase mit immer neuen Tamponaden zu behandeln!

Schlaftabletten-Schnitzeljagd

1. Nehmen Sie ein Blatt Papier und einen Stift.
2. Erstellen Sie eine Liste aller Schlaftabletten, die Sie derzeit einnehmen. Für diese Übung zählt jede Tablette, die Sie speziell zum Schlafen einnehmen, auch wenn es eigentlich keine ausgesprochene Schlaftablette ist (Seroquel beispielsweise ist ein Antipsycho-

tikum, wird vielen Patienten jedoch zum Schlafen verschrieben). Geben Sie sich für jedes einzelne Präparat 1 Punkt. Wenn das Medikament verschreibungspflichtig ist und Sie jedes Mal ein neues Rezept brauchen, bekommen Sie dafür 2 Punkte.
3. Fügen Sie in die Liste jedes Medikament ein, das Sie in der Vergangenheit zum Schlafen eingenommen haben. Wenn Sie ein Medikament abgesetzt haben, weil es wirkungslos war, bekommen Sie 1 Punkt. Wenn Sie es abgesetzt haben, weil Ihr Arzt besorgt darüber war, wie viele Tabletten Sie anscheinend brauchten, um einschlafen zu können, bekommen Sie 2 Punkte. Auch hier wieder ist jedes verschreibungspflichtige Medikament 2 Punkte wert.
4. Schreiben Sie zu jedem Präparat dazu, wann Sie mit der Einnahme begonnen haben und, falls zutreffend, wann Sie es abgesetzt haben. Für jedes Medikament, mit dessen Einnahme Sie vor über zehn Jahren begonnen haben, gibt es 1 Bonuspunkt. Für jedes Medikament, das Sie kontinuierlich länger als 5 Jahre eingenommen haben, bekommen Sie 1 Bonuspunkt.
5. Wenn Sie Probleme beim Absetzen eines Medikaments hatten (Entzug), geben Sie sich 3 Punkte.

Gratulation. Sie haben nun eine wunderbare vollständige Liste aller Medikamente, die Sie wegen Ihrer Schlafprobleme einnehmen oder eingenommen haben. Das ist sehr praktisch, wenn Sie künftig doch noch jemals zu einem Schlafexperten gehen sollten.

2015 erzielte das San Francisco 49ers Footballteam in jedem Ligaspiel durchschnittlich nur 14,9 Punkte. Haben Sie mit Ihrem Punktestand das Team übertroffen? Falls nicht, kamen Sie an diese Punktzahl nah heran? Stellen Sie sich eine einfache Frage: »Warum helfen diese Tabletten nicht?«

Wenn Sie sich das gefragt haben, wie war das noch mit der Überweisung zu einem Schlafexperten ...

Für viele Menschen, die chronisch Schlaftabletten einnehmen, ist der chemische Effekt dieser Tabletten nichts im Vergleich zum seelischen Trost, den sie liefern. Die Tablette wird sozusagen ihre Babydecke. Meine drei Kinder hatten alle eine Decke (wir nannten sie »Bubu«). Wenn eines der Kinder mit Bubu ins Bett ging, schlief es immer großartig. Ohne Bubu … da ging man besser in Deckung! Ich erinnere mich an manche Reise, bei der ich die Kinder im Hotel bettfertig machte und meine Frau fragte, wo sie die Bubus eingepackt habe und ihre Antwort war: »Ich dachte, du hättest sie eingepackt, als du die Kissen ins Auto gebracht hast.« Dies wurde normalerweise von wütenden, aber still verzweifelten Blicken begleitet, während die Kinder mit untertassengroßen Augen ihr Gehirn darauf vorbereiteten, für die vorhersehbare Zukunft wach zu bleiben.

Wie kann ein verlottertes graues Stück Stoff für den Schlaf eines Kindes einen solchen Unterschied bewirken? Dafür sorgen Glaube, Gewohnheit und Angst! Mit dem Gebrauch einer Schlaftablette ist es normalerweise nicht anders. Der Patient *glaubt*, sie sei nützlich, und hat sich *angewöhnt*, sie jeden Abend einzunehmen. Das Wichtigste ist, dass der Patient Angst davor hat, was ohne diese Krücke passieren wird. Wenn Sie dieses Buch ganz gelesen haben, wissen Sie jedoch, dass Sie vor nichts Angst haben müssen – außer vielleicht vor der Einnahme von Schlaftabletten!

Die meisten gehen den Schlaftabletten ahnungslos auf den Leim. Sie beginnen aus einem guten Grund damit, haben jedoch keinen Plan, der ihnen sagen würde, wann es an der Zeit ist, wieder damit aufzuhören … also hören sie nie auf.

Wer braucht eine Schlaftablette? Die Liste ist recht kurz:

1. Während kurzer Phasen von akutem Stress als Folge klar definierbarer Stressoren oder Schlafstörer: Verlust einer nahestehenden Person (oder eines Haustiers), Jobverlust, Scheidung, chronische Schmerzen etc.
2. Probleme, die durch das Umfeld hervorgerufen werden: Schlafen im Hotel, Camping mit der Familie oder sonstige Episoden, bei denen Sie sich vorübergehend in einem Umfeld aufhalten, in dem das Schlafen schwierig ist.

3. Schichtarbeitersyndrom: Wenn jemand als Folge seines Jobs zu unüblichen Zeiten schlafen muss und als Folge davon unter Schlafstörungen und Schläfrigkeit leidet.
4. Jetlag: Wenn Sie versuchen, an einem Ort zu schlafen, wo Ihre innere Uhr etwas anderes sagt als die äußere Umgebung.
5. Der eine oder andere würde noch »primäre Insomnie« auf die Liste setzen. Es sind die Menschen, »die ohne Medikament einfach nicht schlafen können«. Ich glaube, dass es Patienten gibt, die einen höheren Wachheitsgrad haben als andere, diesen Menschen jedoch eine Tablette zu verordnen aus Angst, sie könnten nicht schlafen … das unterstütze ich nicht. Ihr Schläfrigkeitswert ist immer niedriger als meiner! Diese Patienten brauchen eine kognitive Verhaltenstherapie, keine Tabletten.

Bei Punkt 3 und 4 ist es offensichtlich, dass der Zeitpunkt des Schlafes ein wichtiger Faktor sein kann, nicht nur bei der Entwicklung eines Schlafproblems, sondern auch bei dessen Behandlung. Das nächste Kapitel befasst sich damit, wie unglaublich wichtig Zeitpläne und zirkadiane Faktoren für den Schlaf sind. Anders ausgedrückt: Der erste wichtige Schritt ist, den Schlaf zu verstehen und zu wissen, dass man schläft. Ebenfalls wichtig ist, dass Sie sich richtig auf den Schlaf vorbereiten, indem Sie mit Ihren schlechten Angewohnheiten aufräumen und die Schlaftabletten wegschmeißen. Nun lautet die nächste Frage, wann Sie schlafen sollten. Zum Glück kann ich Ihnen auch das sagen!

Kapitel 11: Zusammenfassung

1. Schlaftabletten sind in spezifischen Situationen oder zu einem besonderen Zweck sinnvoll. Dazu gehören akute stressige Situationen, Jetlag und Probleme durch Schichtarbeit.
2. Wenn Sie Schlaftabletten verwenden, sorgen Sie jedoch dafür, einen Plan für deren Gebrauch zu haben. Legen Sie zusammen mit Ihrem Arzt noch vor Beginn der Tabletteneinnahme fest, unter wel-

chen Umständen Sie die Tabletten einnehmen werden, für wie lange und wann Sie auf eine andere Form von Therapie wechseln werden.
3. Falls es für Sie derzeit ohne Schlaftabletten absolut nicht geht, besprechen Sie mit Ihrem Arzt, wie Sie davon loskommen können. Sie werden anschließend besser schlafen.

Hoffentlich machen Sie sich jetzt neue Gedanken über Ihre Schlaftabletten. Sie haben alle ausprobiert und gemerkt, dass sie nicht helfen. Was können Sie tun, um besser zu schlafen? Lassen Sie uns noch einmal über die kognitive Verhaltenstherapie nachdenken. Sie sind clever, Sie verstehen Ihre Gefühle über den Schlaf und nutzen Ihr Bett nur zum Schlafen. Überlegungen zu einer Schlafbeschränkung und einem Zeitplan für das Schlafen sind wichtig. Öffnen Sie Ihre Kalender-App, wir müssen ein paar Änderungen an Ihrem Terminplan vornehmen.

12.
ZEITPLÄNE FÜR DEN SCHLAF

ICH WÜRDE GERNE NOCH BLEIBEN UND PLAUDERN, ABER DANN KOMME ICH ZU SPÄT INS BETT

Die folgende Frage wurde mir im Lauf der Jahre häufig gestellt: »Wie lautet Ihr wichtigster Rat, damit jemand bestmöglich schläft?« Das ist für mich ganz einfach: Wählen Sie eine Aufwachzeit und bleiben Sie dabei! Wenn ich Sie frage: »Wann wachen Sie morgens auf?«, sollten Sie einfach eine Uhrzeit nennen. Wenn Sie auf diese Frage antworten: »Ich stehe um 6:45 Uhr auf und gehe dann normalerweise ins Fitnessstudio oder zum Joggen«, bekommen Sie ein Goldsternchen.

Hingegen haben Sie wahrscheinlich ein Problem, wenn Sie etwas antworten wie: »Normalerweise gehe ich um 23 Uhr ins Bett, außer an den Wochenenden, wenn ich mit Freunden ausgehe und wir locker bis 2 oder 3 Uhr unterwegs sind. Ich stehe dann an solchen Tagen normalerweise mittags auf ... nicht später als um 14 Uhr. Dienstags versuche ich, früh ins Bett zu gehen, so gegen 21 Uhr, weil ich mittwochs früh aufstehen muss für diesen Übungskurs. An diesen Tagen schlafe ich mittags 45 Minuten in meinem Auto. Gegen Ende der Woche fühle ich mich ganz schön erschlagen und schlafe häufig schon früh am Abend ein. Ich kann dann aber nicht durchschlafen und habe oft Probleme, später wieder einzuschlafen. Es ist wirklich hart, montags dann zur Arbeit aufzustehen … ich komme häufig zu spät. Hin und wieder einmal, höchstens einmal pro Monat, nehme ich einen Krankentag und bleibe zu Hause, um den ganzen Tag zu schlafen …«

Wow, während dieser langen Erklärung habe ich wegen akuter Langeweile abgeschaltet. Aber ich muss Ihnen sagen, dass dies eine echte Patientengeschichte war. Optimal wäre, eine gleichbleibende Bettgehzeit und, was vielleicht noch wichtiger ist, eine gleichbleibende Aufwachzeit zu haben. Bei Menschen mit Schlafproblemen ist das normalerweise leider nicht der Fall. Bei ihnen können die Schlafzeiten stark variieren und sie scheinen auch leider nicht zu erkennen, dass dieser planlose Lebensstil ein großer Teil ihres Problems ist. Tatsächlich betrachten sie es seltsamerweise häufig sogar als das Erarbeiten einer Lösung.

Manche Menschen haben ihren Schlaf vollständig unter Kontrolle. Egal was passiert, sie stehen um 6 Uhr auf und sind kurz darauf im Fitnessstudio beim BodyPump-Kurs. Diese Menschen sind wie Hunde, die mit dem Schwanz wedeln (der Hund hat die Kontrolle und wedelt mit dem Schwanz). Andere stehen auf und treiben Sport, wenn der Abend planmäßig verlaufen ist, haben sie jedoch nachts einmal schlecht geschlafen, geht ihr Plan den Bach hinunter. Wenn sie ein oder zwei Stunden länger brauchen, um einzuschlafen, verzichten sie auf den geplanten Sport und schlafen aus. Bei diesen Menschen hängt die Aufwachzeit von ihrer Schlafqualität ab. Sie haben nicht die Kontrolle, bei ihnen wedelt daher nicht der Hund mit dem Schwanz, sondern der Schwanz mit dem Hund. Ich nenne sie »Hund-Wedler«. Ihr Schlafplan wird davon diktiert, ob sie gut oder schlecht schlafen.

Hier nun einige Beispiele von Hund-Wedlern:

»Ich bin gestern früh ins Bett gegangen, weil ich die Nacht zuvor in der Wohnung meiner Freundin schlecht geschlafen habe.«

»Mein Wecker hat um 6 Uhr geklingelt, nachdem ich aber erst um 3 Uhr eingeschlafen war, habe ich die Snooze-Taste gedrückt und später in der Firma angerufen und mich krank gemeldet.«

»Meine Frau hat mich ganz verrückt gemacht, weil ich im Keller bereits letzten Monat alles abgeklebt, ihn aber noch nicht gestrichen hatte. Also habe ich das jetzt erledigt und letzte Nacht deshalb mehr oder weniger durchgemacht. Als ich von der Arbeit nach Hause kam, habe ich mir einen längeren Schlaf gegönnt und bin jetzt ziemlich aufgedreht.«

Wenn jemand so schläft, können alle möglichen schlechten Dinge geschehen. Sie bringen Ihrem Körper bei, nur zu schlafen, wenn er erschöpft ist. Wie eine grasende Kuh, die auf der Weide Futter sucht, grasen Sie nach Schlaf. Wenn Sie finanziell unabhängig sind und nicht arbeiten müssen, Gratulation! Vielleicht trifft der allgemeine Zeitplan auf Sie nicht zu und Sie können Ihren lockeren Lebensstil so lange beibehalten, wie Sie möchten. Für alle anderen ist die Welt voller Termine, Deadlines und sehr viel Zeit, während der sie wach sein müssen.

Ich scherze immer mit meinen Patienten, wenn es mir nicht gelingen würde, Ihre Schlafprobleme zu lösen, sollten sie in die Armee eintreten. Die Armee ist ein wunderbares Umfeld für den Schlaf. Dort läuft alles, was mit dem Schlaf zu tun hat, perfekt ab. Es gibt eine genaue Weckzeit. Um 5 Uhr heißt es raus aus den Federn. Müde? Das überwinden Sie schnell, wenn Sie erst einmal mit Ihrem Zug draußen beim Exerzieren sind. Jeden Morgen zur exakt selben Zeit gibt es Frühstück. Verschiedene Aktivitäten, weiteres Exerzieren, Mittagessen, Abendessen und schließlich wieder ins Bett, damit Sie am nächsten Tag aufstehen und den exakt selben Zeitplan wieder befolgen können. Innerhalb weniger Tage im Trainingslager werden Sie alle möglichen wunderbaren und aufregenden Probleme haben … das nächtliche Einschlafen wird höchstwahrscheinlich nicht dazugehören. Ich muss immer an diese Soldaten denken, wenn mir ein Patient erzählt, es falle ihm schwer, nachts zur Ruhe zu kommen, weil er »seine Gedanken nicht abschalten könne«. Ich stelle mir vor, dass jemandem, der tagsüber strapaziöses Exerzieren absolvieren musste, der angeschrien und heruntergemacht wurde, der seine Familie vermisst und sich fragt, in welche Situation er sich um alles in der Welt da gebracht hat, nachts alle möglichen Gedanken durch den Kopf gehen. Dennoch schlafen diese Menschen.

Wann also sollten Sie ins Bett gehen? Wann sollten Sie aufstehen? Ich glaube, Sie wissen inzwischen, warum wir mit dem Aufstehen beginnen. Sie müssen eine Weckzeit wählen, die für Ihr Leben passend ist. Wenn Sie um 9 Uhr in der Arbeit sein müssen und der Weg zur Arbeit 30 Minuten dauert, kann es für Sie passend sein, eine Stunde vorher aufzustehen. Es sei denn, Sie wollen frühstücken und duschen? Oder Sie wollen Sport treiben oder haben vielleicht Kinder, die für die Schule aufstehen müssen? Entscheidend ist, eine für Sie realistische Zeit zu wählen. Sorgen Sie auch dafür, Zeit einzuplanen, bis Sie wirklich wach sind.[71] Niemand schlägt morgens die Augen auf und fühlt sich wie Mary Sunshine, zumindest niemand, der älter als drei Jahre ist. Geben Sie sich also die Zeit für den Übergang von der Benommenheit zur Wachheit.

Noch ein wichtiges Detail: Es gibt keine gute oder schlechte Aufwachzeit. Ja gut, je nachdem, ob Sie eine Nachteule oder ein Morgenmensch sind, funktioniert ein Zeitplan besser als ein anderer. Sind Sie ein Morgenmensch? Dann ist es sicher besser, um 6 Uhr aufzustehen anstatt erst mittags. Sie waren schon immer eine Nachteule? Dann dürfte es nicht ideal sein, wenn Sie den Wecker auf 5:30 Uhr stellen, um sich mit Freunden zu einer Radtour zu treffen. Lassen wir den Zeitplan des Gehirns einmal außen vor, ich bin nicht hier, um zu urteilen. Die Leute im Süden sprechen über das Ausschlafen wie über Sex: in einem verlegenen Flüsterton. Es ist nichts falsch daran, eine Nachteule zu sein. Das ist keine Sünde.

Der wichtigste erste Schritt für die Erstellung Ihres Zeitplans und die Lösung Ihrer Schlafprobleme ist, eine gleichbleibende Aufwachzeit fest-

---

71 Es verblüfft mich immer wieder, wie viele Menschen ihre Schlafqualität danach beurteilen, wie sie sich direkt nach dem Aufwachen fühlen. Ich persönlich fühle mich wie Han Solo, nachdem er aus diesem Karbonitblock befreit wurde. Aber ein paar Minuten später bin ich wieder ich selbst.

zulegen. Nachdem Sie diese Aufwachzeit gewählt haben, lautet die große Frage: »Wie viel Schlaf brauche ich?«

Wussten Sie, dass der Durchschnittsmensch sieben Chips-Ahoy!-Kekse isst, wenn er die Packung öffnet? Na ja okay, ich habe diese Zahl übertroffen. Aber nehmen wir das einmal so an. Stellen wir uns nun vor, in ein Einkaufszentrum zu gehen und 100 zufällige »Durchschnitts«-Menschen auszuwählen und jedem sieben Kekse zu geben. Heißt dies, dass jede dieser Personen ihren Teller leer essen wird? Nein. Einige werden weniger Kekse essen, andere werden mehr verlangen. Sollten diejenigen, die weniger essen, sich deshalb Sorgen machen? Nein.

Jeder von uns braucht eine andere Schlafmenge. Lassen Sie sich nicht von irgendwelchen Zeitschriftenartikeln verunsichern, die verlangen, Sie müssten im Interesse optimaler Gesundheit acht bis neun Stunden pro Nacht schlafen. Sehr wahrscheinlich ist diese Dauer speziell für Sie nicht ideal, egal, welche Stundenzahl genannt wird.

Ice-Bucket-Sleep-Challenge

Wenn Sie Probleme mit dem Ein- oder Durchschlafen haben, ist dies eine wunderbare Übung, die Sie vollauf genießen werden!

1. Legen Sie fest, wann Sie aufwachen müssen, und stellen Sie für diese Uhrzeit mehrere Wecker.
2. Füllen Sie einen Eimer mit Eiswasser und stellen Sie ihn neben Ihr Bett. Weisen Sie Ihren Partner an, dieses Wasser über Ihnen auszugießen, falls Sie nicht beim Klingeln der im Zimmer verteilten Wecker aufwachen.
3. Rechnen Sie von Ihrer Weckzeit fünfeinhalb Stunden zurück. Das ist Ihre neue Bettgehzeit. Anders gesagt, wenn Ihr Wecker um 6:30 Uhr klingelt, gehen Sie um 1 Uhr ins Bett! Aufregend ... was Sie in der Zeit bis dahin alles erledigen können!
4. Die Regeln sind ganz einfach. Sie können zu Ihrer Zubettgehzeit ins Bett gehen oder jederzeit danach. Sie sind um 1 Uhr nicht

schläfrig? Haben Sie keine Scheu, so lange aufzubleiben, wie Sie wollen!
5. Sie müssen um 6:30 oder früher aufstehen. Weiterschlafen gibt es absolut nicht. Denken Sie an den Eimer!
6. Ein Schläfchen zwischendurch ist verboten. Sie dürfen weder am Schreibtisch schlafen, noch vor dem Abendessen einnicken oder abends auf der Couch. Schlafen ist zu keiner anderen Zeit erlaubt als in Ihrer nächtlichen Schlafphase zwischen 1 Uhr und 6:30 Uhr!

Diese Übung ist hart. Umgekehrt ist es einfach, sie aufzugeben. Warum sollte irgendjemand diesen Zeitplan übernehmen? Wie um alles in der Welt kann eine solche Übung der Schlüssel zu Ihrem Schlaferfolg sein? Halten Sie durch ... Ein Samenkorn keimt auch nicht sofort.

Beachten Sie, wie wenig sich in den ersten paar Tagen an Ihrem Schlaf ändert. »Tatsächlich funktioniert das überhaupt nicht, Herr Doktor. Das Einzige, was anscheinend geschieht ist, dass ich tagsüber wirklich schläfrig werde und es immer schwerer finde, bis 1 Uhr wach zu bleiben!«

Genau![72]

Die Chancen stehen gut, dass verschiedene Dinge geschehen werden, wenn Sie die Ice-Bucket-Sleep-Challenge mitmachen. Das Erste ist, dass es anfangs nicht funktionieren wird. Unser Gehirn besitzt eine Struktur, die als *Nucleus suprachiasmaticus* bezeichnet wird. Diese Struktur ist der innere Zeitgeber unseres Gehirns. Er hilft uns, praktisch alles zeitlich zu planen, was unser Körper tut. Er reguliert, wann wir schläfrig werden und wann wir uns wach fühlen. Er reguliert, wann unser Körper bestimmte Enzyme und Hormone freisetzt. Er reguliert die Schwankungen unserer Körpertemperatur. Und so weiter ... Diese Rhythmen brauchen Zeit, um sich zu ändern, lassen Sie sich daher nicht entmutigen, wenn Ihr Problem nicht am ersten Tag gelöst wird.

Mit der Zeit werden während dieser Übung die Schlafstörungen, die bisher vorhanden waren, langsam vergehen, da der Körper verzweifelt

---

[72] Ich wiederhole: *Genau!!*

versucht, seinen Schlafbedarf zu befriedigen, indem er die fünfeinhalb Stunden, die ihm jede Nacht zum Schlafen zur Verfügung stehen, so effizient wie möglich nutzt. Mit anderen Worten und vorausgesetzt, Sie schummeln nicht (die Snooze-Taste zehn Mal zu drücken ist schweres Schummeln – hören Sie auf damit), wird Ihr Gehirn einen immer stärkeren Schlaftrieb zeigen, sobald Sie ins Bett gehen, weil es zu dem Schluss kommt, dass, wenn es schlafen will, diese wertvollen fünfeinhalb Stunden die einzige Zeit sind, in der es diesen Schlaf bekommen kann.

Haben Sie ein Kind, das beim Mittagessen nichts essen will? Nehmen Sie ihm alle Snacks weg und halbieren Sie seine Portion zum Mittagessen. Beobachten Sie nun, was in den nächsten zwei Wochen beim Mittagessen geschehen wird. Die Ice-Bucket-Sleep-Challenge funktioniert nach demselben Prinzip.

Mit der Zeit fängt das Gehirn an, sich anzupassen. Der Schlaf wird gleichmäßiger und tiefer. Eine natürliche Möglichkeit, Schlafmangel auszugleichen, ist, die Schlafqualität zu steigern. Eventuelle Probleme beim Ein- oder Durchschlafen gehören der Vergangenheit an. Das größte Problem ist es nun, tagsüber wach zu bleiben!

Es geschieht noch etwas anderes. Eines der entscheidendsten Puzzleteile nimmt Gestalt an. Wo einmal die Angst war, nicht schlafen zu können, wächst nun das Vertrauen in die Fähigkeit, ins Bett zu gehen und einzuschlafen. Ohne Tabletten ... ohne iPod-Entspannungs-Apps, ohne einen Baldrian-Melatonin-Mix ... einfach ins Bett zu gehen und zu schlafen. Während immer mehr Nächte folgen, in denen der Betroffene erfolgreich schläft, sorgt er sich sicher weiterhin um seinen Job, seine Liebsten, seine Lieblings-Sportteams, die Hochzeit von Kim und Kanye – die Angst, nicht schlafen zu können, wird jedoch langsam verschwinden.

Die Methode, die ich gerade erklärt habe, heißt *Schlafbeschränkung* und ist fester Bestandteil der kognitiven Verhaltenstherapie (KVT-I). Patienten sind oft sprachlos, wenn ich Ihnen sage, um Ihren Schlaf in Ordnung zu bringen, müssten Sie eine Zeit lang vielleicht weniger Zeit im Bett verbringen. Einige Patienten verlassen meine Praxis und murmeln unzufrieden etwas über Schlaftabletten, für die sie ein Rezept erwartet hatten. Sie wissen inzwischen, dass der Schlaf ein primärer Trieb ist, für den man keine Tabletten braucht. Und wer die kurzzeitige Qual aushält, kommt in den Genuss, langfristig einen erholsamen Nachtschlaf zu gewinnen – und lernt dabei obendrein eine Menge darüber, wie viel Schlaf er tatsächlich braucht, um sich wohlzufühlen.

Das ist wirklich bewegend, aber während das bisherige Problem in Vergessenheit gerät, wird das neue Problem zunehmender Tagesschläfrigkeit eine echte Plage. Keine Sorge … wir wussten, dass dies bei der Ice–Bucket-Sleep-Challenge geschehen würde. Hier kommt die Lösung. Lassen Sie die Weckzeit bei 6:30 Uhr, verändern Sie die Zubettgehzeit jedoch auf 0:45 anstatt 1 Uhr. So bekommen Sie jede Nacht 15 Minuten zusätzlichen Schlaf oder fast zwei Stunden mehr pro Woche!

Was geschieht nun? Wenn es Ihr Problem übermäßiger Tagesschläfrigkeit löst, haben Sie es geschafft! Sie scheinen zu diesem Zeitpunkt Ihres Lebens offiziell 5 Stunden und 45 Minuten Schlaf zu brauchen. Unwahrscheinlich, aber möglich. Verschwindet die übermäßige Tagesschläfrigkeit nicht, sind weitere Änderungen an Ihrer Zubettgehzeit (nicht an der Weckzeit) nötig, bis es so weit ist, dass Sie ins Bett gehen, innerhalb von etwa 15 Minuten einschlafen, durchschlafen und sich am nächsten Tag wohlfühlen. Zwar gibt es einige seltene Personen, die mit weniger als 6 Stunden Schlaf auskommen, normalerweise brauchen die Patienten, die diese Übung der Schlafbeschränkung absolvieren, sechseinhalb bis sieben Stunden. Bedenken Sie einfach, dass jeder Mensch einen anderen Schlafbedarf hat und dass dieser sich mit der Zeit verändert (normalerweise weniger wird).

Der zirkadiane Rhythmus unseres Körpers kann der Schlüssel für die Erstellung eines Zeitplans sein, der unsere Schlafprobleme schließlich zum Guten wendet. Während ein gut durchdachter Zeitplan vielen Menschen die Rettung beim Schlaf bringen kann, kann ein schlecht durchdachter Plan das Tor zur Hölle sein!

Störungen des zirkadianen Rhythmus

Schlafpläne und unser zirkadianer Rhythmus sind wichtig. Wenn alles gut funktioniert und zeitlich gut abgestimmt ist, funktioniert unser Körper so reibungslos wie eine schöne Sinfonie, bei der jedes Organsystem wie eine Instrumentengruppe im genau richtigen Moment einsetzt.

Stellen Sie sich die Sinfonie nun ohne Dirigenten vor ... oder vielleicht wäre ein betrunkener Dirigent eine noch bessere Analogie. Die Blechbläser setzen zu früh ein, die Pauke viel zu spät. Dieses Gedankenbild möchte ich für Sie malen, wenn wir über Störungen des zirkadianen Rhythmus nachdenken. Der Körper ist zu früh dran, er ist zu spät dran oder scheint einfach überhaupt keinen Orientierungspunkt zu haben.

Schichtarbeiter: Das All-Star-Team der Problemschläfer

Wenn ich neben einen Abschnitt dieses Buches ein Sternchen setzen könnte, wäre es dieser hier. Niemand ist mit schwierigeren Schlafproblemen konfrontiert als die Schichtarbeiter.

Schichtarbeiter sind definitionsgemäß die Menschen, die zu »unüblichen« Zeiten arbeiten, das heißt, in jedem Job, dessen Kernarbeitszeit nicht zwischen 9 und 16 Uhr liegt. Sie müssen anders gesagt nicht in der Nachtschicht arbeiten, um ein Schichtarbeiter zu sein. Sie können auch von 14 bis 22 Uhr arbeiten oder an einigen Tagen zur normalen Arbeitszeit und an anderen Tagen zu einer unüblichen Zeit. Die Möglichkeiten für Schlafstörungen sind in diesen Fällen endlos.

Millionen Menschen sind Schichtarbeiter. In Amerika arbeiten etwa 15 Prozent der Arbeitnehmer nicht während der üblichen Arbeitszeiten. Viele dieser Menschen kommen damit anstandslos zurecht, aber rund ein Viertel dieser Arbeitnehmer hat mit dem unnatürlichen Zeitplan zu kämpfen. Viele von ihnen haben folglich Probleme. Herzkrankheiten,

Stimmungsschwankungen, Gewichtsprobleme und Krebs wurden alle im Zusammenhang mit Schichtarbeit genannt.

Das ist alles andere als ein lustiger Job. Dabei sind dies nur die gesundheitlichen Folgen. Die Konsequenzen für das häusliche Leben können ebenso verheerend sein. Es kann für die Betroffenen sehr belastend sein, die unterschiedlichen Zeitpläne zu koordinieren und vom Rest der Familie Verständnis zu bekommen. Ich lehne mich hier noch etwas weiter aus dem Fenster und sage, dass es besonders für Frauen, die im Schichtdienst arbeiten, sehr hart ist, da sie vielfach zusätzlich zu ihrem Job auch weiterhin für Einkaufen, Kochen, Haushalt und Kinderbetreuung zuständig sind.

Als Faustregel kann man sagen: Je älter wir werden, desto schwieriger wird Schichtarbeit für uns, weil wir mit zunehmendem Alter weniger nachtorientiert und eher tagorientiert werden. Das ist wichtig, weil Nachteulen mit wechselnden Zeitplänen besser zurechtkommen als Morgenmenschen. Da wir im Alter also stärker auf den Morgen orientiert sind, werden wir für Schichtarbeit ungeeigneter.

Arbeiter, die gezwungen sind, tagsüber zu schlafen, bekommen weniger Schlaf als Arbeiter mit normalen Arbeitszeiten, sie sind öfter krank und sind im Privatleben mit größeren Herausforderungen konfrontiert. Die 9-bis-17-Uhr-Welt hat häufig »geschlossen«, wenn sie wach sind. Wenn sie zur Bank gehen oder an ihrem Sportkurs teilnehmen wollen, sind sie häufig gezwungen, ihren Schlaf dafür zu opfern. Daher bewegen sich Schichtarbeiter häufig zwischen verschiedenen Zeitplänen hin und her. Erinnern Sie sich an diesen Nucleus suprachiasmaticus? Ohne Zeitplan hat dieser es wirklich schwer, das richtige Körpertiming herauszufinden, daher sind Schichtarbeiter oft schläfrig, wenn sie wach sein sollten, und wach, wenn sie zu schlafen versuchen.

Es ist sehr wichtig, dass der Schlaf der Schichtarbeiter – wenn sie etwas schlafen können – normal ist. Da der Arbeiter die Sonne nicht ausknipsen kann, ist es seine Aufgabe, für die Dunkelheit der Nacht zu sorgen, um etwas schlafen zu können, auch wenn dies morgens bei Sonnenaufgang ist. Das Gehirn ist ja nicht dumm ... es weiß, was los ist. So muss große Sorgfalt darauf verwendet werden, Licht zu eliminieren.

Für diese Bevölkerungsgruppe kann es hilfreich sein, mit Lichtexposition und Lichtvermeidung zu arbeiten. Auch ihr Zeitplan wird entscheidend. Es ist ziemlich einfach, nachts ins Bett zu gehen, wenn es dunkel ist, Freunde und Familie schlafen und das Fernsehprogramm wenig mehr bietet als Home-Shopping und Wiederholungen von *Friends*. Es gibt nichts zu tun. Stellen Sie dem einmal eine Frau gegenüber, die ihre Nachtschicht um 7 Uhr beendet hat und vom Atomkraftwerk nach Hause geht. Die Sonne geht auf. Es ist ein schöner Tag. Sie kommt am Fitnessstudio vorbei. Sie muss noch ein paar Dinge einkaufen, denn Milch, O-Saft und Eier sind aus. Daheim angekommen, wird auf CNN über einen Militäraufstand berichtet und ihre Kinder streiten sich darum, wer die letzten Oreos für mittags mitnehmen darf. Ihr Partner hat schon früh eine Besprechung (wie üblich) und kann die Kinder nicht an der Schule absetzen. »Kannst du sie bitte schnell hinbringen, bevor du dich hinlegst?« Pflichten, Pflichten, Pflichten … Verstehen Sie, was ich meine? Es ist wirklich schwer, tagsüber zu schlafen.

Ich bin kein Fan von Schlaftabletten, aber dies ist eine Gruppe, bei der sie recht hilfreich sein können. Schichtarbeiter profitieren häufig von Medikamenten, nicht nur zum Erhalt ihrer Wachheit, sondern auch zum Einschlafen. Die Diagnose Schichtarbeitersyndrom ist inzwischen eine von der FDA akzeptierte Diagnose und ein triftiger Grund für die Verschreibung von Medikamenten wie Modafinil, das die Wachheit fördert. Sollte das Schichtarbeitersyndrom als medizinische Diagnose auf einer Stufe stehen mit Gicht oder Ringelröteln? Es ist nicht an mir, dies zu entscheiden. Was ich sagen will ist, dass die Störung das Leben eines Patienten, der sich nach Arbeitsschluss ans Steuer seines Chrysler PT Cruiser setzt, stärker bedroht als Gicht und Ringelflechte gemeinsam. Medikamente zur Verbesserung der Wachheit können nicht nur die Arbeitsproduktivität verbessern, sondern möglicherweise gewährleisten helfen, dass der Fahrer lebend zu Hause ankommt.

Schichtarbeit ist für Arbeitgeber teuer, da sie für die Arbeiter hart ist. Schichtarbeiter verlieren mehr Schlaf als ihre tagsüber arbeitenden Kollegen. Schichtarbeit ist für die Gesundheit der Arbeiter mit vielerlei Risiken verbunden und wird bei der Menge an Forschungsergebnissen über ihre

Gefahren meiner Meinung nach in der Weise, wie wir sie heute kennen, in 20 Jahren nicht mehr existieren. Die schlimmsten Übeltäter haben bereits mit langsamen Reformen begonnen. Als ich mit meiner Facharztausbildung begann, gab es keinerlei Beschränkungen unserer Arbeitszeit. Wissen Sie, warum diese Phase in Amerika *residency* (=Wohnsitz) heißt? Weil die Ärzte noch eine Generation vor meiner, tatsächlich in kleinen Appartments in der Klinik wohnten. Das Krankenhaus war ihr Zuhause. Im letzten Jahr meiner Zeit als Assistenzarzt setzten die Entscheidungsträger der unbeschränkten Arbeitszeit ein Ende und begrenzten die Arbeitszeit für die Assistenzärzte auf 80 Wochenstunden. Der Wandel vollzieht sich nur langsam.

Für mich ist Schichtarbeit vergleichbar mit Asbest. Asbest ist ein Wahnsinns-Isoliermaterial und die Faser ist auch feuerbeständig und ein guter Schalldämpfer. Es hat alle möglichen hilfreichen chemischen Eigenschaften und ist reichlich vorhanden. Das Problem ist, dass Asbest Sie auch umbringen kann.

Schichtarbeit ist ganz ähnlich eine Wahnsinnsmöglichkeit zur Produktionssteigerung durch einen 24-stündigen Arbeitstag. Arbeitskräfte gibt es reichlich und nachts benötigt die Belegschaft im Allgemeinen weniger Management. Wie Sie nun auch noch aus Kapitel 1 wissen, können sowohl Asbest als auch Schichtarbeit zum Tod führen. Ich bin sicher, dass es für viele Menschen sehr entmutigend war, als herauskam, dass ein üblicherweise verwendetes Material zur Dämmung von Häusern und Gebäuden Krebs verursachen kann. Ich kann mir vorstellen, dass das überwältigende Gefühl vorherrsche »Wie in aller Welt können wir dieses massive Problem beheben, das wir geschaffen haben?« Bei der Schichtarbeit und der Entdeckung ihrer schädlichen Wirkungen auf den Schlaf empfinde ich das genauso. Wie können wir ein Problem beheben, das in der Struktur unserer Kultur eine so zentrale Rolle spielt?

Verzögerte Schlafphase versus vorverlagerte Schlafphase

Ich war schon immer eine Nachteule. Ich bleibe gerne lange auf. Häufig komme ich spätnachts auf die besten Gedanken. Sogar als ich jung war, fühlte ich mich immer von Terminen, die möglichst spät lagen, angezogen. Wahrscheinlich bin ich deswegen Arzt geworden. Ich bin kein Genie, aber es fiel mir immer leicht, lange aufzubleiben und recht gut zu funktionieren, während die Genies Mühe hatten, sich zusammenzunehmen.

Wie bereits weiter oben in diesem Kapitel angesprochen, hat jeder seine bevorzugten Schlafzeiten, was auch als Chronotyp bekannt ist. *Chronotyp*, frei übersetzt als »Zeittyp«, ist genau das: Es ist die Zeit, die unser Gehirn bevorzugt.

Beim Schlaf einer Person sind zwei Hauptvariable zu berücksichtigen. Die erste ist, wie viel Schlaf die Person braucht. Darüber haben wir in Kapitel 2 gesprochen. Die zweite Variable ist, wann jemand diesen Schlaf gerne bekommen möchte. Das wird durch den Chronotyp dargestellt.

Bevor Sie jetzt anfangen, sich Stress zu machen mit der Überlegung, welcher Chronotyp Sie sein wollen: Das wurde sozusagen bereits über Ihren Kopf hinweg entschieden. Ihr Chronotyp wird von Ihrer genetischen Veranlagung, von spezifischen Genen beeinflusst, den sogenannten Uhren-Genen. Auch das Alter scheint dabei eine Rolle zu spielen, in jüngeren Jahren neigen die Menschen eher zur Nachteule, mit fortschreitendem Alter werden sie schrittweise eher zur morgenorientierten Lerche. Normalerweise sind die Chronotypen nicht festgeschrieben, sie können, zumindest vorübergehend, manipuliert werden und zwar durch disziplinierte Veränderungen der Lichtexposition, durch spezielle Pläne für die Essenszeiten, Sportprogramme, soziale Interaktionen und Schlafenszeiten.

Die Nachteule wird fachlich als eine Person mit *Phasenverzögerung* beschrieben. Beim Morgentyp, der Lerche, sind die *Phasen vorverlagert*. Eine Phasenverzögerung oder eine vorverlagerte Phase stellt nicht unbedingt eine Schlafstörung dar. Gelingt es jedoch nicht, den Chronotyp an die Bedürfnisse der Arbeits- oder Schulzeiten anzupassen, kann dies als Störung des zirkadianen Rhythmus diagnostiziert werden.

Viele junge Menschen haben eine Phasenverzögerung. Sie bleiben abends gerne lange auf und chatten verschlüsselt über ihre voll öden Eltern, nennen sich gegenseitig Best Friends Forever (BFF) und snapchatten. Gegen 3 Uhr schließlich schlafen sie ein. Zum Pech für sie beginnt die Schule früh – mancherorts wirklich früh. Das hat eine Situation entstehen lassen, in der die erste Unterrichtsstunde beinahe aussieht wie eine Szene aus *The Walking Dead*, mit schläfrigen Schülern überall – motivationslos, faul, desinteressiert. Erst wenn die Schulglocke sie in ihren Tag entlässt, werden diese Kinder munter.

In unserem Beispiel kann es sein, dass einige Kinder wirklich zu kämpfen haben, um unter diesen Umständen gute Leistungen zu bringen. Auch ich habe mich in den frühmorgendlichen Unterrichtsstunden der Schule oder der Uni sicher nicht besonders toll gefühlt. Diese Personen können in die Gruppe mit Störungen des Tag-Nacht-Rhythmus eingeteilt werden, insbesondere in die Gruppe vom Typ mit Phasenverzögerung.

Die Schlafstörung mit vorverlagerter Schlafphase ist etwas anderes. Davon betroffen ist Ihre liebe Omi in Sarasota, Florida. Sie verbringt einen wunderschönen Tag am Lido Beach, geht für einen kleinen Imbiss nach Hause, schaut sich auf der BBC die Nachrichten an und ist anschließend bettreif. Wie bitte? Es ist noch nicht einmal 20 Uhr. Okay. Na dann, gute Nacht, Omilein. Das Nächste, was Sie wissen: Es ist 4 Uhr und Oma ist in der Küche damit beschäftigt, Eiswürfel, Grünkohl und Kokosmilch für ihr Frühstück im Mixer zu verarbeiten. Warum ist sie so früh auf?

Oma ist bereits um 4 Uhr auf, weil ihr Tag-Nacht-Rhythmus deutlich vorverschoben ist. So sehr vorverschoben, dass sie manchmal frustriert ist, wenn sie zwischen 2 und 3 Uhr morgens aufwacht und nicht wieder einschlafen kann. Die Kombination aus ihrem Alter, das ihren Schlafbedarf reduziert, ihrem niedrigen Aktivitätsniveau, ihrem lockeren Terminplan, der ihr tagsüber ein Schläfchen erlaubt, und ihrem vorverschobenen Chronotyp mit früher Zubettgeh- und Aufwachzeit kann zu der Störung führen.

Nicht-24-Stunden-Schlaf-Wach-Störung, kurz Non-24

Da das Licht ein wichtiger Regulator des zirkadianen Systems ist, haben Blinde es sehr schwer, einen richtigen Tag-Nacht-Rhythmus aufrechtzuerhalten. Ohne Licht, das ihren zirkadianen Rhythmus festsetzt oder *mitzieht*, können ihr Schlaf und weitere zirkadiane Prozesse (wie das Essen) aus dem Gleichgewicht geraten, was zu Schlafstörungen führt. Es gibt für diese Patientengruppe spezifische Medikamente, die sehr hilfreich sein können.

Die Behandlung zirkadianer Rhythmusstörungen

Bei allen diesen zirkadianen Störungen (Schichtarbeit, verzögerte Schlafphase, vorgelagerte Schlafphase und Non-24) können Medikamente für den Schlaf hilfreich sein. Aber ich erinnere Sie noch einmal daran: Falls Sie vorhaben, solche Medikamente einzunehmen, brauchen Sie zuerst einen Plan dafür.

Medikamente als Schlafhilfe können der Behandlung zirkadianer Rhythmusstörungen zwar als Starthilfe dienen, müssen jedoch für einen langfristigen Erfolg mit anderen Therapien kombiniert werden. Zu den wichtigsten Behandlungen für alle, mit Ausnahme der Non-24-Patienten, gehört Licht. Da Licht die Wachheit fördert, braucht Oma es später am Tag, um sich auch nach der Sendung *Jeopardy!* noch wach zu halten. Ihr Enkel braucht das Licht, wenn er morgens aufwacht und während der ersten Schulstunden, um aufmerksam zu sein. Bei Schichtarbeitern werden Medikamente und Licht häufig in Kombination zur Förderung der Wachheit eingesetzt. Diese äußeren Zeitgeber können unglaublich wichtig sein, um diesen Menschen zu helfen, während der Arbeit und beim Autofahren fokussiert zu bleiben.

Produkt-Vorschlag

Mit der Einführung preiswerter und heller LED-Lampen sind Lichtkästen für die Behandlung zirkadianer Störungen deutlich erschwinglicher und zugänglicher geworden. Ich mag die Lightphoria von Sphere Gadgets besonders gerne. Die Lampe ist online erhältlich und heller als die Sonne! Wenn Sie nicht an einem Ort festsitzen wollen, überlegen Sie, einen Re-Timer anzuschaffen, ein wiederaufladbares blaugrünes Licht in einer Brille, das Sie aussehen lässt wie Tron.

Und vergessen Sie die Uvex-Brille nicht, die ich weiter oben bereits erwähnt hatte. Sie sorgt dafür, dass das Licht von Ihrem Computerbildschirm sich nicht negativ auf Ihren Schlaf auswirkt, indem sie das blaue Licht herausfiltert, das uns wach hält. Nach einer Nachtschicht kann eine Sonnenbrille mit Blaulichtfilter Sie auf den Schlaf vorbereiten.

Jetlag ist ebenfalls eine Störung des zirkadianen Rhythmus, haben Sie also immer Ohrenstöpsel und eine bequeme Augenmaske im Reisegepäck. Anstatt Ihren Kopf beim nächsten Flug mit einem sperrigen Nackenkissen zu stützen, überlegen Sie die Anschaffung eines Nap-Anywhere (www.napanywhere.net). Diese faltbare Kopfstütze ist bequem und leicht und passt zusammengelegt in Form einer Frisbeescheibe problemlos mit in die Laptoptasche. Ich gehe nirgends mehr ohne sie hin!

Sport, eine intelligente, schlaffreundliche Ernährung (wie im letzten Kapitel erwähnt) und das Einhalten eines geeigneten Zeitplans tragen gemeinsam dazu bei, dass zirkadiane Störungen keine Probleme in Ihr Leben bringen.

Kapitel 12: Zusammenfassung

1. Das Wichtigste für einen erfolgreichen Schlaf ist eine gleichbleibende Aufwachzeit.
2. Sobald Sie diese festgelegt haben, können Sie die für Sie passende Bettgehzeit wählen.
3. Auf die eine oder andere Art braucht jeder Mensch, ob jung oder alt, feste Schlafenszeiten.
4. Diese Schlafdauer muss nicht bei jedem 8 bis 9 Stunden betragen.
5. Schichtarbeiter brauchen besonders feste Zeitpläne und selbst dann benötigen Sie vielleicht weitere Hilfe für Ihre Schläfrigkeit und Wachheit.

Manchmal geraten selbst die besten Zeitpläne aus der Spur und man braucht etwas zusätzlichen Schlaf. Wie sollte so ein Nickerchen aussehen? Wo sollte es stattfinden? Die Antworten liegen direkt vor Ihnen ...

13.

NICKERCHEN

BESTER FREUND ODER SCHLIMMSTER FEIND?

Ich liebe ein gutes kleines Nickerchen. Das geht den meisten so. Nachts empfinden viele Menschen das Schlafgeschäft wie Arbeit, aber der kleine zusätzliche Schlummer, in den sie am Samstagnachmittag auf der Couch fallen, nachdem sie die Kinder zum Fußballtraining gebracht haben, fühlt sich anders an … entspannter … dekadenter.

Abgesehen von der Frage »Wie lange sollte ich schlafen?« wird mir keine Frage öfter gestellt als: »Ist es in Ordnung, ein Nickerchen zu machen, und wie lange darf es sein?« Gute Frage. Darüber wollen wir jetzt sprechen.

Um herauszufinden, welche Rolle ein Nickerchen in unserem Leben spielen sollte, müssen wir zu einigen Schlussfolgerungen über unseren Schlaf kommen und darüber, was ihn als »gut« kennzeichnet. Einer der wichtigsten Faktoren, die die Befragten mit gutem Schlaf verbinden, ist dessen Effizienz. Schlafeffizienz ist im Grunde eine mathematische Gleichung:

Schlafend verbrachte Zeit ÷ Im Bett verbrachte Zeit × 100 = Schlafeffizienz (%)

Geben Sie es zu – das ist nun wirklich einfach. Es ist der Prozentsatz der Zeit, in der Sie schlafen, wenn Sie im Bett sind. Und was ist eine normale Schlafeffizienz? In diesem Punkt sind sich nicht alle einig, aber für unsere Zwecke nennen wir als Ziel 85–90 Prozent. Warum setzen wir uns nicht 100 Prozent zum Ziel? Um das zu beantworten, wollen wir uns ein paar einfache Beispiele anschauen.

Stellen Sie sich eine Person vor, die um 21 Uhr ins Bett geht. Sie braucht 1 Stunde, um einzuschlafen. Wenn sie erst einmal schläft, wacht sie normalerweise in den folgenden 3 Stunden nicht auf. Dann geht sie auf die Toilette, checkt ihre E-Mails und schläft etwa 30 Minuten, nachdem sie aufgewacht war, wieder ein. Nun schläft sie tief und fest bis 7 Uhr, wacht auf, bleibt noch etwa 45 Minuten liegen und steht dann auf. Taschenrechner bereithalten!

Diese Person geht also um 21 Uhr ins Bett und steht um 7:45 Uhr auf. Sie verbringt 10 ¾ Stunden im Bett (BZ=Bettzeit). Ihre Schlafdauer ist deutlich kürzer:

10 Stunden 45 Minuten – (1 Stunde + 30 Minuten + 45 Minuten) = 8 Stunden 30 Minuten

Für unsere Gleichung zur Schlafeffizienz heißt das:

8,50 Stunden ÷ 10,75 Stunden × 100 ≈ 79 Prozent Effizienz[73]

In diesem Beispiel ist die Schlafeffizienz relativ gering, obgleich die Person über 8 Stunden schläft. Daher wird sie sich morgens ziemlich mies fühlen. Wenn Patienten in meine Praxis kommen und darüber klagen, »nicht zu schlafen«, klagen sie in den meisten Fällen eigentlich über eine

---

73 Üblicherweise wird die Schlafeffizienz mit einer BZ berechnet, die ab dem Moment zählt, in dem der Patient einschläft. Für diese Übung wähle ich absichtlich die Zeit bis zum Einschlafen, um diesen Punkt besser zu illustrieren.

schlechte Schlafeffizienz. Ist eine schlechte Schlafeffizienz immer gleichbedeutend mit Schläfrigkeit? Überhaupt nicht. 2000 stellte Kenneth Lichstein in seiner umfassenden Übersicht über Literatur zur Insomnie fest, dass eine durchgängige Leistungsbeeinträchtigung oder Tagesschläfrigkeit fehlten. Patienten, die darüber klagen, nicht zu schlafen oder eine schlechte Schlafeffizienz zu haben, erreichen regelmäßig völlig normale Werte auf der Epworth-Schläfrigkeitsskala. »Fühlen« sich diese Patienten dennoch schlecht? Absolut. Wenn Sie 12 Stunden im Bett verbringen, um 7 Stunden Schlaf zu bekommen, werden Sie sich am nächsten Tag vielleicht nicht schläfrig fühlen, häufig jedoch wie gerädert.

Während meiner Zeit als Assistenzarzt verbrachte ich einen ganzen Tag und eine Nacht in Rufbereitschaft. Wenn wenig los war, konnte ich schlafen. Wenn viel los war, konnte ich nur zwischendurch einmal kurz schlafen. Ich war oft wie erschlagen davon, wie mies ich mich nach Nächten fühlte, in denen ich 5 oder 6 zerstückelte Stunden geschlafen hatte. Wie in diesem Beispiel war die Menge in Ordnung, aber die Effizienz miserabel. Denken Sie an unser Ziel von 85 Prozent, da reichen die 79 Prozent nicht ganz ran.[74]

Bei dem Beispiel ist die Tatsache interessant, dass diese Person, weil sie sich miserabel fühlt, häufig zu dem Schluss kommen wird, schlecht geschlafen zu haben. Zwar ist die Schlussfolgerung richtig, ihre Lösungen zur Problembehebung sind jedoch alles andere als richtig. Sie sehen normalerweise zweierlei vor:

1. »Ich bin so müde, dass ich heute anstatt um 21 Uhr schon um 20:30 Uhr ins Bett gehen werde, um etwas länger zu schlafen.«
2. »Letzte Nacht habe ich schrecklich geschlafen. Ich werde mir ein Nickerchen gönnen.«

---

74 Ein Schlafspezialist hat einmal zu mir gesagt, der Schlaf sei wie eine Sinfonie. Stellen Sie sich vor, Sie sind in einem Konzert, in dem das Orchester alle 20 Minuten zu spielen aufhört, auch wenn es mitten in einem Stück ist. Stellen Sie sich vor, das Orchester legt diese Pausen während des gesamten Konzertes ein. Sie würden am Ende des Abends sehr frustriert sein, auch wenn die Musiker technisch perfekt gespielt hätten. Der Schlaf hat wie die Musik die meiste Macht, wenn er nicht unterbrochen wird.

Die Lösung, früher ins Bett zu gehen, sehe ich jede Woche ... Sie folgt derselben Logik, als würden Sie, wenn Sie um 19 Uhr keinen Hunger haben, überlegen, es wäre wahrscheinlich sinnvoll, eine Stunde früher ins Restaurant zu gehen, um etwas mehr Essen zu bekommen.

Ein Nickerchen ist sinnvoll, weil die Person häufig müde ist, wenn sie so schlecht geschlafen hat. Was aber ändert das Nickerchen an der Effizienz der kommenden Nacht?

In diesem Kapitel geht es um das Nickerchen, nicht um Mathe oder frühere Tischreservierungen im Restaurant, lassen Sie uns also die ursprüngliche Frage neu betrachten: Wann und wie lange sollten wir ein Nickerchen machen? Die Antwort: Es ist in Ordnung, ein Nickerchen zu machen, wenn:

1. Ihre nächtliche Schlafeffizienz in Ordnung ist, Sie sich aber dennoch schläfrig fühlen (nicht müde – schläfrig).
2. Das Nickerchen Ihren Schlafplan in der folgenden Nacht nicht stört.

Wie denken wir also über das weiter oben angeführte Beispiel mit der Frau? Ist ihre nächtliche Schlafeffizienz gut? Sorry, aber 79 Prozent entsprechen den Kriterien nicht, daher ist in diesem Fall ein Nickerchen nicht angebracht, auch wenn diese Frau wahrscheinlich wirklich gerne eines machen würde. Ich weiß, dass Sie mich jetzt ziemlich gemein finden, weil ich es dieser armen Seele nicht erlaube, etwas von dem Schlaf »nachzuholen«, der ihr letzte Nacht entgangen ist. Wenn wir uns das Problem jedoch anders anschauen, werden Sie sehen, dass es das einzig Vernünftige ist.

Ich vergleiche das Schlafen gerne mit dem Essen (was Ihnen nicht entgangen sein wird). Beim Thema Nickerchen gibt es keine bessere Analogie. Stellen Sie sich vor, Sie haben ein Kind, das ein »schlechter Esser« ist. Es stochert in seinem Essen herum, mault, dass es keinen Hunger habe, und ist gänzlich unbeeindruckt von Ihrer Rede über »die hungernden Kinder in [ein Land der Dritten Welt einfügen]«. Abend für Abend wird das Essen zu einem Kampf, um etwas Nahrung in seinen Bauch zu bekommen. In einem Zustand völliger Hilflosigkeit rufen Sie Ihren Arzt an und bitten verzweifelt um seinen Rat. Als Sie über die tägliche Routine Ihres Kindes sprechen, erwähnen Sie etwas, das den Arzt die Stirn runzeln lässt.

»Er steigt etwa um 15:30 Uhr aus dem Schulbus, bekommt seinen Pizza-Snack und geht dann hinaus zum Spielen. Ein paar Stunden später bekommt er sein Abendessen und dann beginnt der Kampf. Ich verstehe das einfach nicht.« Sie seufzen.

»Was habe ich mir unter seinem ›Pizza-Snack‹ vorzustellen?«, fragt der Arzt.

»Ach, nichts Besonderes. Er isst einfach gerne ein paar Pizzaschnitten, wenn er heimkommt. Etwas in der Art.«

An dieser Stelle würde der Arzt wahrscheinlich vorbringen, dass das Essproblem des Kindes nicht wirklich sein Fehler ist. Vielleicht wirkt sich die große Pizzamahlzeit ein paar Stunden später auf seinen Appetit aus, wenn es sich an den Esstisch setzt. Anders gesagt und in Anlehnung an einen früheren Abschnitt in diesem Buch, ist sein Bedürfnis, seinen primären Trieb (Hunger) zu befriedigen schwach, weil es bereits gegessen hat.

Zurück zum Schlaf. Was könnte es für Gründe dafür geben, dass jemand nur eine Schlafeffizienz von 79 Prozent hat? Ein wichtiger Grund ist, dass der Schläfer Schlaf »snackt«. Was ist ein anderes Wort für Schlaf-Snacken? Ein Nickerchen machen.

Hat jemand zu kämpfen, nachts durchzuschlafen, ist das Letzte, was wir wollen, die Phase zu verlängern, in der er zu schlafen versucht (z. B. indem er früher ins Bett geht oder länger schläft). Ebenso wenig wollen wir Nickerchen in den Tag einfügen, da sie den nächtlichen Schlaftrieb unweigerlich reduzieren.

Der Zweck eines Nickerchens ist normalerweise, einen effizienten Nachtschlaf zu ergänzen oder zu verbessern. Es ist nicht dafür gedacht, versäumten Schlaf nachzuholen, wenn der Schläfer die Gelegenheit zum Schlafen hatte, aber nicht geschlafen hat.

Das ist überaus wichtig. Ich wiederhole:

> **Ein Nickerchen ist nicht dafür gedacht, versäumten Schlaf nachzuholen, wenn der Schläfer die Gelegenheit zum Schlafen hatte, aber nicht geschlafen hat.**

Ohne jeden Zweifel ist dies der größte Fehler, den jemand in Hinblick auf seinen Schlaf machen kann, und offen gesagt ist es ein Killerkriterium, sobald die Menschen in Rente sind. Warum? Weil es nichts gibt, was Ruheständler davon abhält, tagsüber ein Nickerchen zu machen, wenn sie nachts schlecht schlafen. Ihre exzessiven Nickerchen führen dazu, dass sie nachts nicht mehr einschlafen können und dieser Kreislauf verschlechtert sich unweigerlich.

Schauen wir uns eine andere Person an. Dieser Typ geht um 00:30 Uhr ins Bett und schläft sofort ein. Er schläft tief und fest, bis ihn sein Wecker um 6 Uhr weckt, 30 Minuten später ist er im Fitnessstudio. 45 Minuten lang praktiziert er Pilates, duscht und geht ins Büro, wo er sich den ganzen Vormittag mit Hedgefonds befasst. Um 11:30 Uhr ist er müde und möchte eine Viertelstunde ein Nickerchen machen. Was halten Sie von diesem Plan? Wir wollen uns unsere Kriterien für ein Nickerchen erneut anschauen:

1. Schläft Herr Goldman Sachs effizient? Aber ja, das tut er. Der Typ bewegt sich dabei kaum … es ist der reinste »Prinzessinnenschlaf«.[75]
2. Wird ein 15-minütiges Kraftnickerchen seinen Schlaf später in der Nacht beeinträchtigen? Wahrscheinlich nicht. Erstens wird sein Nickerchen nur 15 Minuten dauern. Wenn wir an unser schlecht essendes Kind zurückdenken, entspräche das dem Tausch eines Tellers mit Pizzaschnitten gegen eine kleine Handvoll Trauben. Das verdirbt niemandem den Appetit und ein 15-minütiges Nickerchen wird diesen Finanzhai wahrscheinlich nicht am Schlafen hindern, wenn er ins Bett geht.

---

[75] Prinzessinenschlaf ist der Schlaf, bei dem sich der Schläfer so wenig bewegt, dass man das Bettzeug nur kurz glattstreichen muss.

Noch ein Wort zur Schlafeffizienz, denn bei diesem Typ erreicht die Effizienz wahrscheinlich nahezu 100 Prozent. Im Gegensatz zu allem anderen in seinem Leben ist bei der Schlafeffizienz mehr nicht unbedingt besser. Eine Effizienz von 85 Prozent ist großartig und 90 Prozent sind wahrscheinlich auch noch okay. Steigt die Schlafeffizienz jedoch noch weiter, ist das nicht sonderlich gut. Ich weiß, was Sie jetzt denken: 100 Prozent richtige Antworten im Advanced-Placement-Test zur Europäischen Geschichte sind deutlich besser als 90 Prozent. Wir Amerikaner streben immer nach 100 Prozent! Warum ist die Note A+ für die Schlafeffizienz nicht gut? Zunächst einmal wachen Menschen aus dem Schlaf auf. Das ist nicht nur okay, sondern normal. Selbst wenn Ihnen das nicht bewusst ist, wachen Sie auf, daher sind 100 Prozent ein unrealistisches Ziel. Bedenken Sie auch, was geschieht, wenn Sie wirklichen Schlafmangel haben ... wenn Sie die letzten beiden Tage auch die ganze Nacht über auf waren, um für eine große Reise zu packen oder die Steuererklärung zu machen, da die Abgabefrist sehr nahe gerückt ist. Was passiert dann mit der Schlafeffizienz? Sie wird wirklich hoch. Ist das eine gute Sache? Bedeutet es, wenn Sie um 4 Uhr schlafen gehen und um 6:30 Uhr aufstehen und praktisch eine Effizienz von 100 Prozent haben, dass Ihr Schlaf großartig war? Nicht wirklich, hüten Sie sich daher vor extrem hoher Schlafeffizienz, da sie häufig nur einen Schlafmangel anzeigt.

Die andere Sache, die in diesem Fall zu berücksichtigen ist, ist die Nickerchen-Zeit. Bei diesem Typen findet das Nickerchen vor dem Mittagessen statt. Selbst wenn das Nickerchen seine Aufgabe erfüllt und die Schläfrigkeit reduziert, bleibt ihm noch reichlich Zeit, bevor er nachts schlafen geht, noch weitere Schläfrigkeit zu empfinden. Schlafärzte haben folgenden Spruch: Ein frühes Nickerchen ergänzt den Schlaf der vorherigen Nacht, hingegen reduziert ein spätes Nickerchen den Schlaf der kommenden Nacht. Ich habe bisher keine Studie gesehen, die das beweisen würde, aber es erscheint mir sinnvoll, und da dies mein Schlafbuch ist, gehen wir von dieser Annahme aus.

Zwar ist ein Nickerchen früh am Tag am besten, um aber wirklich für seine Wirksamkeit zu sorgen, ist es entscheidend wichtig, dieses Nickerchen zu planen. Sie erinnern sich: Das Gehirn stellt sich lieber auf Kommendes ein, als darauf reagieren zu müssen. Mit einem Nickerchen ist das nicht anders, daher wirkt ein geplantes Schläfchen auf lange Sicht immer besser als ein ungeplantes Nickerchen.

Wenn Sie darüber nachdenken, werden Sie es auch sinnvoll finden. Erinnern Sie sich, wie wichtig es ist, eine gleichbleibende Aufwachzeit zu haben? Bei einem Nickerchen sollte das nicht anders sein. Setzen Sie eine Zeit fest, zu der es enden soll, und diese Zeit bleibt dann jeden Tag gleich. Das heißt nicht, dass Sie jeden Tag ein Nickerchen machen müssten, es bedeutet nur, dass Sie ein eventuelles Nickerchen immer zur selben Zeit machen.[76]

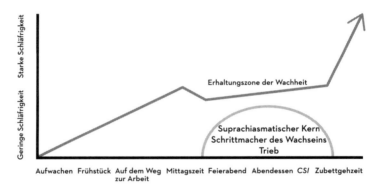

Abbildung 13.1
Erforschung des richtigen Zeitpunkts für ein Nickerchen am Nachmittag

Noch ein Rückblick. Erinnern Sie sich an diese Abbildung?

Bei genauem Hinsehen erkennen Sie kurz nach der Mittagszeit einen kleinen Peak bei der Schläfrigkeit. In dieser Zeit nimmt unsere Tagesschläfrigkeit zu. Viele Schlafforscher und viele Kulturen glauben, dass dies nicht nur ein guter Zeitpunkt für ein Nickerchen ist, sondern dass in der Evolution zu dieser Tageszeit für uns ein Nickerchen vorgesehen ist.

---

76 Liebe Eltern, wenn Sie damit zu kämpfen haben, Ihre Kleinkinder zu einem Mittagsschlaf hinzulegen, müssen Sie dies zu allererst berücksichtigen. Halten Ihre Kinder ihr Schläfchen nach einem gleichbleibenden Zeitplan oder einfach, »wenn sie gerade müde sind«?

Wichtig ist die Länge Ihres Nickerchens. 20–30 Minuten sind ideal, um Ihre Wachheit anzukurbeln, ohne zu einem »post-nap funk« (PNF) zu führen. PNF ist dieses diffuse, dumpfe Gefühl mit leichtem Kopfschmerz, das sich nach einem etwas zu ausgedehnten Nickerchen einstellt. Wenn jemand zu lange einnickt oder in unkontrollierter oder ungeplanter Weise ein Nickerchen macht, kann das Gehirn in den Tiefschlaf kommen. Das Aufwachen aus diesem Tiefschlaf fühlt sich schrecklich an, im Grunde bedeutet PNF also, dass Ihr Gehirn in den Tiefschlaf fällt und nicht geweckt werden will. Tiefschlaf ist nicht immer gut.

Noch ein Gruß von weiter oben:

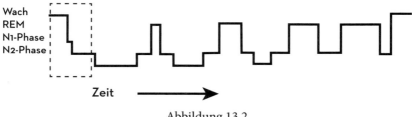

Abbildung 13.2
Das Hypnogramm kehrt zurück.

Erkennen Sie diese Abbildung? Das sollten Sie jedenfalls! Sie stammt aus Kapitel 4. Beachten Sie, wie der Schlaf anfangs in den leichteren Schlafphasen beginnt (in dem gestrichelten Kästchen). Im Idealfall sollte ein Nickerchen nur die beiden leichteren Schlafphasen umfassen wie hier.

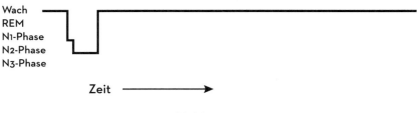

Abbildung 13.3
Hypnogramm eines guten Nickerchens

Sehen Sie nun, was in Abbildung 13.2 nach dem gestrichelten Kästchen als nächste Phase folgt? Richtig, der Tiefschlaf. Wenn der Schläfer nicht aufpasst, wird aus dem schnellen Erfrischungsschläfchen ein betäubender Abstieg in den Tiefschlaf. Dann erwacht der Schläfer mitten aus der Phase N3. Kein Wunder, dass sich dann PNF bemerkbar macht!

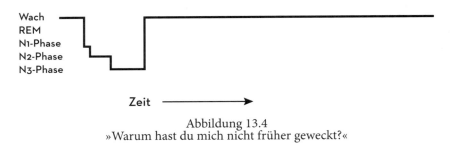

Abbildung 13.4
»Warum hast du mich nicht früher geweckt?«

Genau wie das Aufwachen aus dem Nachtschlaf sollte ein Nickerchen immer ein eindeutiges Ende haben, es sollte also einem Zeitplan folgen. »Ich mache jeden Nachmittag von 13:00 bis 13:25 Uhr ein Schläfchen.« Unabhängig davon, wie gut Sie schlafen oder auch nicht schlafen, endet das Nickerchen an Tagen, an denen Sie sich für eines entschieden haben, immer um 13:25 Uhr. Für einen Extrakick schließen Sie das Nickerchen jedes Mal mit etwas Sonnenlicht und ein paar Gymnastikübungen ab. Es wird für das Gehirn ein besseres Erlebnis, wenn zum immer gleichbleibenden Ende des Schlafes Sonnenlicht hinzukommt.

Wichtig ist auch, für das Nickerchen die richtige Umgebung zu finden. Das ist nirgendwo offensichtlicher als bei den Nickerchen, die ich bei Profisportlern gesehen habe. Diese Sportler haben von allem nur das Beste und die Möglichkeit, alles zu bekommen, was sie brauchen, um ihren Fähigkeiten entsprechend die besten Leistungen zu bringen. Ihre Trainingsräume sind Schauräume der technisch fortschrittlichsten Ausrüstung, der nahrhaftesten und metabolisch ausgewogensten Ernährungsoptionen und der hochwertigsten Komfort-Einrichtungen. Stellen Sie diesem Bild einen ausgewachsenen Mann gegenüber, der ein Handtuch als Kopfkissen benützt, um auf dem Boden der Abstellkammer eines Major-League-Baseball-Teams zu schlafen. Das ist eine wahre Geschichte. Ich fand ihn tatsächlich in der kleinen Vorratskammer voller Nährstoffriegel und Dosen mit Molkenproteinpulver. »Raus!«, murrte er, als ich auf der Suche nach einem Snack die Tür öffnete. Ich war sofort wieder weg.

Die meisten Menschen würden nachts nicht auf dem Boden einer Vorratskammer schlafen, aber für ein Nickerchen nehmen sie, was sie gerade bekommen. Diese »Guerilla«-Schläfchen greifen immer mehr um sich.[77]

Warum lag der Sportler in der Vorratskammer? Zwei Gründe sind möglich: (1) Ein Nickerchen verlangt einen ruhigen, dunklen Raum und dies war vielleicht einfach der einzige Ort, auf den dieses Kriterium zutraf. (2) Beim Schlafen sind Sie schwach und untätig, das muss natürlich vor der Öffentlichkeit verborgen bleiben. Bei der Wahl Ihres Platzes für ein Nickerchen werden Sie hoffentlich nur Punkt 1 in Betracht ziehen. Können Sie, wenn beide Kriterien berücksichtigt werden müssen, irgendetwas tun, um das Bewusstsein Ihrer Vorgesetzten für die Schläfrigkeit am Arbeitsplatz zu schärfen und wie diese die gesamte Produktivität beeinträchtigt? Fortschrittliche Unternehmen haben nicht ohne Grund Räumlichkeiten für ein Schläfchen geschaffen!

Bei der Wahl eines Ortes für ein Nickerchen ist eine ruhige und dunkle Umgebung vorzuziehen. Suchen Sie sich einen Platz, an dem Sie nicht gestört werden. Wenn ich ein Nickerchen mache, stelle ich mein Telefon ab und meine Assistentin Tammy weiß, dass ich außer für meine Frau in diesen 20 Minuten für niemanden erreichbar bin.

Ich halte mein Schläfchen in einem dunklen ruhigen Zimmer. Obgleich meine Praxis sehr ruhig ist, verwende ich dennoch Ohrenstöpsel oder eine Sound-Maschine, um den Geräuschpegel dieses Zimmers in den richtigen Zustand zu versetzen.

---

77 Guerilla-Schläfchen sind im Prinzip eine Art wildes Schlafen, für das Sie die Möglichkeiten Ihrer Umgebung nutzen, häufig heimlich und oft weniger vollkommen oder bequem, als Sie nachts schlafen.

Produkt-Vorschlag

Jahrelang stellte die Firma Dohm das Gerät für weißes Rauschen her, das meiner Meinung nach Industrienorm hat. Für eine etwas abwechslungsreichere Palette an Geräuschen mag ich auch das Gerät von Sound Oasis. Es ist klein, tragbar und batteriebetrieben, außerdem ist es mit einem AC-Adapter ausgestattet. Neben dem weißen Rauschen lassen sich Stürme, Meeresrauschen und Waldbäche sowie beliebtere schlaffördernde Geräusche einstellen (Windspiele). Es hat auch eine Kopfhörerbuchse, sodass andere dem Vogelzwitschern nicht lauschen müssen. Apropos Vogelgezwitscher: Das Gerät verhindert hervorragend eine Endlosschleife, sodass Ihr Gehirn keine festen Muster erkennen kann. Die Geräusche wirken wirklich natürlich und organisch.

In meiner Praxis habe ich einen Stuhl mit verstellbarer Rückenlehne und verborgener Fußablage, auf dem ich mich ganz ausstrecken kann. Das ist wichtig, denn im Sitzen dauert es doppelt so lange einzuschlafen wie im Liegen.

Machen Sie es sich bequem. Legen Sie den Kopf auf ein echtes Kopfkissen, nicht auf ein zusammengerolltes Sporthandtuch. Wer zu Hause Lavendel verwendet, kann dies sehr gut auch hier verwenden, da der Geruch dem Gehirn vorgaukelt, Sie würden daheim in Ihrem Bett schlafen.

Halten Sie eine Decke bereit. Ich habe eine, die sich anfühlt wie Pelz. Es ist natürlich Kunstpelz. Die ungewöhnliche Textur dieser Decke liefert meinem Gehirn genau wie der Lavendelduft einen weiteren Hinweis, dass Schlafenszeit ist. Wenn Sie täglich viel Pelz tragen, funktioniert das allerdings nicht so gut.

Schlafprodukt

Lavendel gibt dem Schlaf einen Anstoß, wenn Sie ihn regelmäßig im Schlafzimmer verwenden. Einige kleine Schlafstudien postulieren aber auch, Lavendel könne an und für sich schlaffördernd wirken. In einer kleinen, gut aufgebauten Studie, die George Lewith von der University of Southampton durchgeführt hat, schien Lavendel, der im Schlafzimmer verwendet wurde, den Schlaf zu fördern. Eine 2014 am John Hopkins Hospital durchgeführte Studie stellte fest, dass Patienten in der Intensivstation besser schliefen, wenn es dort nach Lavendel duftete. Mein Lieblings-Lavendelspray ist Pillow Potion 2 oz von Aura Cacia. Ich mag es, weil ich es im Handgepäck mitnehmen (und später in meinem Hotelzimmer versprühen kann) und es bei der Kontrolle am Flughafen nicht beschlagnahmt wird.

Hier noch ein Zusatztipp: Brauchen Sie ein Geschenk zur Geburt eines Babys? Kaufen Sie ein mit Lavendel gefülltes Stofftier. Diese kleinen Gesellen können in der Mikrowelle leicht erwärmt werden, bevor sie ins Babybettchen gelegt werden. Während alle anderen kleine Strampler kaufen, die wie Matrosenanzüge aussehen und die dem Baby nach drei Wochen zu klein geworden sind, wird Ihr Geschenk dem Baby – und seinen Eltern – helfen, zu schlafen. Man wird Sie dafür lieben und der Geruch trägt auch noch dazu bei, die Düfte des kleinen Windelkackers zu überdecken!

Anzumerken ist dabei noch, dass der Amerikanische Pädiaterverband empfiehlt, Kuscheltiere erst mit in das Kinderbettchen zu legen, wenn das Baby mindestens ein Jahr alt ist.

Nun ist Schlafenszeit. Mein Trick dabei ist, ein Nickerchen nie mit der Absicht anzugehen, schlafen zu wollen. Mein Ziel ist, ausgestreckt im dunklen Zimmer zu liegen und meinen Gedanken freien Lauf zu lassen. Ich renne nicht vor den verrückten Gedanken davon. Ich nehme sie an. Überlegen Sie, was Sie einkaufen müssen. Planen Sie, wie Sie Ihrem Chef gegenüber begründen wollen, dass Sie eine Gehaltserhöhung verdienen.

Viele Menschen kämpfen mit dem Einschlafen, weil Sie Ihre Gedanken nicht abstellen können. Reihen Sie sich nicht unter diese Menschen ein. Lassen Sie die Gedanken einfach zu. Keine Sorge – wenn Sie wirklich Schlaf brauchen, werden Sie einnicken. Und selbst wenn Sie nicht schlafen, werden Sie sich beim Aufstehen ausgeruht fühlen.

Schlafschulden und wie sie zurückgezahlt werden

Schlafschulden sind in der Welt des Schlafes ein wichtiges Thema, über das Journalisten auch mit Vorliebe in Zeitschriften schreiben. Eine Schlafschuld ist genau das, was der Begriff sagt. Es ist eine Nacht, in der Sie nur eine unzureichende Menge an Schlaf bekommen. Mit anderen Worten bleiben Sie zu lange auf, um einen Roman zu lesen, Sie arbeiten in zwei Jobs oder Ihr Flug hat Verspätung und Sie müssen zwischendurch übernachten. Was auch immer der Grund ist: Sie haben zu wenig geschlafen.

In unserer heutigen 24-Stunden-Kultur geschieht es ziemlich häufig, dass Menschen Schlafschulden anhäufen. Eine französische Studie mit 1004 Probanden zwischen 25 und 45 Jahren kam zu der Schätzung, dass 38 Prozent der untersuchten Probanden eine Schlafschuld ansammeln oder regelmäßig weniger als sechseinhalb Stunden schlafen.

Chronische Schlafschulden sind nichts Gutes, das dürfte Sie nach der Lektüre dieses Buches nicht überraschen. Bedenken Sie, dass wir mit Schlafschulden nicht über Insomnie sprechen, sondern über jemanden, der sich absichtlich um seinen Schlaf bringt (okay, Sie hatten eigentlich nicht die Absicht, *House of Cards* im Komaglotzverfahren anzuschauen, aber es hat sich schließlich nicht von selbst angeschaut, oder?). Neuere Studien zeigen, dass solche Schlafschulden böse Folgen für die Gesundheit haben wie Gewichtszunahme und Probleme mit dem Blutzucker.

Die Frage lautet: Kann verloren gegangener Schlaf aufgeholt werden? Zahle ich mit einem Nickerchen die Schlafschulden angemessen zurück? Falls ja, folgt gleich die nächste wichtige Frage: Wie lange muss ich diese Schuld zurückzahlen? Muss ich am nächsten Tag ein Nickerchen machen? Innerhalb der folgenden Woche? Zwei Wochen lang? Einen Monat lang? Die Antwort lautet kurz und knapp, dass wir es nicht mit Sicherheit wissen. Es gibt aber Anzeichen dafür, dass eine kurzfristige Schlafschuld ausgeglichen werden kann, wenn dieser Ausgleich relativ rasch erfolgt. Während laut einer Studie von 2008 eine Nacht mit Nachholschlaf nicht ausreichen könnte, um die schlechten Auswirkungen einer kleinen Schlafschuld auszugleichen, zeigte eine Studie von Josiane Broussard aus dem Jahr 2016, dass zwei Nächte mit Nachholschlaf (nach vier Nächten, in denen nur vier Stunden und 30 Minuten geschlafen wurde) den Insulinspiegel und das Diabetesrisiko wieder auf das Normalmaß zu senken schienen.

Hier nun meine Meinung, die zu etwa 50 Prozent aus wissenschaftlicher Sicherheit und zu 50 Prozent aus wohl begründeten Vermutungen besteht. Ich glaube, wir können geringe Schlafschulden ausgleichen, sobald dies rasch und vollständig geschieht. Lange aufbleiben, um das Neue Jahr am Times Square einzuläuten? Kein Problem, sorgen Sie nur dafür, diese Schlafschuld innerhalb weniger Tage auszugleichen, denn je mehr Zeit vergeht, desto mehr verschwindet das Zeitfenster, um diesen Nachteil für den Körper wettmachen zu können. Anders gesagt hat sich das Zeitfenster für die Rückzahlung aller Nächte, die ich als Assistenzarzt mit Rufbereitschaft wach verbracht habe, offiziell geschlossen und was auch immer dies für meine Gesundheit bedeuten mag, ist geschehen. Wir können nur nach vorne schauen!

Kapitel 13: Zusammenfassung

1. Nickerchen können in Ordnung sein, wenn sie klug genutzt werden. Genauso wie Sie für eine gleichbleibende Aufwachzeit am Morgen einen Plan haben sollten, sollten Sie auch für einen Plan für das Aufwachen nach einem Nickerchen sorgen.
2. Nickerchen sind in Ordnung, wenn sie effizient und zufriedenstellend sind. Am besten ist es, sie frühzeitig am Tag zu halten und höchstens 30 Minuten zu schlafen.

3. Wenn Sie in einer Nacht zu lange aufbleiben, holen Sie den Schlaf baldmöglichst nach.

Nun wissen Sie das alles und kontrollieren, worüber Sie die Kontrolle haben: über Ihre Einstellung, die Dauer Ihres Schlafes, das Timing Ihres Schlafes. Sie sind ein Star. Nun wollen wir den Fokus auf ein paar Dinge richten, die außerhalb unserer Kontrolle liegen. Beginnen wir mit diesem Geräusch, das nachts aus Ihrem Schlafzimmer kommt und sich anhört wie ein Mittelding zwischen einer Kettensäge und einem Zombie aus *The Walking Dead* …

14.

SCHNARCHEN UND APNOE

MEHR ALS EIN ABSCHEULICHES GERÄUSCH

Nun kommen wir schließlich zum Kernpunkt aller Schlafstörungen, sozusagen zum Hauptgericht[78]. Diese Störung ist die Schlafapnoe mit ihrem vorlauten Kumpan, dem Schnarchen.

Schnarchen betrifft wahrscheinlich zwischen einem Drittel und der Hälfte der Menschen über 30 Jahren. Als ich 30 wurde, erzählte mir Ames, ich würde einige Holzscheite sägen, sobald ich mich auf den Rücken drehte. Jahrelang nahm ich, wie die meisten Männer, die in meine Klinik kommen, an, meine Frau würde lügen. Jeder weiß schließlich, dass Frauen nichts Besseres zu tun haben, als ihre Männer zu Arztterminen zu begleiten und sich Geschichten über die nächtlichen Atemgewohnheiten ihrer Männer auszudenken (auch das ist natürlich sarkastisch gemeint. Sie wissen, dass diese Frauen die Wahrheit sprechen).

---

78 Passenderweise spielen Mahlzeiten häufig eine Rolle bei der Entwicklung dieser Schlafstörung.

Bei mir schien das Schnarchen eine Zeit lang zu kommen und zu gehen. Wenn ich lange aufblieb und in der Uni lernte, bekam ich tendenziell mehr Abmahnungen vom Boss wegen Schnarchens. Irgendwann während einer besonders stressigen Zeit war es so schlimm, dass ich im Internet nach Behandlungsmöglichkeiten des Schnarchens suchte, was mit meinem damaligen langsamen Modem durchaus eine größere Herausforderung war.

Mein erster Behandlungsversuch war die Methode »Nähen Sie einen Tennisball an den Schlafanzug«. Diese Methode gibt es in leicht weiterentwickelter Form noch immer, die Grundidee ist jedoch geblieben: So soll es dem Schnarcher wirklich unbequem gemacht werden, sich auf den Rücken zu drehen. Bei einigen Menschen ist die Methode wirksam, weil die Luftröhre in Seitenlage in einer stabileren Position ist.[79] Dies ist für Menschen hilfreich, die von *lagebedingtem Schnarchen* betroffen sind. Am wirksamsten fand ich diese Methode dafür, das angenehme Gefühl am Rücken zu unterbinden, an das ich mich zeitlebens gewöhnt hatte, da ich nun unweigerlich, direkt auf dem Tennisball liegend, aufwachte. Für das Gefühl, das ich beim Aufwachen auf dem Ball empfand, gibt es eine Beschreibung, die irgendwo zwischen dem Begriff *Knickstelle* und diesem speziellen abschließenden Spielzug im Videospiel *Ultimate Fighter* liegt, wo ein Spieler seinem Gegner schwere Rückenverletzungen zufügt.

Ames war verblüfft, dass ich sogar auf diesem Ball schlafen konnte. Erinnern Sie sich an die primären Triebe? Wenn Sie durch den Schlafmangel an einer medizinischen Fakultät geschädigt sind, schlafen Sie auch trotz größerer Unannehmlichkeiten: während einer Zahnbehandlung, einer Lumbalpunktion oder einer längeren Ballettvorführung, bei der Ihre Tochter genau 38 Sekunden auf der Bühne zu sehen ist. Ich hatte keine Probleme damit, mich auf den Ball zu drehen und auf ihm zu liegen.

Da ich mich nie geschlagen gebe, sah mein Plan B vor, nachts einen Rucksack mit einem Basketball zu tragen. Ich nahm lieber den Basketball in Rot, Weiß und Blau der ABA als den Ball in Standardorange. Damit

---

[79] Sollte ein genialer Säugling dies hier lesen: einfach ignorieren und zum Schlafen wieder auf den Rücken legen. Dadurch wird das Risiko für den plötzlichen Kindstod deutlich reduziert.

fühlte ich mich etwas cooler, was wirklich wichtig war, denn ich sah alles andere als cool aus. Meine Frau muss das auch so empfunden haben, denn während dieses Versuchs erfuhr ich von ihrer Seite recht wenig Liebe für ihren Quasimodo.

Hinderte mich der Rucksack daran, auf dem Rücken zu schlafen? Natürlich. Fühlte ich mich wie Luke Skywalker, dem Yoda ständig auf dem Rücken sitzt und erzählt, er solle sich stark fühlen? Yeah, auch das fühlte ich. Es war wirklich schwer, dieses Ding die Nacht über anzubehalten. Häufig wachte ich morgens, auf dem Rücken liegend, auf und mein Rucksack lag unten auf dem Boden. Ich versuchte es mit raffiniert gebundenen Riemen und Knoten, war jedoch wie der Entfesslungskünstler Houdini nicht zu halten. Ich ließ die Knoten sogar wie ein Zauberkünstler vor meiner nächtlichen Vorführung von Ames überprüfen. Meine Zauberkunst war so gut, dass mir die Geheimnisse meiner Fluchten bis heute nicht bekannt sind.

Trotz meiner Misserfolge erging es mir immerhin mit persönlichen körperlichen Einschränkungen zunehmend besser, daher hielt ich die Zeit für gekommen, extremere Maßnahmen zu ergreifen. Als Medizinstudent hatte ich Zugang zu allen möglichen medizinischen Ausrüstungsgegenständen. In den Schubladen mit Gummihandschuhen, Surgilube und Hämokkulttests zum Erkennen von Blut im Stuhl (diese geschätzten Objekte, mit denen Medizinstudenten sehr viel Erfahrung bekommen), gab es auch Einmal-Zwangsjacken. Vielen Dank – machen Sie sich nichts draus, so war es nun mal. Stunden später zeigte ich Ames mein Werk.

Ich glaube, zu diesem Zeitpunkt empfand sie das als weniger grotesk als den Rucksack, daher verdrehte sie nur die Augen, gründlich gelangweilt von Plan C.

Bei der Vorbereitung für das Zubettgehen lagen an diesem Abend Erwartungen in der Luft, als ich mich mit dem Gesicht nach unten in Bauchlage ans Bett band. Ames stellte liebenswürdigerweise meinen Wecker, da ich dazu nicht in der Lage war. Wir küssten uns mit möglichst geringem Aufwand zur Nacht und schalteten das Licht aus.

Ich lag eine Weile so da und fand es nicht annähernd so unbequem, wie ich erwartet hatte. Als die letzten Bewusstseinsspuren aus meinem

SCHNARCHEN UND APNOE

Gehirn verschwanden, flüsterte Ames in der Dunkelheit: »Was ist, wenn in der Wohnung ein Feuer ausbricht?« Verdammt.

Ich schlief schließlich ein und ich schlief gut. Ich befreite mich nicht nach Art von David Blaine aus der Zwangsjacke und wachte zum Glück auch nicht mit Harndrang auf (Anmerkung für mich: Heute aus dem Kliniklager ein Handurinal mitgehen lassen). Ich stellte keinen Unterschied fest. Ames war angenehm überrascht und es schien, als sei mein Schnarchproblem gelöst. Ich wiederholte den Vorgang und trainierte mich schließlich darauf, in einer Position in Seitenlage zu schlafen.

Lagebedingtes Schnarchen ist eine Sache, obstruktive Schlafapnoe etwas völlig anderes. Schnarchen können Sie sich vorstellen wie ein lautes Geräusch, das mit vibrierenden Atemwegen zusammenhängt. Eine Apnoe liegt vor, wenn sich ein Atemweg schließt. Anders gesagt behindert die Apnoe die Atmung oder die Sauerstoffmenge, die ein Patient während der Nacht bekommt. Können Sie schnarchen, ohne eine Apnoe zu haben? Absolut. Können Sie eine Apnoe haben, ohne zu schnarchen? In einigen Fällen ja, normalerweise jedoch ist das Schnarchen ein Warnzeichen für eine potenzielle Apnoe. Hört das Schnarchen plötzlich auf, kann dies eine Warnung für Sie sein, dass Ihr Bettnachbar nicht atmet. Je schwerer das Atemproblem eines Menschen wird, desto weniger Geräusche macht er.

Das Gehirn braucht viel Sauerstoff. Obgleich es nur etwa 1400 Gramm wiegt, verbraucht es 20 Prozent des Sauerstoffs unseres Körpers. Vergleicht man den Sauerstoff mit Erdöl, ist unser Gehirn wie die USA – höchst abhängig.

Wegen dieser Abhängigkeit wird unser Gehirn bei Sauerstoffmangel unleidlich. Bei einem Patienten mit Schlafapnoe leidet das Gehirn nachts wiederholt unter Sauerstoffmangel. In einigen Fällen können diese Atempausen 20, 30, 60 Mal pro Stunde oder öfter eintreten. In manchen Fällen sogar sehr viel häufiger.

In welchem Zusammenhang steht dies mit dem Schlaf? Ganz einfach. Bei jeder Atemunterbrechung muss das Gehirn eine Entscheidung treffen. Weiterschlafen und die Atempause weiter bestehen lassen oder aufwachen und atmen.

Die Auswirkungen der Schlafapnoe auf die Schlafqualität sind gleichermaßen problematisch. Erinnern Sie sich an die Abbildungen der verschiedenen Schlafphasen? Erinnern Sie sich, wie erholt wir uns nach dem Tiefschlaf fühlen? Jemand, der mit seiner Atmung zu kämpfen hat und immer wieder aufwachen muss, um zu atmen, kommt nur schwer in den Tiefschlaf. Den REM-Schlaf kann man in diesem Fall vergessen. Erinnern Sie sich, dass der REM-Schlaf normalerweise von einer Paralyse begleitet wird. Diese Paralyse kann es wegen des reduzierten Muskeltonus der Atemwegsmuskulatur noch bedeutend schwieriger machen, die Atemwege nachts offen zu halten, daher ist der REM-Schlaf bei einer Schlafapnoe normalerweise schwer beeinträchtigt.

Übung: Erkundung eines Unterwasserriffs

1. Fliegen Sie mit einer Freundin/einem Freund nach Cozumel!
2. Sie müssen beide Badekleidung mitnehmen und ein Boot mieten, das Sie zu einem Unterwasserriff bringt.
3. Sie selbst statten sich mit einer Tauchausrüstung aus und Ihrem Kumpel geben Sie einen Schnorchel und eine Taucherbrille.
4. Springen Sie beide ins Wasser.
5. Sagen Sie Ihrer Freundin/Ihrem Freund, dass sie nun gemeinsam ein Unterwasserriff erkunden werden und dass sie/er total begeistert sein wird.
6. Tauchen Sie zu dem Riff hinunter.
7. Achten Sie darauf, wie einfach es für Sie ist, zu dem Riff zu tauchen und die hübschen Fische und Korallen zu bewundern. Achten Sie auch darauf, wie Ihre Freundin/Ihr Freund versucht abzutauchen, sobald der Sauerstoff verbraucht ist, jedoch rasch wieder zur Oberfläche aufsteigen muss. Nach erneuter Sauerstoffaufnahme versucht sie/er es erneut, aber der Erfolg ist nur von kurzer Dauer.
8. Steigen Sie nach der staunenswerten Zeit unten bei dem Riff wieder an die Oberfläche, sammeln Sie Ihre Freundin/Ihren Freund ein und fahren Sie zurück an die Küste.

Die Übung »Erkundung eines Unterwasserriffs« ist eine Art Schlafapnoe in Kurzform. Das Gehirn will wie der Schnorchler verzweifelt in den glückseligen Frieden des Tiefschlafs abtauchen, kann es aber leider nicht. Es muss einfach immer wieder aufwachen, um zu atmen. Immer und immer wieder ...

Was genau ist der Grund dafür?

Wenn Sie aufhören zu atmen, geschehen mehrere Dinge. Der Sauerstoffspiegel im Körper beginnt zu sinken. Wenn Sie beim Arzt sind und dieser Ihnen das kleine, rot aufleuchtende Lämpchen auf den Finger steckt, misst er damit den Sauerstoffgehalt in Ihrem Blut. Zusätzlich zum sinkenden Sauerstoffspiegel steigt der Kohlendioxidspiegel, da Sie nicht atmen, um dieses Abfallprodukt auszustoßen. Das Gehirn überwacht ständig den Gehalt an Sauerstoff und Kohlendioxid, um beides im Körper im Gleichgewicht zu halten. Wird die Balance durch eine Schlafapnoe gestört, wendet der Körper eine Strategie an, um Ihre Atmung und damit Ihr Überleben zu sichern: Hauptsächlich lässt er Sie aufschrecken, damit

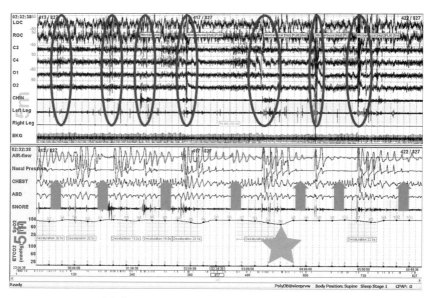

Schlafstudie mit Darstellung einer Schlafapnoe

Sie wieder weiteratmen. Denken Sie an alles, was mit dem Aufgeschrecktwerden zusammenhängt: schnelle Herzfrequenz, Angst, Blutdruckanstieg. Ja, das gehört auch alles dazu!

Schauen Sie sich diesen fünfminütigen Abschnitt aus einer Schlafstudie an. Sehen Sie das nette Auf und Ab neben den Begriffen »Air-Flow« (Luftstrom) und »Nasal Pressure« (Nasendruck)? Super. Sie lesen Ihre erste Schlafstudie. Achten Sie darauf, wie dieses Atemmuster mit seinem Auf und Ab an den Stellen, die durch Pfeile angezeigt werden, deutlich weniger auf und ab geht. An einigen dieser mit Pfeilen markierten Stellen können Sie sich tatsächlich fragen, ob der Patient überhaupt atmet. Er atmet nicht.

Dies nennt man Apnoe (wenn der Patient gänzlich zu atmen aufhört und es keine Luftbewegung gibt) oder Hypopnoe (wenn der Patient eine leichte Luftbewegung aufweist, die jedoch nicht ausreicht, um seinen Sauerstoffspiegel aufrechtzuerhalten).

Schauen wir uns diesen Sauerstoff einmal an. Man spricht dabei von der pulsoxymetrisch gemessenen Sauerstoffsättigung oder SpO2. Wow, was für eine Achterbahn! Im Idealfall sollte das die ganze Nacht über eine langweilige gerade Linie bei etwa 98 Prozent sein. Schauen Sie einmal direkt über dem Stern. Der Sauerstoff sinkt hier auf 78 Prozent! Das ist nicht gut und ist bei manchen Patienten sogar noch deutlich schlechter!

Damit fängt der Spaß aber erst an! Welche Rolle spielt das Schnarchen bei dieser Erstickungsparty? Schauen Sie sich in der Grafik die Linie »Snore« (Schnarchen) an. Sehen Sie, wie es am Ende der Atempausen zu kleinen Aktivitätsexplosionen zu kommen scheint? Da schnappt der Patient bei dem verzweifelten Kampf, nicht zu ersticken, nach Luft. Normalerweise merkt er von diesem Problem nichts, auch wenn bei einer wirklich schweren Schlafapnoe einige Patienten das Gefühl haben, nicht mehr atmen zu können. Der Bettpartner oder die Person, mit der Sie sich das Hotelzimmer teilen, oder die anderen Typen in der Jagdhütte bemerken Ihre Atemprobleme *sehr wohl* und würden Ihnen am liebsten ein Kissen aufs Gesicht legen.

Werfen Sie zum Schluss noch einen Blick auf die Ovale oben in der Abbildung. Dieser Teil der Schlafstudie ist das EEG, hier sehen Sie die Gehirnwellen. Beachten Sie, wie sich das EEG oder die Gehirnaktivität plötzlich verändert von der ruhigen Außenseite der Ovale zu explosionsartiger Aktivität innerhalb der Ovale. Während dieser explosionsartigen Aktivität wacht das Gehirn auf. Wacht der Patient lange genug auf, um sich daran zu erinnern? Normalerweise nicht, aber auch wenn er sich nicht daran erinnert, hat es doch stattgefunden und ist für die Schlafqualität tödlich. Deswegen sind diese Menschen am nächsten Tag so unglaublich schläfrig ... sie haben wirklich nicht geschlafen!

Dieses Bild wollen wir nun zusammensetzen, um ein Gefühl dafür zu bekommen, was bei einer Schlafapnoe geschieht:

1. Sie gehen ins Bett.
2. Sie schlafen sofort ein.
3. Sie beginnen zu schnarchen. Schlecht für Ihren Bettpartner oder andere Familienmitglieder, aber gut für Sie, denn zumindest atmen Sie und Ihr Gehirn wird mit Sauerstoff versorgt.
4. Die Apnoe beginnt, da Ihr Atemweg kollabiert, wodurch das Atmen verhindert wird.
5. Der Sauerstoffgehalt in Ihrem Blut beginnt zu sinken.
6. Ihr Gehirn bekommt Panik, weil es hilflos von Sauerstoff abhängig ist. Ihr Gehirn sagt: »Zum Teufel mit dem Schlaf. Wach auf, damit du wieder atmest und ich Sauerstoff bekomme!«
7. Ein lautes Schnarchen verkündet, dass die Atmung wieder einsetzt. Der Sauerstoffspiegel steigt wieder.
8. Sie schlafen wieder ein und ... (ab Schritt 3 wiederholen).

Dieser Vorgang, der sich über Monate, Jahre und in einigen Fällen sogar über Jahrzehnte wiederholt, belastet den Körper schwer. Ich vergleiche die Schlafapnoe gerne mit Rost. Ein kleiner Rostfleck am Auto ist keine große Sache. Wird eine große Sache daraus, wenn Sie sich nicht bis zur nächsten Woche mit Schleifpapier und Farbe ans Werk gemacht haben? Überhaupt nicht. Wenn Sie jedoch die nächsten zwei Jahre untätig bleiben, steht Ihnen vielleicht eine sehr teure Ausbesserung bevor.

In dieser Weise greift die Schlafapnoe den Körper an. Wird das eine Zeit lang ignoriert, ist es keine große Sache. Ignorieren Sie jedoch jahrelang, was Ihr Arzt, Ihre Frau und Freunde Ihnen empfehlen, verkürzen Sie damit vielleicht Ihre Lebenserwartung und verschlechtern Ihre Lebensqualität.

Forschungsergebnisse zu diesem Problem gibt es genügend. Es zeigt sich tatsächlich überall. Eine Schlafapnoe wirkt sich auf den Blutdruck aus, auf das Körpergewicht, den Blutzucker/Diabetes, Stimmung/Depression und das Risiko für Herzanfälle, Schlaganfall, Herzinsuffizienz, Vorhofflimmern und die allgemeine Mortalität. Fazit: Eine Schlafapnoe tötet Sie langsam. Glauben Sie mir. Noch eine abschließende Anmerkung: Viele Patienten mit Schlafapnoe wachen mit Kopfschmerzen auf und müssen nachts regelmäßig auf die Toilette. Raten Sie einmal, was ein Patient bekommt, bei dem noch nie eine Schlafapnoe diagnostiziert wurde und der die Symptome Kopfschmerzen und häufiger Harndrang seinem Arzt gegenüber erwähnt. Eine Schlafstudie, um festzustellen, ob er eine Schlafapnoe hat? Ha ... never! Er bekommt Tabletten, wenn er Glück hat sogar gleich mehrere. Wenn er großes Glück hat, werden diese Tabletten von seiner Krankenkasse nicht übernommen und er bezahlt eine Menge Geld dafür.

Gehen Sie nicht in diese Falle. Wenn Sie jeden Morgen mit dumpfen Kopfschmerzen aufwachen und nachts anscheinend sehr viel öfter pinkeln müssen als tagsüber, sagen Sie Ihrem Arzt, er solle Sie auf eine Schlafapnoe untersuchen.

Die Behandlungen einer Schlafapnoe

Die Behandlungen der Schlafapnoe sind darauf ausgerichtet, die Atemstörungen des Patienten zu eliminieren. Die CPAP-Beatmung (Continuous Positive Airway Pressure/Nasale Überdruckbehandlung) ist dabei die am weitesten verbreitete Behandlungsform, ein Tubus, der die Luftröhre offen hält. Diese Behandlung ist nicht nur am weitesten verbreitet, sondern wird wahrscheinlich auch am meisten gefürchtet.

CPAP-Geräte wurden Anfang der 1980er-Jahre von dem australischen Arzt Colin Sullivan entwickelt. Wie im Traum kam er auf die Idee, wie er die nächtliche Obstruktion der Luftröhre bei seinen Patienten behandeln könnte. Nach seiner Vision sollte der Motor eines Whirlpools, mit einem Tubus und einer Art Maske auf das Gesicht des Patienten geklebt, einen Druck erzeugen, der die Atemwege offen halten und die nächtlichen Atemprobleme verhindern sollte.

Es funktionierte nicht nur, sondern es funktionierte so gut, dass noch heute der CPAP als Goldstandard für die Behandlung der obstruktiven Schlafapnoe gilt. Durch technologische Fortschritte sind die Geräte inzwischen kleiner, bequemer und noch wirksamer. Heute können die Geräte den Druck selbst einstellen und sogar drahtlos Informationen über den nächtlichen Schlaf des Benutzers liefern.

Neben dem CPAP gibt es noch weitere Behandlungsmöglichkeiten der obstruktiven Schlafapnoe. In einigen Fällen kann es helfen, in Seitenlage zu schlafen. Das gilt auch für eine Gewichtsabnahme, da somit der Druck auf die Luftröhre verringert wird. Mundschienen, die normalerweise von einem Zahnarzt angefertigt werden, verschaffen der Luftröhre mehr Raum, indem der Kiefer nach vorne verschoben wird, ähnlich wie bei Marlon Brando als der *Pate*. Durch die Verschiebung des Kiefers nach vorne, macht die Zunge den Atemweg frei, sodass eine größere, stabilere Öffnung entsteht.

Eine weitere Option ist ein chirurgischer Eingriff. Dieser kann einfach in einer Tonsillektomie bestehen oder so tiefgreifend sein wie das Brechen des Kiefers mit dessen Neuausrichtung oder das Einsetzen eines Kunststoffteils in den Gaumen, um einen Kollaps der Mundhöhle zu verhindern. Bei einer neueren chirurgischen Option wird ein Gerät implantiert, das die Nerven stimuliert, die nachts die Muskeln kontrollieren, von denen die Luftröhre offen gehalten wird. Sie befindet sich noch im Versuchsstadium, könnte aber künftig eine Behandlungsmöglichkeit für Patienten werden, die auf andere Behandlungen nicht ansprechen. Weitere Verfahren, die in Betracht gezogen werden könnten, sind eine Behandlung mittels Laser oder Ultraschall, um den Teil der Zunge zu verkleinern, der die Luftröhre behindert.

Kapitel 14: Zusammenfassung

1. Schlafapnoe und Schnarchen sind zwei unterschiedliche Dinge.
2. Schlafapnoe kann zu negativen Gesundheitsfolgen (Herzanfällen, Schlaganfall, Bluthochdruck, Herzinsuffizienz, Diabetes und Autounfällen) sowie übermäßiger Schläfrigkeit führen.

Schlafapnoe ist bedeutsam und überall zu finden. Nach vielen vielen Jahren fangen die Menschen endlich an, dieser verheerenden Schlafstörung Aufmerksamkeit zu schenken. Sie ist jedoch nicht die einzige Schlafstörung. Auch viele andere Erkrankungen können den Schlaf negativ beeinflussen. Wir wollen uns einige dieser Erkrankungen ansehen, die zu schlechtem Nachtschlaf führen können.

15.
WEITERE SCHLAFSTÖRUNGEN, DIE SO MERKWÜRDIG SIND, DASS SIE ERNST SEIN MÜSSEN

Ich sehe immer wieder Patienten in meiner Klinik, die mir Dinge erzählen wie: »Ich habe an einer Schlafstudie teilgenommen, die ergeben hat, dass ich keine Schlafapnoe habe. Die Ärzte wissen daher nicht, was sie tun sollen, um herauszufinden, warum ich immer wieder auf meinem Traktor einschlafe.«

Schlafapnoe ist ein wichtiger Faktor für die Schläfrigkeit, die wir bei Gottesdiensten im ganzen Land beobachten, sie ist jedoch nicht die einzige Ursache für eine übermäßige Tagesschläfrigkeit. Dennoch wird sie von vielen Ärzten und einigen Schlaflabors so behandelt. Anders gesagt gehen viele Angehörige der Gesundheitsberufe nach dem Motto vor:

Keine Schlafapnoe = normaler Schlaf

Das könnte gar nicht weiter von der Wahrheit entfernt sein. Sie sagen, Sie haben keine Schlafapnoe? Gratulation! Sie müssen also keine Darth-Vader-Maske tragen. Okay, die Schlafapnoe haben wir also ausgeschlossen. Was aber ist mit den vielen anderen Schlafdiagnosen, die es gibt?

Woran könnte es liegen, dass einige Schlafzentren der Schlafapnoe so viel Aufmerksamkeit schenken und andere Schlafdiagnosen einfach ignorieren? Dafür wird normalerweise einer von mehreren Gründen verantwortlich sein:

1. Das Schlaflabor hat sich dafür entschieden, sich auf die Schlafapnoe zu konzentrieren. Dies kommt häufiger, aber nicht ausschließlich bei Schlaflabors vor, die sich auf die Lunge spezialisieren (oder in Labors, die von Pulmologen, also Lungenfachärzten, geleitet werden). Das ist einer der Gründe, warum Sie etwas Lauferei in Kauf nehmen und sicherstellen sollten, sich in einem echten Schlafzentrum vorzustellen, das mit allen Schlafdiagnosen zu tun hat, und nicht in einem Schlafapnoe-Labor.
2. Mit der Schlafapnoe lässt sich Geld verdienen ... das war zumindest zu dem Zeitpunkt der Fall, als ich dieses Buch schrieb. Die Dinge ändern sich rasch, aber zumindest während ich das hier tippe, ist die Schlafapnoe eine Erkrankung, deren Behandlung von den Krankenkassen erstattet wird. Diese versuchen jetzt sogar, die Ärzte in den USA zu zwingen, das Problem durch eine Studie beim Patienten zu Hause zu diagnostizieren.

Bedenken Sie einfach, dass es viele Schlafstörungen gibt, die den Schlaf unterbrechen und dazu führen können, dass sich jemand tagsüber schläfrig fühlt.

Restless-Legs-Syndrom

Sie werden zweifellos denken, das folgende Schlafproblem sei eine Erfindung, aber ich versichere Ihnen, dass dies nicht der Fall ist. Auch die Arzneimittelfirmen denken sie sich nicht aus, um ihre Tabletten zu verkaufen, wie es einige Patienten und sogar einige ehrwürdige Doktoren vermutet haben. Die Tatsache, dass sogar *Saturday Night Live* Wind von dieser Krankheit bekam und eine Parodie darüber brachte unter dem Titel »Restless Penis Syndrom« reicht aus, diese Krankheit absurd klingen zu lassen. Trotz des Namens ist das Restless-Legs-Syndrom (RLS) eine sehr reale Erkrankung, von der viele Menschen mit Schlafstörungen betroffen sind.

Stellen Sie sich vor, Sie beenden das Abendessen und machen es sich gemütlich für einen Abend mit Chips und *Project Runway – Designer gesucht*. Sie sind da, Heidi ist da, die Kandidaten sind da, auch diese eine Kandidatin, die sich hinter der Bühne so richtig schön zickig aufführt ... was gäbe es Besseres? Sie strecken sich auf der Couch aus. Heidi erklärt, worum es dieses Mal geht, »ihr seid dabei oder ihr fliegt raus«, etc. Moment. Das ist doch nicht bequem so. Sie ziehen die Beine an und überkreuzen sie in einer Art Yoga-Position: besser. Also, was hat Tim gesagt? Irgendetwas davon, das kritisch im Auge zu behalten. Huch, was ist mit meinen Beinen los? Sie fühlen sich so unbehaglich an ... als würden tief drinnen in den Beinen Insekten krabbeln ... wie ein inneres Jucken, bei dem man nicht kratzen kann! Plötzlich wollen Sie nur noch eines: sich bewegen, und wenn Sie es tun, fühlen Sie sich besser. Nun, mit angezogenen Beinen auf der Couch kniend, empfinden Sie eine geringfügige Besserung, aber Ihre Laune ist dahin und Ihr Interesse für einen Haufen Leute, die sich aus Teppich- und Fliesenmustern Kleidungsstücke anfertigen, schwindet ebenfalls rasch. 20 Minuten später stehen Sie auf Ihren Füßen und gehen auf und ab, wobei Sie das Gefühl haben, tief in Ihren Beinen würden Raupenfahrzeuge herumfahren. Mit fortschreitendem Abend wird überdeutlich, dass, sobald Sie sich hinsetzen, in Ihren Beinen immer wieder neue und störende Empfindungen auftauchen.

Nachdem sich Ihre Abendplanung erledigt hat, ziehen Sie sich hilflos ins Bett zurück und beschließen resigniert, den Tag zu beenden. Leider lässt sich dieses Problem aber nicht wegschlafen. Vielmehr wird es noch viel schlimmer, wenn Sie sich hinlegen und ausruhen, was zum Frust des Abends weiter beiträgt. Ihr müder Körper bettelt um Schlaf, aber Ihre Beine scheinen die Botschaft nicht zu verstehen.

Was ist das für eine unselige Krankheit, die Ihre Beine vom Rest des Körpers abzukoppeln scheint? Es ist das Restless-Legs-Syndrom, eine Erkrankung, deren Beschreibung einigen Patienten fast unmöglich ist, trotz der Tatsache, dass sie jede Nacht davon heimgesucht werden können. Häufig versuchen sie, es bei ihrem Hausarzt zur Sprache zu bringen.

»Haben Sie dabei Schmerzen?«, wird der Arzt vielleicht fragen.

»Hm, na ja, nicht wirklich.«

»Ist es wie ein Krampf?«

»Nein, das ist kein Krampf.«

»Fühlt es sich an, als würden Ihre Füße brennen oder werden sie vielleicht taub?«

»Nein. Du meine Güte, es ist wirklich schwer zu beschreiben.«

An diesem Punkt wird Ihr Hausarzt wahrscheinlich das Interesse an Ihrem Problem verlieren, das nicht sonderlich dringend oder gar lebensbedrohlich zu sein scheint. Gymnastik oder Mineralwasser (die Krankheit wird gelegentlich mit einem Mineralstoffmangel in Verbindung gebracht) werden Ihnen vielleicht vorgeschlagen, während Sie frustriert und etwas betreten zur Tür hinauskomplimentiert werden. Während dies absolut berechtigte Vorschläge sind, die bei einigen Patienten auch wirksam sein können (es hat sich gezeigt, dass Gymnastik an drei Tagen pro Woche einigen Patienten mit RLS signifikant helfen kann), sind sie für viele andere nicht ausreichend. Bei einigen Betroffenen macht Gymnastik die Dinge paradoxerweise noch schlimmer.

Das Restless-Legs-Syndrom ist eine ungewöhnliche Erkrankung. Seit dem australischen Hefeextrakt Vegemite war nichts so widerlich und ließ sich dennoch unmöglich intelligent beschreiben. Als Arzneimittelfirmen in Anzeigen und mit Plakaten in Wartezimmern nach Patienten für eine der ersten Arzneimittelstudien suchten, erhielten Patienten, die in die Studie aufgenommen wurden, häufig das erste Mal diese Diagnose. Patienten mit RLS, die bis zum Eintritt in diese Studie keine Ahnung hatten, dass das, was sie empfanden, nicht normal war, konnten ihrer Krankheit nun einen Namen geben und ihnen wurde eine mögliche Behandlung in Aussicht gestellt. Können Sie sich vorstellen, dass es viele Migränepatienten oder Patienten mit Krampfanfällen gibt, die von ihrer Erkrankung nichts wissen?

Warum unternehmen die Ärzte nicht mehr, um die Krankheit zu diagnostizieren und zu behandeln, wenn doch laut einer epidemiologischen

Studie von 2015 möglicherweise 10 Prozent der Erwachsenen das RLS aufweisen? Ich habe häufig gehört, die Krankheit werde ignoriert, weil sie neu ist. Unsinn. RLS kennt man bereits sehr lange. Sir Thomas Willis lieferte bereits 1685 als Erster eine genaue Beschreibung der Krankheit.

Weswegen einige, wenn sie im Bett ihre Zuflucht im Schlafe suchen, in Armen und Beinen ein Springen und Kontraktionen der Sehnen wahrnehmen und sich daraus eine so große Unruhe ergibt, dass sie ihre Gliedmaßen schütteln müssen, sodass die Erkrankten nicht besser schlafen können als an einem Ort schwerster Folter.
— Thomas Willis, *The London Practice of Physick*
(London: Basset and Crooke, 1685)

Ich habe keine Ahnung, wie man *seine Zuflucht im Schlaf sucht*, aber ich bin ziemlich sicher, dass ein »Ort schwerer Folter« kein Ort ist, an dem ich sein möchte. Traurigerweise hatte ich Patienten, die ihre Erfahrung mit dem RLS mit ähnlichen Begriffen beschrieben und häufig wünschten, sie könnten sich ihre Beine abschneiden, um nachts etwas Ruhe zu finden.

Und was geschah in den letzten 300 Jahren mit diesem Wissen über das RLS? So gut wie gar nichts. Wir Ärzte sind gut darin, Dinge zu ignorieren, die wir nicht verstehen und noch besser darin, sie zu ignorieren, wenn wir sie nicht behandeln können.

Heute verstehen und behandeln wir das RLS. Zu den größten Erkenntnissen gehört, dass gar nicht die Beine das Problem sind. Es ist das Gehirn[80]. Und so funktioniert es.

Unser Gehirn ist im Grunde eine Art Wackelpudding aus chemischen Substanzen, die hier und da produziert werden und Dinge geschehen lassen. Manchmal blockiert eine freigesetzte chemische Substanz sich selbst. Sie kann auch durch andere chemische Stoffe blockiert oder aufgewertet werden. Es ist ein erstaunlich kompliziertes Netz aus Helfern und Gegenspielern. Diese gegensätzlichen Kräfte sind für alles verantwortlich, was unser Körper macht. Dieses Hin und Her beispielsweise gewährleistet,

---

80 Es ist immer das Gehirn!

dass weder der Schlaf noch die Wachheit in unserem Leben jemals ständig die Oberhand gewinnen.

Zur besseren Vorbereitung und um dies Ihren Facebook-Freunden (oder Ihrem Hausarzt) intelligent zu erklären, ersetzen Sie den Begriff *chemische Substanzen* durch *Neurotransmitter* et voilà, lassen Sie sich die Haare wachsen und hören Sie auf, Ihre Jeans zu waschen – Sie agieren jetzt auf dem Niveau eines Studenten mit Hochschulabschluss. Im Gehirn gibt es viele Neurotransmitter. Ein wirklich wichtiger dieser Botenstoffe ist Dopamin. Dopamin ist aus vielen Gründen wichtig. Erstens und vor allem ist es, wie Sie in Kapitel 5 gesehen haben, die große Nummer, wenn es um das Vergnügen geht. Ohne Dopamin wären Bruderschaftpartys rauchfreie Angelegenheiten, die gegen 21 Uhr enden und von denen jeder bei klarem Verstand nach Hause geht und alleine schläft.

Was macht Dopamin sonst noch? Es weckt uns auf. Es wird auf eine sehr zirkadiane Art und Weise freigesetzt, seine Konzentrationen sind tagsüber am höchsten und nachts am niedrigsten. Perfekt, denn es versteht gut, dass wir normalerweise gerne tagsüber wach sein und nachts schlafen wollen. Vergleichen Sie die Dopaminwirkungen mit denen von Melatonin (Kapitel 2). Beachten Sie, wie beide daran arbeiten, nachts die Schläfrigkeit zu fördern: Dopamin nimmt ab, Melatonin nimmt zu. Beachten Sie auch, wie Sie die chemische Seite des Schlafes verstehen. Sind Sie nicht froh, dass Sie sich dafür entschieden haben, bei diesem Buch *Zuflucht zu suchen*? High five.

Sonst noch eine Aufgabe für das Dopamin? Jede Menge ... wie sich herausstellt. Eine große Aufgabe ist die Regulierung der Muskelaktivität. Wenn Sie diese Aufgabe anzweifeln, verbringen Sie eine gewisse Zeit mit einem Menschen, bei dem Parkinson diagnostiziert wurde, oder schauen Sie sich auf YouTube eine neuere Arbeit von Michael J. Fox an, einem unermüdlichen und tüchtigen Aufklärer über Parkinson, der entsprechende Forschungsarbeiten durchgeführt hat[81]. Parkinson ist eine Krankheit, die durch einen signifikanten Rückgang der Dopaminaktivität im Gehirn

---

81 Für weitere Details informieren Sie sich bei der Parkinson-Stiftung Michael J. Fox Foundation for Parkinson's Research unter www.michaeljfox.org. Greifen Sie auch zu Ihrer Kreditkarte und spenden Sie großzügig ... Alleine schon die Spende wird Ihnen helfen, nachts zu schlafen.

verursacht wird. Wenn Sie einige Zeit mit einem Parkinson-Patienten verbringen, laden Sie ihn ein, mit Ihnen einen flotten Spaziergang zu unternehmen. Sorgen Sie dafür, dass er, bevor Sie losgehen, mehrere Tage keine Medikamente eingenommen hat. Bereit? Auf die Plätze, fertig, los! Schneller ... na los, legen Sie sich ins Zeug. Ein starker Endspurt! Ausgezeichnete Leistung ... jetzt können Sie verschnaufen. Wie waren Sie? Aller Wahrscheinlichkeit nach wird Ihr Konkurrent, wenn Sie zurück zur Startlinie blicken, gerade aus seinem Stuhl aufgestanden sein. Beachten Sie, wie langsam er sich bewegt und wie wenig seine Arme beim Gehen mitschwingen. Ihnen wird vielleicht auch ein Tremor auffallen. Möglicherweise hat er beschlossen, »null Bock auf Wettlauf« zu haben, und ist einfach eingeschlafen.

Weiß man über Dopamin Bescheid, ergeben diese Dinge einen Sinn. Der Dopaminmangel macht ihn müde, lustlos, vielleicht sogar depressiv (einige Antidepressiva auf Basis von Bupropion erhöhen den Dopaminspiegel).

Zurück zum RLS. Zum Glück ist die Diagnose des Restless-Legs-Syndroms kinderleicht. Sie können es sogar selbst diagnostizieren – probieren Sie es aus. Suchen Sie sich einen Freund aus. Stellen Sie ihm folgende Fragen:

1. »Hast du manchmal unangenehme Empfindungen in den Beinen?«
2. »Werden diese Empfindungen besser, wenn du die Beine bewegst, herumläufst oder dergleichen?«
3. »Wird es durch Stillsitzen schlimmer?«
4. »Passiert das nachts öfter oder ist dann schlimmer?«

Falls Ihre Fragen mit vielfachem begeistertem Kopfnicken beantwortet werden, können Sie auf der richtigen Fährte sein, weil Patienten, die diese vier Symptome beschreiben, höchstwahrscheinlich das RLS haben. Es ist wichtig, diese Diagnose zu verstehen, da über sie häufig Verwirrung herrscht. Insbesondere ist zu wenig bekannt, dass *zur Diagnose des RLS eine Schlafstudie nicht routinemäßig dazugehört*. Das ist ein sehr entscheidender Punkt, weil (1) viele Patienten Hilfe für ihre Schlafprobleme bräuchten, sich jedoch davor fürchten, sich einer Schlafstudie unterziehen zu müssen und (2) weil sie sich, falls ein Schlaflabor darauf besteht, dass sie sich einer Schlafstudie unterziehen, um dieses Problem zu diagnostizieren, ein anderes Schlaflabor suchen können.

Wurde ein RLS diagnostiziert, gibt es mehrere für die Behandlung dieser Krankheit zugelassene Arzneimittel. Einige wirken durch eine Erhöhung des Dopaminspiegels im Gehirn[82]. Die Medikamente sind in der Regel gut verträglich und können höchst wirksam sein. Wie es in der Werbung so schön heißt: »Sprechen Sie mit Ihrem Arzt oder Apotheker.«

Prüfen Sie Ihre Beine

1. Falls Sie ein Fitbit oder einen anderen Fitness-Tracker haben, drehen Sie den Spieß einmal um und binden ihn um Ihr Fußgelenk anstatt um Ihr Handgelenk. Falls Sie kein solches Gerät haben, können Sie sicher von jemandem eines ausleihen.
2. Diese Übung funktioniert am besten, wenn Sie das Gerät bereits eine Weile getragen haben, weil Sie dann Ihre Ergebnisse mit den Daten aus den Nächten vergleichen können, wo Sie das Gerät am Handgelenk getragen haben.
3. Nach einigen Nächten mit dem Gerät am Fußgelenk schauen Sie sich die Ergebnisse an. Scheint das Gerät sehr viel mehr Bewegung anzuzeigen, wenn Sie es am Fußgelenk tragen, als wenn Sie es am Handgelenk tragen? In diesem Fall haben Sie nachts vielleicht regelmäßig Beinbewegungen. Etwa 70 Prozent der RLS-Patienten haben nachts diese winzigen Zuckungen oder Stöße der unteren Extremitäten. Genau wie die Atemunterbrechungen bei einer Schlafapnoe den Betroffenen aufwecken, wecken auch diese Bewegungen

---

82 Daher sind diese Medikamente nicht nur beim Restless-Legs-Syndrom nützlich, sondern auch bei Parkinson. Diese Tatsache kann unter RLS-Patienten Besorgnis auslösen, wenn sie entdecken, dass ihr Medikament auch bei Parkinson eingesetzt wird. RLS zu haben bedeutet nicht, dass Sie Parkinson entwickeln.

den Schläfer auf und sorgen dafür, dass er sich tagsüber müde und nicht ausgeruht fühlt.
4. Interessanterweise sind die oberen Extremitäten von diesen Bewegungen nicht so sehr betroffen, daher können Sie durch Fitness-Tracker am Handgelenk unentdeckt bleiben. Wenn eine große Diskrepanz zu bestehen scheint, kann das Tragen eines solchen Gerätes dabei helfen, Ihr Problem zu erkennen.

Eine abschließende Bemerkung zum RLS. Es wird häufig vererbt. Seien Sie sich darüber im Klaren, dass wir, wenn sowohl Ihre Mutter als auch Ihre Schwester schlecht schlafen und beide bei Familientreffen nicht still sitzen können, vielleicht einer Sache auf der Spur sind.

Narkolepsie

Die TV-Show *Seinfeld* ist verantwortlich dafür, dass durch Lachen verursachte Ohnmacht gelegentlich als »Seinfeld-Syndrom« bezeichnet wird. Das ist eine nette Art, ein tatsächlich existierendes Problem zu beschreiben. Menschen, die dazu neigen, die Kontrolle über ihre Muskeln zu verlieren und zu stürzen, während sie lachen, haben wahrscheinlich Narkolepsie. Wie wir weiter oben bereits angesprochen haben, ist Narkolepsie eine Erkrankung mit übermäßiger Tagesschläfrigkeit, bei der die Betroffenen ihren Wachzustand nicht mehr richtig konstant halten können. Mit anderen Worten: Normalerweise sind die Menschen von dem Moment an, wo sie aufstehen, bis zu dem Moment, wo sie ins Bett gehen, mehr oder weniger hellwach ... eine ziemliche Meisterleistung, wenn Sie an das Adenosin zurückdenken, das sich in unserem Gehirn immer ansammelt. Narkolepsie-Patienten verlieren im Wachzustand häufig den Halt und können schnell in den Schlaf abgleiten oder Aspekte des Schlafes erleben, während sie wach und bei Bewusstsein sind.

Tief in unserem Gehirn wird eine chemische Substanz namens Orexin produziert. Diese chemische Substanz hilft uns, wach zu bleiben. Bei Patienten mit Narkolepsie besteht ein Mangel an Orexin. Ohne Orexin erleben die Betroffenen eine ganze Palette ungewöhnlicher Schlafsymptome, die alle auf der Unfähigkeit basieren, wach zu bleiben. Die fünf häufigsten Symptome der Narkolepsie sind:

1. Übermäßige Tagesschläfrigkeit und plötzliche Schlafattacken (100 Prozent der Narkolepsie-Patienten sind schläfrig – im Mittelpunkt der Diagnose steht die starke Neigung, einzuschlafen).
2. Halluzinationen beim Einschlafen oder Aufwachen. Die Halluzinationen beim Einschlafen heißen hypnagoge Halluzinationen, die beim Aufwachen heißen hypnopompe Halluzinationen. Ich merke mir das damit, dass die hypnaGOgen Halluzinationen auftreten, »when you *go* to sleep« (wenn Sie einschlafen). Diese Halluzinationen sind normalerweise ziemlich harmlos, beispielsweise sieht jemand eine Katze durchs Schlafzimmer laufen, die Patienten haben dadurch aber häufig Schwierigkeiten, Realität und Träume zu unterscheiden.
3. Kataplexie: Eine plötzliche Schwäche durch Lachen oder andere starke Emotionen. Meist sind die Muskeln betroffen, die die Knie oder Oberarme und Schultern stabilisieren. Das heißt nicht unbedingt, dass der Betroffene stürzt. Zwar wird der Zustand sowohl von Patienten als auch von Zeugen häufig als Ohnmacht beschrieben, dies trifft aber nicht zu. Zu einer Ohnmacht gehört es normalerweise, zu stürzen und das Bewusstsein zu verlieren, was mit einer reduzierten Durchblutung des Gehirns zusammenhängt. Bei der Kataplexie bleibt der Betroffene während der plötzlichen Schwäche bei Bewusstsein. Einem Menschen, der ohnmächtig geworden ist, »fehlt« hinterher häufig eine gewisse Zeit, während der Betroffene einer Kataplexie sich an die ganze Tortur, die in der Regel nur wenige Sekunden bis zu ein paar Minuten dauert, normalerweise erinnert. Das kann sehr hilfreich sein, um eine Kataplexie von einer Ohnmacht oder einem Krampfanfall zu unterscheiden, die typischerweise beide das Bewusstsein beeinträchtigen.

4. Schlafparalyse: Dabei bleibt die Paralyse, die den REM-Schlaf begleitet, nach dem Aufwachen eine Zeit lang erhalten.
5. Unterbrochener nächtlicher Schlaf. Man könnte annehmen, dass Narkolepsie-Patienten wegen ihrer Schläfrigkeit gute Schläfer sind. Leider trifft das nicht zu, da ihre Nächte oft von häufigem Erwachen unterbrochen werden.

Ich kann gar nicht deutlich genug hervorheben, wie unglaublich beeinträchtigt diese Menschen sind, die versuchen, ihr Leben zu bewältigen und dabei ohne Grund ständig schläfrig sind. Merkwürdigerweise haben sie häufig keine Ahnung davon, dass sie dadurch beeinträchtigt werden. Ich vermute, dass sie glauben, auch alle anderen würden ständig vom Schlafen fantasieren, weil sie es tun. Wenn ein Patient mit Narkolepsie aufwacht, um seinen Tag zu beginnen, streckt er sich und fängt sofort an zu überlegen, wann er wieder schlafen kann.

Zu einem meiner Lieblingsgespräche mit einem Narkolepsie-Patienten gehört der Moment, als er mich fragte: »Können Sie sich auch daran erinnern, wie Sie, als Sie klein waren, mit Ihrem Vater in einen Baumarkt gegangen sind und nichts weiter wollten, als eine Ladung Farbdosen aus dem Regal zu räumen, hineinzuklettern und zu schlafen?«

Ich konnte ihm folgen bis zu der Sache mit dem Farbregal. Ich schaute ihn an und sagte höflich: »Ich habe keine Ahnung, wovon Sie sprechen.«

Er ging davon aus, seine Erfahrung, ständig müde zu sein, sei eine allgemein verbreitete Erfahrung, etwas, was jedem widerfährt. Für ihn war es ebenso natürlich, als Heranwachsender in einem Farbregal schlafen zu wollen, wie als Heranwachsender die Freuden mit dem anderen Geschlecht zu entdecken[83]. Aber es ist nicht natürlich. Es ist nicht natürlich, während eines Eignungstests einzuschlafen. Es ist nicht natürlich, eine überwältigende Schläfrigkeit zu empfinden beim Blick auf die Couch hinter Ihrer Schauspiellehrerin, während diese Sie bei einer Stellprobe für die nächste Szene anleitet. Es ist nicht natürlich, sich während eines

---

83 Oder desselben Geschlechts oder beider oder überhaupt kein Sex ... was auch immer Sie in Fahrt bringt.

Leichtathletiktrainings ins Gras zu legen und dort schlafend vom Trainer entdeckt zu werden, wenn dieser später aufräumt. Das sind nur ein paar der Geschichten, die wir gehört haben.

Ein Vater, bei dessen Tochter Narkolepsie diagnostiziert worden war, sagte zu mir: »Das ist ja entsetzlich.« Ich sah ihn an und sagte: »Nein … entsetzlich ist nur, wenn bei solchen Patienten nie die Diagnose gestellt wird.« Ohne Diagnose kommen die Betroffenen allmählich in Schwierigkeiten, weil ihr Schlafbedürfnis zentrale Dinge wie die Schule und Zeit für den Lebenspartner zu haben, beeinträchtigt. Narkolepsie-Patienten fühlen sich häufig minderwertig oder »dumpf«. Nach meiner Erfahrung sind sie alles andere als dumpf. Oft sind sie ziemlich intensiv und motiviert – das müssen sie auch sein, um mit allen in ihrer Umgebung mitzuhalten, die nicht unter Narkolepsie leiden.

Es gibt zum Glück mehrere Medikamente, die diese von den Patienten empfundene Schläfrigkeit verringern und sogar die Anfälle von Kataplexie reduzieren können. Während die meisten Medikamente, die wir für diese Patienten verwenden, Stimulanzien (Ritalin) oder die Wachheit fördernde Substanzen (Modafinil und Armodafinil) sind, ist ein Medikament namens Xyrem®, dem Gammahydroxybutyrat (GHB) noch ähnlicher. GHB kann in hohen Dosen als K.o.-Droge verwendet werden. Xyrem ist bei Narkolepsie-Patienten jedoch bemerkenswert wirksam.

Leider verhindern mangelndes Verständnis für und Angst vor dieser Substanz innerhalb des ärztlichen Kollegenkreises, dass sie in die Hände der Patienten kommt, die sie am meisten bräuchten. Ehrlich gesagt ist das der Hauptgrund, warum ich Zeit dafür aufwende, über diese Substanz zu sprechen. Es gibt so viele nicht diagnostizierte Narkolepsie-Fälle. Die durchschnittliche Dauer bis zu einer Diagnose kann 15–20 Jahre betragen. Sobald diese Patienten eine Diagnose gestellt bekommen haben, verdienen sie es, dass man ihnen alle bewährten Medikamente anbietet, die helfen können. Es ist Aufgabe des Patienten, zu entscheiden, was für ihn richtig ist, nicht die des Arztes. Das Zeitalter der Bevormundung in der Medizin sollte beendet sein.

Aktuell gibt es etwa 85 anerkannte Schlafstörungen. Alle hier zu erklären, würde den Rahmen dieses bescheidenen Buches sprengen, es gibt jedoch ein paar wirklich sonderbare, aber sehr reale Schlafstörungen, über die man Bescheid wissen sollte.

REM-Schlaf-Verhaltensstörung

Unser Gehirn erledigt normalerweise seinen Job recht gut und lähmt uns, während wir schlafen. Das ist auch gut so. Wenn ich im Traum versuche, eine Gruppe Brüllaffen zu vertreiben, ist es eine gute Sache, dass mein Gehirn zuerst den Motor abstellt, sonst würde Ames wahrscheinlich einen Schlag mit meinem Ellenbogen auf die Nase bekommen.

Bei der REM-Schlaf-Verhaltensstörung sendet das Gehirn den Befehl nicht, der den Körper paralysiert. Das Ergebnis ist eine Person, die ihre Träume nachts ungehindert durch Bewegung ausleben kann.

Diese Störung ist bedeutsam, weil sie mit der Parkinson-Krankheit zusammenhängen kann. In vielen Fällen kann sie sogar eine Vorbotin sein. Ich sage das nicht, um Sie zu erschrecken, sondern damit Ihnen klar ist, dass Sie es nicht ignorieren sollten, wenn Opa plötzlich anfängt, Episoden aus dem Weltkrieg nachzuspielen.

Bruxismus/Kieferpressen

Über Zähneknirschen oder Bruxismus wird in Schlafkliniken häufig geklagt. Interessanterweise wird das Zähneknirschen normalerweise nicht während des Schlafes beobachtet, sondern eher in der Übergangsphase zwischen Schlaf und Wachsein. Erinnern Sie sich an die Schlafstudie bei einem Schlafapnoe-Patienten, die Sie so sachkundig gelesen haben? Alle Phasen, in denen dieser Patient aufwacht, um Luft zu holen, sind erstklassige Gelegenheiten, um Zahnschmelz auf Zahnschmelz zu reiben.

Die meisten Zahnärzte behandeln Bruxismus mit Aufbiss-Schienen – einer Schutzbarriere zwischen einem Backenzahn und seinem Gegenstück. Nur sehr gelegentlich wird ein Medikament verwendet. Die Ursache für das nächtliche Aufwachen des Patienten herauszufinden und diese zu behandeln, kann das Zähneknirschen häufig bereits deutlich reduzieren oder ganz abstellen.

Parasomnien: Sprechen im Schlaf, Schlafwandeln, Essen im Schlaf, Sex im Schlaf

Sprechen im Schlaf, Schlafwandeln, Essen im Schlaf und Sex im Schlaf sind eine Gruppe von Störungen, die man als Parasomnien bezeichnet. Diese Störungen sind äußerst unterhaltsam und recht verbreitet. Gelegentlich einmal im Schlaf zu sprechen ist wahrscheinlich keine große Sache und stellt nicht wirklich eine Störung dar. Wenn Sie aber jede Nacht Obszönitäten brüllen und Ihren Partner erschrecken, lohnt es sich wahrscheinlich, das einmal genauer anzuschauen.

In der Regel entstehen diese Störungen durch ein Aufwachen aus dem Tiefschlaf. Zu diesem Verhalten tragen Schlaftabletten einen Großteil bei, insbesondere Zolpidem. Geschichten über nächtliches lautes Herumblödeln nach Zolpidem-Einnahme sind gut dokumentiert. Ich hatte Patienten, die splitternackt mit ihren Schwiegerleuten interagiert haben, online mit Freunden über entsetzlich unpassende Themen gechattet haben und dabei aufwachten, wie sie Blockschokolade und rohe kleine Kartoffeln aßen.

Das Autofahren im Schlaf (Schlaf-Fahren) hat in letzter Zeit viel Aufmerksamkeit bekommen und warum auch nicht? Die Leute fahren schlafend Auto und haben hinterher keine Erinnerung mehr daran. Einer meiner ersten Fälle von Schlaf-Fahren war eine Studentin, die nur mit einem winzigen Höschen und einem Top bekleidet den Schlafsaal des Studentenwohnheims verließ. Es gelang ihr, in ihr Auto zu steigen und loszufahren. Sie fuhr eine Weile herum, bis sie etwas verwirrt war. Sie fuhr an den Straßenrand, rief ihre Eltern an, die fünf Stunden entfernt wohnten und sagte: »Papa, kannst du mich abholen?«

»Liebling, ich brauche Stunden bis zu dir. Was ist los? Es ist 3 Uhr morgens ... Wo bist du denn?«

»Ach, vergiss es einfach.« Sie legte auf. Zum Glück wurde sie kurz darauf von der Polizei entdeckt, die sie sicher zur Uni zurückbrachte. Sie hatte keine Erinnerung an den Vorfall. Es passierte ihr in derselben Woche erneut.

Ich habe für diese Art von Verhalten keine großartigen Tipps, abgesehen davon, mit Schlaftabletten und Alkohol sehr vorsichtig zu sein. Sonst ist das etwas, was Sie wohl mit einem Schlafspezialisten aufarbeiten sollten. Es kann schwierig sein, die Ursachen für solche Verhaltensweisen zu bestimmen, normalerweise ist dafür eine Schlafstudie nötig. Wenn Sie letztendlich eine Schlafstudie brauchen, ist das keine große Sache. Das letzte Kapitel bereitet Sie darauf vor.

Kapitel 15: Zusammenfassung

1. Beim Schlafen gibt es, wie beim Auto, viele Dinge, die schiefgehen können. Denken Sie an eine Schlafapnoe, fokussieren Sie sich aber nicht ausschließlich darauf.
2. Wenn ein Freund, ein Kollege oder Sie selbst in einer bestimmten Situation Mühe haben, wach zu bleiben, ziehen Sie eine der hier aufgeführten Schlafstörungen in Betracht.

Okay, Sie ziehen es in Betracht, aber nun wollen Sie auch wissen, ob Sie es haben oder nicht. Was ist zu tun? Machen Sie eine Schlafstudie! Das ist amüsant und gibt Ihnen Gelegenheit, ein unscharfes Video von sich aufzunehmen, bei dem Sie komische Sachen machen in einem Hotelbett, das für Kim Kardashian und Paris Hilton entworfen wurde! Wie kommen Sie an eine Schlafstudie und was können Sie sich davon erwarten? Die Ziellinie ist in Sicht!

16.
ZEIT FÜR EINE SCHLAFSTUDIE

Schlafstudien sind eindrucksvoll. Unangenehmer als ein Rachenabstrich für einen Streptokokkentest, aber weniger unangenehm als eine Darmspiegelung. Schlafstudien sollen es einem Schlafspezialisten ermöglichen, zahlreiche Aspekte Ihres Schlafes zu überwachen wie Atmung, Gehirnaktivität und Muskelaktivität. Durch eine Untersuchung Ihres Schlafes hoffen Sie, dass jemand feststellen kann, was Ihr Problem ist.

Schlafstudien sind ein großartiges Teil im Werkzeugkasten Ihres Arztes, sie haben jedoch ihre Grenzen und sind in einigen Fällen nicht nötig oder nicht hilfreich.

Bedenken Sie: Eine 30-jährige Person, die im Schnitt sieben Stunden pro Nacht schläft, hat in ihrem Leben bisher etwa 76.650 Stunden geschlafen. Die Schlafstudie einer Nacht stellt also eine Stichprobe von 0,00009 Prozent der bisherigen Lebensschlafzeit dar. Im richtigen Moment kann diese winzige Stichprobe aber den Schlüssel zum Schlafproblem eines Menschen liefern.

Viele Menschen haben Angst vor einer Schlafstudie. Der ganze Aufbau kann etwas seltsam wirken. Es ist nicht sonderlich hilfreich, dass die meisten Schlafzentren dafür sehr sterile Räume haben, … ähnlich wie Sie sich den Raum in dem Raumschiff vorstellen, in das Sie nach Ihrer Entführung durch Außerirdische gebracht werden. Immer mehr Schlafzentren berücksichtigen inzwischen jedoch, dass die Patienten sich wohlfühlen sollen und der Schauplatz kann richtig schick sein. In einigen Fällen können die Schlafstudien sogar beim Patienten zu Hause durchgeführt werden.

Die Schlafstudie in der Klinik

Was gehört zu einer Schlafstudie? Kurz gesagt: Kleber. Wappnen Sie sich, denn nach der Schlafstudie werden Sie noch tagelang Kleberreste in den Haaren und hinter den Ohren finden. Wenn ich einem Patienten vorab nichts von dem Kleber erzähle, kann ich sicher sein, es von ihm aufs Butterbrot geschmiert zu bekommen, wenn er wegen der Ergebnisse kommt. Ich habe es daher gelernt, die Patienten vorzuwarnen.

Dieser Kleber ist wichtig, weil er während der Nacht kleine Drähte sicher am Patienten befestigt. Diese Drähte (oder Kontakte) messen winzige elektrische Impulse, die vom Gehirn oder den Muskeln ausgehen. Dies, in Kombination mit Vorrichtungen, die die Atmung, den Sauerstoffgehalt im Blut und die Herzfrequenz messen, gehört zu einer Schlafstudie oder

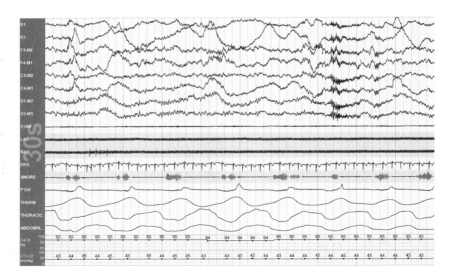

einem Polysomnogramm. Schlafstudien stellen aus diesen Elementen ein kontinuierliches Bild vom Schlaf einer Person her. Grundlage der Studie ist die Schlaftiefe oder die Schlafphase. Erinnern Sie sich an die Unterteilung des Schlafes in drei Phasen: Traumschlaf, Leichtschlaf, Tiefschlaf? Hier sehen wir diese Stadien nachts, und zwar live. Das ist einfach sehr cool.

Ich weiß, was Sie jetzt fragen wollen. Wie können Sie die verschiedenen Schlafstadien unterscheiden? Das ist erstaunlich einfach. Durch einen Blick auf die Aktivität der Gehirnwellen (EEG), auf die Augenbewegung (EOG) und die Muskelaktivität (EMG) können wir die einzelnen Phasen im Nu bestimmen.

Die Abbildung auf der vorherigen Seite zeigt sehr viele wackelige Linien. Was genau schauen Sie sich da an? Einen Lügendetektor? Fast, aber nicht ganz. Das ist der Screenshot einer Schlafstudie. Diese Linien stammen alle von den Drähten, die am Patienten befestigt wurden. Nachfolgend schauen wir uns die Aufzeichnungen Punkt für Punkt an.

Augenbewegungen

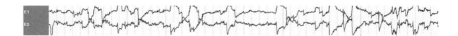

Diese Aufzeichnung, die aus einer Schlafstudie stammt, zeigt die Bewegung des LOC (linken Auges) und des ROC (rechten Auges). Wegen der Art, wie die Elektroden im Gesicht platziert sind, sieht es aus, als würden sich die Augen in unterschiedliche Richtungen bewegen. Das ist nicht der Fall. Die Augen bewegen sich viel, während ein Mensch wach ist, während er schläft bewegen sie sich weniger. Raten Sie einmal, was die Augen während des REM-Schlafes (oder Rapid Eye Movement Sleep) machen. Richtig: Sie bewegen sich schnell. Während des Tiefschlafes bewegen sie sich sehr wenig. Und schon sehen wir, wie wir anfangen können, die verschiedenen Schlafstadien zu unterscheiden.

Aktivität der Gehirnwellen (EEG)

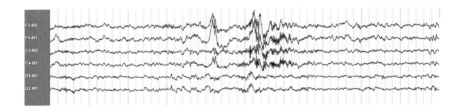

Ein zentraler Teil der Schlafstudie ist die Messung der Aktivität Ihrer Gehirnwellen. Achten Sie auf die Beispiele der verschiedenen Schlafstadien und erkennen Sie die Unterschiede selbst. Einige Wellen sehen groß aus, andere klein. Einige Wellen sehen schnell aus, andere langsam. Wenn eine Person wach ist, wie in diesem Beispiel, sehen Sie, wie schnell die Wellen auf und ab gehen und wie kurz sie sind. Schlafstudien beginnen und enden in der Regel, wenn die Person wach ist. Zusätzlich wachen die Patienten während der Studie auf (einige sogar häufig – der Grund für diese Studie ist oft, die Ursache für dieses Aufwachen herauszufinden). Eine wesentliche Komponente beim Lesen einer Schlafstudie ist das Erkennen, wann die Person wach ist.

Muskelaktivität

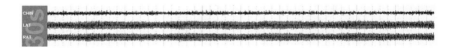

Wir messen die Muskelaktivität normalerweise an drei Stellen: am Kinn, am linken Bein (Anmerkung: LAT steht für *Musculus tibialis anterior links*. Dieser Muskel bewirkt, dass Sie Ihren Fuß heben können und typischerweise wird die Aktivität dieses Muskels gemessen) und am rechten Bein (RAT). Im Wachzustand ist der Muskeltonus hoch, im Leichtschlaf und Traumschlaf weniger hoch, und wenn Sie träumen, ist er verschwunden.

Wenn wir diese drei Messungen zusammenfassen, ist klar, wie wir die Schlafphase bestimmen, in der Sie sich befinden.

	Wach	Leichtschlaf (Phasen N1/N2)	Tiefschlaf (Phase N3)	Traumschlaf (REM)
Augenbewegung (EOG)	Viele und viel Blinzeln!	Weniger ... langsam und rollend	Keine	Man sieht Rapid Eye Movements (daher der Name REM)
Gehirnwellen (EEG)	Schnell und niedrig	Langsamer und etwas höher	Sehr langsam und wirklich hoch	Man sieht Rapid Eye Movements (daher der Name REM)
Muskelaktivität (EMG)	Viel	Weniger	Weniger	Keine

Was könnte leichter sein? Schauen Sie sich einfach an, was das Polysomnogramm zeigt, dann erkennen Sie, auf welche Schlafphase Sie schauen. Wir wollen das einmal testen!

Virtuelle Schlafdoktor-Übung

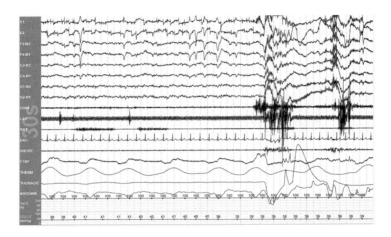

»Doktor [Ihr Name], wir brauchen Ihre Hilfe bei der Interpretation dieser Schlafstudie. Wir sind mit einem unglaublich komplizierten Fall beschäftigt, bei dem ein Leben auf dem Spiel steht. Können Sie uns sagen, welche Schlafphase wir hier sehen?«

1. Bemerken Sie die vielen Augenbewegungen?
2. Bemerken Sie das schnelle und kurze EEG?
3. Bemerken Sie den hohen Muskeltonus?
4. Raten Sie!

Richtig: Dieser Patient ist wach. Ich weiß das, weil ich diesen Patienten bei der Aufzeichnung gefragt habe: »Was gibt's?« Er sagte: »Nicht viel.« Ich wollte auch nicht wirklich wissen, was es bei diesem Mann gab. Mich interessierte, ob er wach war oder nicht. Schauen Sie sich dieses schnelle EEG an. Seine Augen blicken prüfend im Schlafzentrum umher. Sein Muskeltonus ist hoch. Achten Sie neben den Angaben »Air Flow«, »Brust« und »Bauch« auch darauf, wie schön der Atem geht ... ein, aus, ein, aus ... schauen Sie nur.

Leichtschlaf

Wie wir in Kapitel 4 gesehen haben, bildet der Leichtschlaf die Grundlage des nächtlichen Schlafes (rund 50 Prozent). Und woran erkennen wir den Leichtschlaf? Schauen Sie sich das Beispiel einer Schlafstudie an. Achten Sie auf die relativ niedrige Höhe der ersten acht Linien. Das sind die Aufzeichnungen der Augenbewegung und der Aktivität der Gehirnwellen. Im Leichtschlaf zeigt sich eine relativ geringe Amplitude (Höhe) der Gehirnwellen und der Augenbewegungen. Wie Sie ebenfalls aus Kapitel 4 wissen, gibt es vom Leichtschlaf zwei Kategorien: N1 und N2. Um diese zu unterscheiden, schaut man auf zwei verschiedene Merkmale, die *Schlafspindeln* und die *K-Komplexe*. Schlafspindeln und K-Komplexe sind Merkmale des N2-Schlafes; wenn sie zu sehen sind, ist die Person von der N1- in die N2-Phase gekommen. Bevor wir den Leichtschlaf wieder verlassen, werfen Sie noch einen Blick auf die Linie »Schnarchen«. Sehen Sie die zeitweise auftretenden Schnarchphasen? Achten Sie darauf, wie sie mit dem Auf und Ab der Atmung auf den Linien direkt darüber und darunter zusammenhängen.

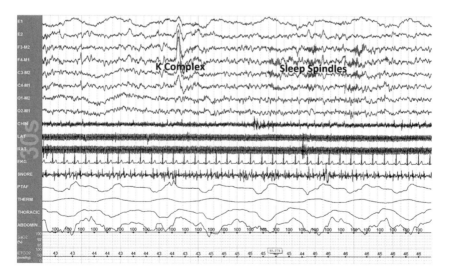

Tiefschlaf

Nun kommen wir zur angenehmen Seite. Tiefschlaf oder N3-Schlaf ist der Schlaf, der uns wirklich für den nächsten Tag erfrischt. Stellen Sie dieses Beispiel dem soeben untersuchten gegenüber. Schauen Sie sich zuerst die oberen sechs Linien an – die Gehirnaktiviät. Beachten Sie, wie viel höher und breiter diese Wellen sind als im Leichtschlaf. Schauen Sie auf die Atmung (»Air Flow«, »Chest«, »Abdomen«). Sehen Sie, wie perfekt gleichmäßig die Atmung aussieht? Beim N3-Schlaf ist der denkende Teil des Gehirns am entspanntesten und die primitiveren Teile des Gehirns schmeißen den Laden.

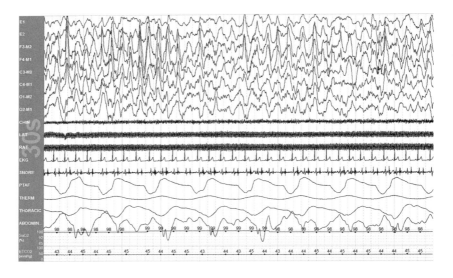

REM-Schlaf

Zum Schluss werfen wir einen Blick auf das Träumen. In diesem Beispiel sehen Sie, warum diese Phase den Namen »Rapid Eye Movement« bekommen hat. Schauen Sie sich die gewaltigen Wellen auf den ersten beiden Augenlinien (E1 und E2) an. Diese Wellen entstehen durch unsere

Augenbewegungen, während wir träumen. Unsere Augen sind von der Muskelparalyse im REM-Schlaf ausgenommen. Diese Paralyse, die den restlichen Körper betrifft, ist bei den drei flachen Linien der Aufzeichnung der Muskelaktivität zu sehen (»Kinn«, »RAT«, »LAT«).

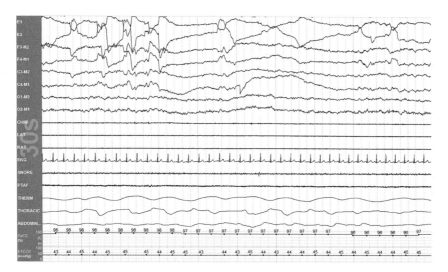

Diese Beispiele sollen als Einblick dienen, worauf Schlafspezialisten bei einer Schlafstudie achten. Keine Angst machenden Spritzen oder Nadeln. Keine Analsonden oder andere schlimmen Vorrichtungen. Nur ein paar Drähte und Kleber und eine Videokamera, machen Sie sich also hübsch.

In den meisten Fällen kommen Sie gegen 20 Uhr in die Klinik. Manchmal befindet sich ein Schlafzentrum in einem Krankenhaus, manchmal an einem entlegeneren Standort. Unser Schlafzentrum befindet sich, wie viele andere, derzeit in einem hübschen Hotel. Je bequemer Sie schlafen, desto besser die Ergebnisse.

Ungeachtet der Lage erscheinen Sie dort mit Pyjama und Zahnbürste. Sie werden von einem technischen Assistenten empfangen und zu Ihren Privatgemächern geführt, wo Sie es sich bequem machen. Wenn Sie bettfertig sind, kommt der Assistent wieder, um Sie für die Studie vorzubereiten. Dabei werden vor allem kleine Drähte an verschiedenen Körperteilen mit einem Tape oder mit Kleber befestigt (ich habe Ihnen doch von dem Kleber erzählt). Sobald Sie verkabelt sind, können Sie sich nach Belieben in Ihrem Bett bewegen, Sie können sogar relativ leicht auf die Toilette gehen. Die meisten Drähte führen in ein kleines Kästchen, das neben Ihrem Bett eingesteckt wird. Wenn Sie aufstehen wollen, steckt der technische Assistent das Kästchen einfach aus. Ganz easy! Keine Sorge. Sie sind nicht ans Bett gebunden. Eine abschließende Bemerkung: Sobald Sie irgendetwas brauchen, müssen Sie es einfach laut sagen, der technische Assistent hört Sie. Bedenken Sie, dass dieser Assistent die Nacht über eine Menge Dinge von Ihnen überwacht, darunter auch die Gehirnaktivität. Die Chancen stehen gut, dass er vor Ihnen weiß, was Sie gleich brauchen werden!

Wenn Sie zum Schlafen bereit sind, schalten Sie das Licht aus und schlafen. Keine Sorge. Sie müssen nicht perfekt schlafen, damit die Schlafstudie das Problem diagnostizieren kann. Sie müssen nicht einmal gut schlafen ... ein paar Stunden reichen aus. Wenn Sie Bedenken haben, ob Sie während der Studie überhaupt schlafen können, bleiben Sie in der Nacht davor länger auf, um eine Extraportion Schlaf zu brauchen. So sollte es dann klappen.

Sie können sich während der Schlafstudie im Bett umdrehen und in der Position schlafen, die Ihnen angenehm ist. Es steht Ihnen auch frei, von daheim Ihr eigenes Kissen, Ihre Decke oder sonstiges mitzubringen, um sich wohl zu fühlen. Sie müssen auch keine Angst haben, dass sich ein Draht lösen könnte, während Sie schlafen ... die technischen Assistenten sind darauf vorbereitet, falls nötig damit umzugehen.

Wenn der Morgen kommt, können Sie wieder gehen, sobald Sie aufgewacht sind. Der Assistent hilft Ihnen, die Drähte zu entfernen und den Kleber abzuwaschen, mit dem sie befestigt waren. Viele Patienten empfinden das Entfernen der Kleberreste von der Kopfhaut als den einzig schwierigen Teil der ganzen Sache!

Die Schlafstudie zu Hause

In den letzten Jahren gab es eine deutliche Verschiebung hin zu Schlafstudien, die zu Hause durchgeführt werden (HST=Home Sleep Test). Ein Home Sleep Test ist ein tragbares Gerät, das es den Schlafärzten erlaubt, sich Ihren Schlaf in der Komfortzone und Privatsphäre Ihres Zuhauses anzuschauen. Zwar ist es wirklich positiv, im eigenen Bett schlafen zu können, diese Home Sleep Tests haben jedoch auch ihre Nachteile und Grenzen. Um Ihrem Schlafproblem wirklich auf den Grund zu gehen, ist es wichtig, die Unterschiede zwischen Schlafstudien unter Laborbedingungen und zu Hause zu verstehen und dann den entsprechenden Test auszuwählen.

Was also ist ein Home Sleep Test? Im Grunde ist es ein einfaches Gerät, das der Patient zu Hause in seinem eigenen Bett am Körper trägt. Ohne Arzt, ohne technischem Assistenten, da sind nur Sie und ein paar Drähte!

Das heutzutage am häufigsten genutzte Gerät zeichnet fünf biologische Parameter auf:

1. Air Flow oder Luftdruck (durch Nase, Mund oder beides)
2. Atemanstrengung (meist auf der Brust gemessen)
3. Sauerstoffsättigung
4. Pulsfrequenz
5. Schnarchen

Fällt Ihnen bei dieser verwirrenden Palette an zu überwachenden Dingen etwas auf, was fehlt? Erinnern Sie sich an alles, was wir aufzeichnen müssen, um zu bestimmen, ob jemand schläft oder nicht und in welcher Schlafphase er sich befindet (Augenbewegungen, Gehirnaktivität, Muskeltonus)? Nun, bei den meisten Studien zu Hause wird nichts davon aufgezeichnet! Anders gesagt ist das Einzige, was ein HST nicht untersucht, der Schlaf! Aus diesem Grund verabscheuen viele Schlafärzte den Begriff *Home Sleep Study*, weil das einfach nicht stimmt.

Denken Sie darüber einmal nach. Der HST zeichnet nicht den Schlaf auf. Er ist tatsächlich darauf angelegt, die Atmung zu untersuchen und kann nur folgende Fragen beantworten: Atmet mein Patient? Schnarcht mein Patient? Wie ist der Herzschlag meines Patienten? Ich kann mir die Antwort auf zwei dieser Fragen vorstellen, bevor der Patient in meinem Wartezimmer überhaupt Platz genommen hat.

Wen kümmert's? Das sind Details und Wortbedeutungen? Nicht wirklich, denn um entscheiden zu können, ob jemand eine Schlafapnoe hat oder nicht hat, müssen wir wissen, wie viel diese Person nachts schläft, damit wir unsere Schlafapnoe-Gleichung aufstellen können:

**Anzahl Atemprobleme ÷ Schlafzeit =
Anzahl Atemprobleme pro Schlafstunde**

Jetzt sehen Sie, warum die zu Hause durchgeführte Schlafstudie ein großes Problem hat. Die Schlafstudie zu Hause misst üblicherweise nicht den Schlaf, daher kann der Arzt bei der Analyse dieser Daten nicht feststellen, ob der Patient überhaupt schläft.

Anstelle der Schlafzeit steht die Testzeit oder wie lange das Gerät vom Patienten getragen wurde. Das ist super, wenn der Patient sofort einschläft und erst am Ende der Studie wieder aufwacht, aber das ist selten der Fall – insbesondere dann, wenn der Patient tatsächlich eine Schlafapnoe hat. Das Endergebnis ist: Je häufiger ein Patient während der Studie wach ist (und keine Atemprobleme hat), desto mehr unterschätzt das Gerät die Schwere einer Schlafapnoe des Patienten. Da die Atemstörungen nicht auftreten, während der Patient wach ist, wird die Zeit, in der er wach ist und mit der Atmung nicht zu kämpfen hat, als Schlafzeit mit normaler Atmung gewertet.

Das ist aber nicht das einzige Problem mit diesen Geräten. Sie sind auch anfällig für Manipulationen. Stellen Sie sich einmal vor, Sie sind ein Lkw-Fahrer und wissen, dass ihre Lizenz als Berufskraftfahrer gefährdet sein könnte, wenn bei Ihnen eine Schlafstörung festgestellt wird. Wenn Ihnen Ihr Arzt das Gerät für den Schlaftest zu Hause aushändigt, mag es scheinbar eine gute Idee sein, dass Sie es von Ihrer Frau tragen lassen, um für einen normalen Bericht zu sorgen. Glauben Sie mir, so etwas kommt vor.

Home Sleep Studies haben ihre Berechtigung. Bei einem Patienten, der eindeutig eine Schlafapnoe hat, kann diese Wahl einiges an Kosten sparen. Die Geräte sind für die Nutzung bei folgenden Patienten ausgelegt:

1. Patienten, die wahrscheinlich eine Schlafapnoe oder Atemstörung haben.
2. Patienten, bei denen eine reguläre Schlafstudie nicht möglich ist, weil sie keine Versicherung haben oder das Haus aus gesundheitlichen oder sozialen Gründen (z. B. alleinerziehend) nicht so leicht verlassen können, oder Menschen, die aus anderen Gründen keine Nacht woanders verbringen können.

Das größte Problem mit dem HST ist die Art, wie die Krankenversicherungen dessen Nutzung diktiert haben. Wenn die Wahrscheinlichkeit groß ist, dass Sie eine Schlafapnoe haben, ist dieser Test wahrscheinlich eine gute Sache. Wenn Sie eine 22-jährige Frau sind, die nicht schnarcht, sich seit Jahren schläfrig fühlt und ihre Träume heftig auslebt, sollten Sie Ihrer Krankenversicherung sagen, dass Sie eine Schlafstudie in einem Schlaflabor brauchen. Eine Studie zu Hause wäre in diesem Fall ebenso hilfreich wie eine Untersuchung der Prostata.

Ein abschließendes Wort zu den Schlafstudien. Bestehen Sie darauf, sich nach Abschluss der Studie mit dem Arzt zusammenzusetzen, der die Studie interpretiert hat, und sie mit ihm durchzugehen. Ihre Krankenversicherung muss für Ihren Test sehr viel Geld hinblättern. Sie verdienen es, die Testergebnisse von jemandem erklärt zu bekommen, der etwas vom Schlaf versteht. Es ist großartig, wenn Sie einen Hausarzt haben, der sich Gedanken über den Schlaf macht und so umsichtig war, eine Schlafstudie anzuordnen. Sie verdienen es dennoch, die Studie erklärt zu bekommen. Es reicht nicht, dass der Hausarzt nur die Auswertung liest.

Kapitel 16: Zusammenfassung

1. Schlafstudien sind wirklich hilfreich und nichts, was man fürchten müsste.
2. Schlafstudien sammeln eine gewaltige Datenmenge über den Schlaf.
3. Wenn Sie gezwungen sind, daheim eine Schlafstudie zur Diagnose Ihrer Schlafstörung durchzuführen, und diese Studie nichts ergibt, sollten Sie gegenüber Ihrer Krankenkasse auf einer echten Schlafstudie im Schlaflabor bestehen. Ich würde außerdem empfehlen, dass Sie sich diese Studie nicht von Ihrem Hausarzt, sondern von einem Schlafexperten verordnen lassen.

Sie haben ja gesehen, dass Sie bei einer Schlafstudie nichts zu befürchten haben. Mehr noch, nachdem Sie dieses Kapitel gelesen haben, sind Sie gut darauf vorbereitet, sich mit Ihrem Schlafspezialisten zusammenzusetzen und Ihre Schlafstudie gut vorbereitet und informiert durchzusprechen.

Zum Thema zusammensetzen mit Ihrem Spezialisten noch folgende Anmerkung: Viele Patienten, denen ich begegne und die in der Vergangenheit eine Schlafstudie gemacht haben, hatten nie Gelegenheit, mit einem Schlafspezialisten über ihre Studie zu sprechen oder überhaupt nur deren Ergebnisse zu bekommen. Viele erzählen, man habe ihnen gesagt, die Studie sei »ergebnislos« oder »normal« gewesen und sie hätten keine weitere Hilfe erhalten.

Jede Schlafstudie liefert nützliche Informationen. Bestehen Sie darauf, die Ergebnisse Ihrer Studie zu besprechen. Das ist ein wesentlicher Teil für das Verständnis und die Behandlung Ihrer Schlafprobleme. Vergessen Sie nicht, dass diese Studie den Beginn des Behandlungsprozesses Ihrer Schlafstörung und der Beziehung zu Ihrem Schlafspezialisten markieren soll, nicht das Ende.

SCHLUSSBETRACHTUNG

Ist dieses Buch ein vollständiges Referenzwerk zum Thema Schlaf? Nein, das ist es nicht und soll es auch nicht sein. Dafür gibt es andere Bücher. William Dements Buch *Der Schlaf und unsere Gesundheit* ist eine wunderbar detaillierte Erkundung vieler Schlafstörungen, wenn Sie nach besseren Erklärungen suchen, als auf Wikipedia zu finden sind.

Das vorliegende Buch hat Ihnen noch etwas anderes vermittelt. Ich hoffe, es hat Ihnen geholfen, einen umfassenderen Blick auf den Schlaf zu gewinnen, der es Ihnen ermöglichen wird, besser zu erkennen, was mit Ihrem Schlaf los ist (falls es ein Problem gibt) und wie das behoben werden kann.

Mit dem Schreiben dieses Buches habe ich angefangen, während ich am Hartsfield Airport auf einen Anschlussflug heim nach Charlottesville wartete. Alles fing als eine Übung an, die Dinge aufzuschreiben, über die ich mit den Patienten in meiner Klinik spreche – als eine Art Archivierung der Erklärungen und Methoden, die funktionieren. Die Geschichten und Analogien in diesem Buch wurden über Jahre hinweg durch die Beobachtung anderer Ärzte und die praktische Arbeit mit meinen eigenen Patienten in der Klinik verbessert.

Der Umgang mit Schlafproblemen ist mühevoll, da es oft sehr schwierig ist, eine Einschätzung des Schlafes einer Person zu bekommen. Es ist ähnlich schwierig wie der Versuch, sich ein Haar aus der Mitte des Rückens zu zupfen. Erstens ist es schwierig zu sehen, ob da überhaupt ein Haar ist.

Dazu bräuchte man wahrscheinlich einen Spiegel, mit dem man in einen zweiten Spiegel schauen kann – sehr kompliziert. Zweitens: Selbst wenn es gelungen sein sollte, das abtrünnige Haar aufzuspüren, ist es praktisch ein Ding der Unmöglichkeit, es sich selbst auszuzupfen. Dieses Buch hat Ihnen bessere Einblicke in Ihren eigenen Schlaf verschafft (als würde ich den Spiegel für Sie halten), während es Sie gleichzeitig mit ein paar besseren Ideen versorgt hat, wie Sie dieses Haar auszupfen können.

Ich möchte Ihnen zum Abschied etwas wünschen, liebe Leserin, lieber Leser, und darauf gebracht hat mich der Kommentar der ersten echten Lektorin, die mein Buch gelesen hat. Irgendwo mitten im Buch, wo ich versuchte, etwas über Insomnie zu erklären, schrieb die Lektorin: »Ist dieser Satz wirklich hilfreich für Menschen, die unter einer schlimmen Insomnie leiden und nicht nur gelegentlich ein Problemchen haben?« Ich war geknickt. Hatte ich es mit allem, was ich geschrieben hatte, nicht geschafft, meiner Lektorin zu vermitteln, dass diese Person, die so sehr litt, sich nicht wesentlich unterschied von einer Person mit gelegentlicher Insomnie? War ihr meine gesamte Einstellung gegenüber der Insomnie sozusagen gar nicht klar geworden? Nachdem ich eine Weile darüber und über die vielen tausend Patienten nachgedacht hatte, die ich im Lauf der Jahre gesehen habe, kam mir ein abschließender Gedanke:

**Es kann viel Zeit benötigen,
einen großartigen Schlaf zu erreichen.**

Wenn Sie etwas Übergewicht haben und aus der Form geraten sind, dauert es auch seine Zeit, durch Training einen muskulösen Körper zu erreichen. Italienisch zu lernen braucht Zeit. Nichts wirklich Großartiges erreicht man schnell und ich fürchte, das gilt auch für den Schlaf. Wenn Sie daher mein Buch gelesen haben und den besten Schlaf aller Zeiten schlafen, könnte ich gar nicht begeisterter sein. Sollte das nicht der Fall sein, schlage ich Ihnen vor, sich etwas Zeit zu lassen, um das Gelernte zu verdauen. Probieren Sie ein paar Dinge aus, zu denen ich angeregt habe. Mit der Zeit werden Sie in diesem Buch vielleicht die Lösungen finden, die Sie brauchen. Das sind mein Wunsch und meine Hoffnung.

ANMERKUNG DES AUTORS

Ich stehe in keiner finanziellen Beziehung zu irgendeinem der Produkte, die in diesem Buch erwähnt werden. Bei diesen Produkten habe ich im Lauf vieler Jahre festgestellt, dass sie den Menschen dabei helfen, besser zu schlafen. Ich kann Ihnen also versichern, dass Sie mit dem Kauf dieser Produkte nicht meine Sammlung an Vintage-Schlafmützen finanzieren. Ich war als bezahlter Berater für verschiedene Medikamente gegen das Restless-Legs-Syndrom und gegen Narkolepsie im Dienst, weil ich mich des Eindrucks nicht erwehren kann, dass viele Ärzte Hilfe dabei brauchen, diese Erkrankungen zu erkennen und entsprechend zu behandeln. Trotz zahlreicher Einladungen habe ich nie einen bezahlten Vortrag zugunsten eines Schlafmittels gehalten.

DANKSAGUNG

Mein Werdegang zum Schlafspezialisten wurde von drei fantastischen Ärzten geprägt, mit denen zu arbeiten und von denen zu lernen ich über Jahre hinweg das Glück hatte. Ich möchte die Gelegenheit nutzen, diesen Herren zu danken.

Paul Suratt, der ehemalige Chef der Schlafmedizin an der University of Virginia, war für mich mehr als ein Lehrmeister. Er ist ein Freund und ein glänzendes Vorbild. Er brachte mich als Student vor dem Vordiplom das erste Mal mit dem Schlafgebiet in Kontakt und zeigte mir, wie fantastisch es sein kann. Er ist dafür verantwortlich, dass Sie heute dieses Buch lesen. Danke, Paul.

Als ich an die medizinische Fakultät der Emory University ging, stellte Paul mich Don Bliwise vor. Er leitet dort das Schlafzentrum. Wenn Paul der Zündfunke war, dann entfachte Don das Feuer. Ich kann mir keinen liebenswürdigeren Menschen vorstellen, der sich seither die größte Mühe gegeben hat, mir zu helfen. Er ist mit seiner Zeit großzügig und wird allgemein verehrt. Danke, Don. Schließlich habe ich, damit alles seine Ordnung hat, eine medizinische Zusatzausbildung bei Brad Vaughn, dem Leiter der Schlafmedizin der UNC-Chapel Hill absolviert. Brad brachte mir den täglichen Kleinkram bei, mit dem der Leiter eines Schlafzentrums zu tun hat und was er mir nicht beibrachte, schaute ich ihm einfach ab. Denken Sie an die Person in Ihrem Bekanntenkreis, die am härtesten arbeitet, und dann stellen Sie sich Brad vor, der die Arbeit dieser Person in seiner Mittagspause erledigt.[84] Zwar werde ich deine Arbeitsmoral nie erreichen, aber zumindest habe ich ein Ziel, das ich anstreben kann. Danke, Brad.

Bedanken möchte ich mich bei Justo Campa dafür, dass er mir vor vielen Jahren angeboten hat, in seiner Praxis mitzuarbeiten, und mir diese anvertraut hat, als er in den Ruhestand gegangen ist. Ich möchte mich bei allen Mitarbeitern in meiner Praxis dafür bedanken, dass sie mein Arbeitsleben so vergnüglich machen: Perri, Geni, Betsy, Sharon und Johanna. Besonders bedanken möchte ich mich bei Tammy, die mein hektisches Leben so reibungslos managt und immer der Fels in der Brandung ist. Du bist eine außergewöhnliche Praxismanagerin und jeder, der versuchen sollte, dich aus meiner Praxis abzuwerben, würde sich in einer Szene wiederfinden, die direkt aus *Good Fellas – Drei Jahrzehnte in der Mafia* stammen könnte.

Danke Jeff, dass du dieses Buch sicher und geschickt zur Vollendung geführt hast. Es ist für mich einer dieser seltsamen Fantasie-Freunde geworden. Er lebte auf meinem Computer, aber niemand konnte ihn sehen, ich habe ihn nur ab und zu erwähnt. Jeff, du bist dafür verantwortlich, dass dieser Freund lebendig geworden ist.

Mein Dank geht an Claire Zion und das wunderbare Team von Penguin. Ihr habt damit eine Chance ergriffen und habt mich unterstützt, seit wir uns erstmals in New York getroffen haben. Ihr bekommt für immer kostenlose Schlafberatung.

Danke David Bowie. Ich habe geträumt, dass du mich eines Tages aus heiterem Himmel[85] anrufen würdest wegen dieses beunruhigenden Traums, in dem du im Weltraum schwebtest, und ich würde dir helfen, die Dinge zu klären. Ich bin traurig, dass dies nie geschehen wird. Ich liebe deine Musik.

Und das Wichtigste: Ich danke meiner Familie, die mein Projekt so toll unterstützt hat. Maeve, Tyce und Cam, ihr seid nicht nur die besten

---

84 Kleiner Scherz … Brad würde nie eine Mittagspause machen.
85 Einem Electric-Blue-Himmel sozusagen.

Schläfer der Welt, sondern echt nette junge Leute. Ich danke meiner Frau Ames, die mich immer wieder gefragt hat: »Wann wirst du endlich etwas mit diesem Buch anfangen?« Dieses Buch widme ich dir.

WEITERFÜHRENDE LITERATURHINWEISE

Einführung in die Schlafmedizin

2005 Sleep in America Poll Summary of Findings, Washington, DC (2005)
Ohayon, M. M., R. O'Hara und M. V. Vitiello: *Epidemiology of Restless Legs Syndrome: A Synthesis of the Literature*, in: Sleep Medicine Reviews 16, Nr. 4 (2012), S. 283–295
Rosen, R. C., M. Rosenkind, C. Rosevar, et al.: *Physician Education in Sleep and Sleep Disorders: A National Survey of U.S. Medical Schools*, in: Sleep 16, Nr. 3 (1993), S. 249–254
Roth, T.: *Insomnia: Definition, Prevalence, Etiology, and Consequences*, in: Journal of Clinical Sleep Medicine 3, suppl. 5 (2007), S. 7–10
Teodorescu, M. C., A. Y. Avidan, M. Teodorescu, et al.: *Sleep Medicine Content of Major Medical Textbooks Continues to Be Underrepresented*, in: Sleep Medicine 8, Nr. 3 (2007), S. 271–276

Kapitel 1

Asarnow, L. D., E. McGlinchey und A. G. Harvey: *Evidence for a Possible Link Between Bedtime and Change in Body Mass Index*, in: Sleep 38, Nr. 10 (2015), S. 1523–1527
Aspelund, A., S. Antila, S. T. Proulx, et al.: *A Dural Lymphatic Vascular System That Drains Brain Interstitial Fluid and Macromolecules*, in: Journal of Experimental Medicine 212, Nr. 7 (2015), S. 991–999
Baron, K. G., K. J. Reid, A. S. Kern und P. C. Zee: *Role of Sleep Timing in Caloric Intake and BMI*, in: Obesity 19, Nr. 7 (2011), S. 1374–1381
Chen, J. C. und J. H. Hwang: *Sleep Apnea Increased Incidence of Primary Central Nervous System Cancers: A Nationwide Cohort Study*, in: Sleep Medicine 15, Nr. 7 (2014), S. 749–754

Edwards, C., S. Mukherjee, L. Simpson: *Depressive Symptoms Before and After Treatment of Obstructive Sleep Apnea in Men and Women*, in: Journal of Clinical Sleep Medicine 11, Nr. 9 (2015), S. 1029–1038

Erren, T. C., P. Falaturi, P. Morfeld et al.: *Shift Work and Cancer: The Evidence and the Challenge*, in: Deutsches Ärzteblatt International 107, Nr. 38 (2010), S. 657–662

Fang, H. F., N. F. Miao, C. D. Chen et al.: *Risk of Cancer in Patients with Insomnia, Parasomnia, and Obstructive Sleep Apnea: A Nationwide Nested Case-Control Study*, in: Journal of Cancer 6, Nr. 11 (2015), S. 1140–1147

Finan, P. H., P. J. Quartana und M. T. Smith: *The Effects of Sleep Continuity Disruption on Positive Mood and Sleep Architecture in Healthy Adults*, in: Sleep 38, Nr. 11 (2015), S. 1735–1742

Hakim, F., Y. Wang, A. Carreras, et al.: *Chronic Sleep Fragmentation During the Sleep Period Induces Hypothalamic Endoplasmic Reticulum Stress and PTP1b-Mediated Leptin Resistance in Male Mice*, in: Sleep 38, Nr. 1 (2015), S. 31–40

Hsiao, Y. H., Y. T. Chen, C. M. Tseng et al.: *Sleep Disorders and Increased Risk of Autoimmune Diseases in Individuals without Sleep Apnea*, in: Sleep 38, Nr. 4 (2015), S. 581–586

Jindal, R. D. und M. E. Thase: *Treatment of Insomnia Associated with Clinical Depression*, in: Sleep Medicine Reviews 8 (2004), S. 19–30

Kanagala, R., N. S. Murali, P. A. Friedman et al.: *Obstructive Sleep Apnea and the Recurrence of Atrial Fibrillation*, in: Circulation 107, Nr. 20 (2003), S. 2589–2594

Killgore, W. D. S., T. J. Balkin und N. J. Wesensten: *Impaired Decision Making Following 49 Hours of Sleep Deprivation*, in: Journal of Sleep Research 15, Nr. 1 (2006), S. 7–13

Lee, H., L. Xie, M. Yu, et al.: *The Effect of Body Posture on Brain Glymphatic Transport*, in: Journal of Neuroscience 35, Nr. 31 (2015), S. 11034–11044

Lim, A. P., L. Yu, M. Kowgier, et al.: *Sleep Modifies the Relation of APOE to the Risk of Alzheimer Disease and Neurofibrillary Tangle Pathology*, in: JAMA Neurology 70, Nr. 12 (2013) 1544–1551

Louveau, A., I. Smirnov, T. J. Keyes, et al.: *Structural and Functional Features of Central Nervous System Lymphatic Vessels*, in: Nature 523 (2015), S. 337–341

Luca, A., M. Luca und C. Calandra: *Sleep Disorders and Depression: Brief Review of the Literature, Case Report, and Nonpharmacologic Interventions for Depression*, in: Clinical Interventions in Aging 8 (2013), S. 1033–1039

Lundahl, A. und T. D. Nelson: *Sleep and Food Intake: A Multisystem Review of Mechanisms in Children and Adults*, in: Journal of Health Psychology 20, Nr. 6 (2015), S. 794–805

Markt, S. C., A. Grotta, O. Nyren et al.: *Insufficient Sleep and Risk of Prostate Cancer in a Large Swedish Cohort*, in: Sleep 38, Nr. 9 (2015), S. 1405–1410

Patel, S. R. und F. B. Hu: *Short Sleep Duration and Weight Gain: A Systematic Review*, in: Obesity 16, Nr. 3 (2008), S. 643–653

Phipps, A. I., P. Bhatti, M. L. Neuhouser, et al.: *Prediagnostic Sleep Duration and Sleep Quality in Relation to Subsequent Cancer Survival*, in: Journal of Clinical Sleep Medicine 12, Nr. 4 (2016), S. 495–503

Prather, A. A., D. Janicki-Deverts, M. H. Hall und S. Cohen: *Behaviorally Assessed Sleep and Susceptibility to the Common Cold*, in: Sleep 38, Nr. 9 (2015), S. 1353–1359

Schönauer, M., A. Pawlizki, C. Köck und S. Gais.: *Exploring the Effect of Sleep and Reduced Interference on Different Forms of Declarative Memory*, in: Sleep 37, Nr. 12 (2014), S. 1995–2007

Sperry, S. D., I. D. Scully, R. H. Gramzow und R. S. Jorgensen: *Sleep Duration and Waist Circumference in Adults: A Meta-Analysis*, in; Sleep 38, Nr. 8 (2015), S. 1269–1276

Spira, A. P., A. A. Gamaldo, Y. An, et al.: *Self-Reported Sleep and β-Amyloid Deposition in Community-Dwelling Older Adults*, in: JAMA Neurology 70, Nr. 12 (2013), S. 1537–1543

Straif, K., R. Baan, Y. Grosse et al.: *Carcinogenicity of Shift-Work, Painting, and Fire-Fighting*, in: Lancet 8, Nr. 12 (2007), S. 1065–1066

Suzuki, K., M. Miyamoto, T. Miyamoto, et al.: *Sleep Disturbances Associated with Parkinson's Disease*, in: Parkinson's Disease (2011), 10 Seiten

Taheri, S., L. Lin, D. Austin, et al.: *Short Sleep Duration Is Associated with Reduced Leptin, Elevated Ghrelin, and Increased Body Mass Index*, in: PLoS Medicine 1, Nr. 3 (2004), e62

Van Cauter, E. und K. L. Knutson: *Sleep and the Epidemic of Obesity in Children and Adults*, in: European Journal of Endocrinology 159, Nr. S1 (2008), S. 59–66

Wang, P., F. M. Ren, Y. Lin et al.: *Night-Shift Work, Sleep Duration, Daytime Napping, and Breast Cancer Risk*, in: Sleep Medicine 16, Nr. 4 (2015), S. 462–468

Xie, L., H. Kang, Q. Xu, et al.: *Sleep Drives Metabolite Clearance from the Adult Brain*, in: Science 342, Nr. 6156 (2013), S. 373–377

Zhang, J., X. Jin, C. Yan, et al.: *Short Sleep Duration as a Risk Factor for Child hood Overweight/Obesity: A Large Multicentric Epidemiologic Study in China*, in: Sleep Health 1, Nr. 3 (2015), S. 184–190

Zhang, X., E. L. Giovannucci, K. Wu et al.: *Associations of Self-Reported Sleep Duration and Snoring with Colorectal Cancer Risk in Men and Women*, in: Sleep 36, Nr. 5 (2013), S. 681–688

Kapitel 2

Cano, G., T. Mochizuki und C. B. Saper: *Neural Circuitry of Stress-Induced Insomnia in Rats*, in: Journal of Neuroscience 28, Nr. 40 (2008), S. 10167–10184

Cirelli, C. und G. Tononi: *Is Sleep Essential?*, in: PLoS Biology 6, Nr. 8 (2008), e216

Hirshkowitz, M., K. Whiton, S. M., Albert et al.: *National Sleep Foundation's Sleep Time Duration Recommendations: Methodology and Results Summary*, in: Sleep Health 1, Nr. 1 (2015), S. 40–43

Hull, C.: *Principles of Behavior*, Appleton-Century-Crofts, New York 1943

Knutson, K. L., E. Van Cauter, P. J. Rathouz et al.: *Trends in the Prevalence of Short Sleepers in the USA: 1975-2006*, in: Sleep 33, Nr. 1 (2010), S. 37–45

Ohayon, M. M., M. A. Carskadon, C. Guilleminault und M. V. Vitiello: *Meta-Analysis of Quantitative Sleep Parameters from Childhood to Old Age in Healthy Individuals:*

Developing Normative Sleep Values Across the Human Lifespan, in: Sleep 27, Nr. 7 (2004), S. 1255–1273

Van Dongen, H. P., G. Maislin, J. M. Mullington und D. F. Dinges: *The Cumulative Cost of Additional Wakefulness: Dose-Response Effects on Neurobehavioral Functions and Sleep Physiology from Chronic Sleep Restriction and Total Sleep Deprivation*, in: Sleep 26, Nr. 2 (2003), S. 117–126

Yetish, G., H. Kaplan, M. Gurven et al.: *Natural Sleep and Its Seasonal Variations in Three Pre-Industrial Societies*, in: Current Biology 25, Nr. 21 (2015), S. 2862–2868

Kapitel 3

Burke, T. M., R. R. Markwald, A. W. McHill et al.: *Effects of Caffeine on the Human Circadian Clock In Vivo and In Vitro*, in: Science Translational Medicine 7, Nr. 305 (2015), 305ra146

Flourakis, M., E. Kula-Eversole, A. L. Hutchison et al.: *A Conserved Bicycle Model for Circadian Clock Control of Membrane Excitability*, in: Cell 162, Nr. 4 (2015), S. 836–848

Goldstein-Piekarski, A. N., S. M. Greer, J. M. Saletin und M. P. Walker: *Sleep Deprivation Impairs the Human Central and Peripheral Nervous System Discrimination of Social Threat*, in: Journal of Neuroscience 35, Nr. 28 (2015), S. 10135–10145

Gooley, J. J., J. Lu, D. Fischer und C. B. Saper: *A Broad Role for Melanopsin in Nonvisual Photoreception*, in: Journal of Neuroscience 23, Nr. 18 (2003), S. 7093–7106

Johns, M. W.: *A New Method for Measuring Daytime Sleepiness: The Epworth Sleepiness Scale*, in: Sleep 14, Nr. 6 (1991), S. 540–545

National Transportation Safety Board: *Grounding of the U.S. Tankship Exxon Valdez on Bligh Reef, Prince William Sound Near Valdez, Alaska. March 24, 1989*, [Seeunfallbericht], (PB90-916405 NTSB/MAR-90/04)

Simon, E. B., N. Oren, H. Sharon et al.: *Losing Neutrality: The Neural Basis of Impaired Emotional Control Without Sleep*, in: Journal of Neuroscience 35, Nr. 38 (2015), S 13194–13205

Watson, N. F., M. S. Badr, G. Belenky et al.: *Joint Consensus Statement of the American Academy of Sleep Medicine and Sleep Research Society on the Recommended Amount of Sleep for a Healthy Adult: Methodology and Discussion*, in: Journal of Clinical Sleep Medicine 11, Nr. 8 (2015), S. 931–952

Kapitel 4

Alapin, I., C. S. Fichten, E. Libman et al.: *How Is Good and Poor Sleep in Older Adults and College Students Related to Daytime Sleepiness, Fatigue, and Ability to Concentrate?*, in: Journal of Psychosomatic Research 49, Nr. 5 (2000), S. 381–390

Aserinsky, E. und N. Kleitman: *Regularly Occurring Periods of Eye Motility, and Concomitant Phenomena, During Sleep*, in: Science 118, Nr. 3062 (1953), S. 273–274

Greenhill, L., J. Puig-Antich, R. Goetz et al.: *Sleep Architecture and REM Sleep Measures in Prepubertal Children with Attention Deficit Disorder with Hyperactivity*, in: Sleep 6, Nr. 2 (1983), S. 91–101

Modell, S. und C. J. Lauer: *Rapid Eye Movement (REM) Sleep: An Endophenotype for Depression*, in: Current Psychiatry Reports 9, Nr. 6 (2007), S. 480–485

Palagini, L., C. Baglioni, A. Ciapparelli et al.: *REM Sleep Dysregulation in Depression: State of the Art*, in: Sleep Medicine Reviews 17, Nr. 5 (2013), S. 377–390

Roehrs, T., M. Hyde, B. Blaisdell et al.: *Sleep Loss and REM Sleep Loss Are Hyperalgesic*, in: Sleep 29, Nr. 2 (2006), S. 145–151

Tilley, A. J. und J. A. Empson: *REM Sleep and Memory Consolidation*, in: Biological Psychiatry 6, Nr. 4 (1978), S. 293–300

Van Cauter, E. und G. Copinschi: *Interrelationships between Growth Hormone and Sleep*, in: Growth Hormone & IGF Research 10, suppl. B (2000), S. 57–62

Vanini, G.: *Sleep Deprivation and Recovery Sleep Prior to a Noxious Inflammatory Insult Influence Characteristics and Duration of Pain*, in: Sleep 39, Nr. 1 (2016), S. 133–142

Kapitel 5

Gray, S. L., M. L. Anderson, S. Dublin et al.: *Cumulative Use of Strong Anticholinergic Medications and Incident Dementia*, in: JAMA Internal Medicine 175, Nr. 3 (2015), S. 401–407

Kapitel 6

An., H. und S. A. Chung: *A Case of Obstructive Sleep Apnea Syndrome Presenting As Paradoxical Insomnia*, in: Psychiatry Investigations 7, Nr. 1 (2010), S. 75–78

Case, K., T. D. Hurwitz, S. W. Kim et al.: *A Case of Extreme Paradoxical Insomnia Responding Selectively to Electroconvulsive Therapy*, in: Journal of Clinical Sleep Medicine 4, Nr. 1 (2008), S. 62–63

Ghadami, M. R., B. Khaledi-Paveh, M. Nasouri und H. Khazaie: *PTSD-Related Paradoxical Insomnia: An Actigraphic Study Among Veterans with Chronic PTSD*, in: Journal of Injury and Violence Research 7, Nr. 2 (2015), S. 54–58

Kapitel 7

Kleitman, N.: *Periodicity*, in: Sleep and Wakefulness, University of Chicago Press 1963.

Liira, J., J. Verbeek und J. Ruotsalainen: *Pharmacological Interventions for Sleepiness and Sleep Disturbances Caused by Shift Work*, in: Journal of the American Medical Association 313, Nr. 9 (2015), S. 961–962

The International Classification of Sleep Disorders: Diagnostic and Coding Manual, Revised. Westchester, American Academy of Sleep Medicine 2001

Kapitel 8

Afaghi, A., H. O'Connor und C. M. Chow: *High-Glycemic-Index Carbohydrate Meals Shorten Sleep Onset*, in: American Journal of Clinical Nutrition 85, Nr. 2 (2007), S. 426–430

Chang, A. M., D. Aeschbach, J. F. Duffy und C. A. Czeisler: *Evening Use of Light-Emitting eReaders Negatively Affects Sleep, Circadian Timing, and Next-Morning Alertness*, in: Proceedings of the National Academy of Science USA 112, Nr. 4 (2015), S. 1232–1237

Drake, C., T. Roehrs, J. Shambroom und T. Roth: *Caffeine Effects on Sleep Taken 0, 3, or 6 Hours before Going to Bed*, in: Journal of Clinical Sleep Medicine 9, Nr. 11 (2013), S. 1195–1200

Grigsby-Toussaint, D. S., K. N. Turi, M. Krupa et al.: *Sleep Insufficiency and the Natural Environment: Results from the US Behavioral Risk Factor Surveillance System Survey*, in: Preventive Medicine 78 (2015), S. 78–84

Kouider, S., T. Andrillon, L. S. Barbosa et al.: *Inducing Task-Relevant Responses to Speech in the Sleeping Brain*, in: Current Biology 24, Nr. 18 (2014), S. 2208–2214

Raymann, R. J., D. F. Swaab und E. J. Van Someren: *Skin Deep: Enhanced Sleep Depth by Cutaneous Temperature Manipulation*, in: Brain 131, Teil 2 (2008), S. 500–513

Yetish, G., H. Kaplan, M. Gurven et al.: *Natural Sleep and Its Seasonal Variations in Three Pre-Industrial Societies*, in: Current Biology 25, Nr. 21 (2015), S. 2862–2868

Kapitel 9

Harvey, A. G. und N. Tang: *(Mis)Perception of Sleep in Insomnia: A Puzzle and a Resolution*, in: Psychological Bulletin 138, Nr. 1 (2012), S. 77–101

Hofer-Tinguely, G., P. Achermann, H. P. Landolt et al.: *Sleep Inertia: Performance Changes after Sleep, Rest and Active Waking*, in: Cognitive Brain Research 22, Nr. 3 (2005), S. 323–331

Mednick, S., T. Makovski, D. Cai und Y. Jiang; *Sleep and Rest Facilitate Implicit Memory in a Visual Search Task*, in: Vision Research 49, Nr. 21 (2009), S. 2557–2565

Trauer, J. M., M. Y. Qian, J. S. Doyle et al.: *Cognitive Behavioral Therapy for Chronic Insomnia: A Systematic Review and Meta-Analysis*, in: Annals of Internal Medicine 163, Nr. 3 (2015), S. 191–204

Kapitel 10

Alapin, I., C. S. Fichten, E. Libman et al.: *How Is Good and Poor Sleep in Older Adults and College Students Related to Daytime Sleepiness, Fatigue, and Ability to Concentrate?*, in: Journal of Psychosomatic Research 49, Nr. 5 (2000), S. 381–390

Morin, C. M.: *Insomnia*, Guilford Press, New York 1996

Thorpy, M. und S. F. Harris: *Can You Die of Insomnia?* [Blogbeitrag], New York Times, 24. Juni 2010

Van Someren, E. J., C. Cirelli, D. J. Dijk et al.: *Disrupted Sleep: From Molecules to Cognition*, in: Journal of Neuroscience 35, Nr. 14 (2015), S. 13889–13895

Kapitel 11

Costello, R. B., C. V. Lentino, C. C. Boyd et al.: *The Effectiveness of Melatonin for Promoting Healthy Sleep: A Rapid Evidence Assessment of the Literature*, in: Nutrition Journal 13 (2014), S. 106

Sutton, E. L.: *Profile of Suvorexant in the Management of Insomnia*, in: Drug Design, Development and Therapy 9 (2015), S. 6035–6042

Weintraub, K.: *Do Sleeping Pills Induce Restorative Sleep?* [Blogbeitrag], New York Times, 11. Dezember 2015; well.blogs.nytimes.com/2015/12/11/ask-well-do-sleeping-pills-induce-restorative-sleep/?_r=0

Kapitel 12

Chung, S. A., T. K. Wolf und C. M. Shapiro: *Sleep and Health Consequences of Shift Work in Women*, in: Journal of Women's Health 18, Nr. 7 (2009), S. 965–977

Kapitel 13

Bayon, V., D. Leger, D. Gomez-Merino et al.: *Sleep Debt and Obesity*, in: Annals of Medicine 46, Nr. 5 (2014), S. 264–272

Broussard, J. L., K. Wroblewski, J. M. Kilkus und E. Tasali: *Two Nights of Recovery Sleep Reverses the Effects of Short-term Sleep Restriction on Diabetes Risk*, in: Diabetes Care 39, Nr. 3 (2016), S. 40–41

Léger, D., E. Roscoat, V. Bayon et al.: *Short Sleep in Young Adults: Insomnia or Sleep Debt? Prevalence and Clinical Description of Short Sleep in a Representative Sample of 1004 Young Adults from France*, in: Sleep Medicine 12, Nr. 5 (2011), S. 454–462

Lewith, G. T., A. D. Godfrey und P. Prescott: *A Single-Blinded, Randomized Pilot Study Evaluating the Aroma of 'Lavandula augustifolia' as a Treatment for Mild Insomnia*, in: Journal of Alternative and Complementary Medicine 11, Nr. 4 (2005), S. 631–37

Lytle, J., C. Mwatha und K. K. Davis: *Effect of Lavender Aromatherapy on Vital Signs and Perceived Quality of Sleep in the Intermediate Care Unit: A Pilot Study*, in: American Journal of Critical Care 23, Nr. 1 (2014), S. 24–29

Riedel, B. W. und K. L. Lichstein: *Insomnia and Daytime Functioning*, in: Sleep Medicine Reviews 4, Nr. 3 (2000), S. 277–298

Sallinen, M., J. Holm, K. Hirvonen et al.: *Recovery of Cognitive Performance from Sleep Debt: Do a Short Rest Pause and a Single Recovery Night Help?*, in: Chronobiology International 25, Nr. 2 (2008), S. 279–296

Kapitel 14

Honsberg, A. E., R. R. Dodge, M. G. Cline und S. F. Quan: *Incidence and Remission of Habitual Snoring over a 5- to 6-Year Period*, in: Chest 108, Nr. 3 (1995), S. 604–609

Kapitel 15

Aukerman, M. M., D. Aukerman, M. Bayard et al.: *Exercise and Restless Legs Syndrome: A Randomized Controlled Trial*, in: Journal of the American Board of Family Medicine 19, Nr. 5 (2006), S. 487–493

Marelli, S., A. Galbiati, F. Rinaldi et al.: *Restless Legs Syndrome/Willis Ekbom Disease: New Diagnostic Criteria According to Different Nosology*, in: Archives Italiennes de Biologie 153, Nr. 2–3 (2015), S. 184–193

REGISTER

A
Adenosin 65 f., 68, 95, 99 f., 102, 281
Adipositas 18, 209
Alzheimer-Krankheit 18, 21 f., 28, 32, 96
Angst 13, 106, 125, 131, 140, 168 f., 173, 178, 193 ff., 201, 223, 267, 284, 289, 297 f.
  durch Schlafprobleme verursachte 13, 28, 115, 171 f., 201, 224, 233
  Schlafprobleme verursachende 42 f., 63, 104 f., 164 f., 168, 194 ff.
Antidepressiva 96, 172, 198, 218, 279
Arthritis, rheumatoide 31

B
Benzodiazepine 213 ff., 217
Blutdruck 25, 209, 269

D
Depression 18, 28 f., 55, 63, 81, 269
Diabetes 14, 18, 32, 55, 184, 209, 269, 271
Dopamin 96 f., 99, 278 f.
Druck, homöostatischer 66, 69

E
Elektroenzephalogramm (EEG) 85, 267, 291 f., 294
Elektromyografie (EMG) 291
Elektrookulografie (EOG) 291

G
Gehirn 19 ff., 24, 32, 36, 40, 44, 71, 95, 100, 116, 139, 168 f., 175, 193, 196, 223, 252, 264, 282
  Aktivität 79, 156, 199, 267 f., 289
  chemische Substanzen 20 f., 43, 65 f., 87, 93, 95, 97, 99, 197, 217, 233, 256, 277 f., 280 f.
  Funktion und Schlaf 42, 58 f., 64, 92, 203, 253, 277
  und die Aktivität der Gehirnwellen 267, 290 ff., 295 f., 298 f.
  und Licht 112, 135 f., 236, 254
  und REM-Schlaf 79, 81, 83, 266, 285
  und Routine 154 f.
  und Sauerstoff 264, 266, 268
  und Wachstumshormon 86
  und Zeitnehmer (SCN) 68 ff., 232
  und zirkadianer Rhythmus 116, 119, 121, 154, 230, 239

H
Herzanfall 18, 162, 192, 205
Herzinsuffizienz 14, 18, 25, 28, 206, 269, 271
Histamin 95, 99, 212
Hypnogramm 77, 87, 89

I
Immunsystem 30 f., 86
Insomnie 161 ff., 164, 166, 174, 176, 181, 189, 203 f., 247, 258, 304
  chronische 166 f., 170, 182 f., 190, 197
  Defintion 167, 174, 191
  Diagnose 192, 220
  einfache 167, 210, 218
  Einschlafstörung 165
  Gleichung 165, 177
  -Identität 184 f., 189
  paradoxe 112, 163
  primäre 172, 182, 196 ff., 224
  Schlafmangel 162, 164, 192, 204, 206
  schwere 167, 175, 177 ff., 180 f., 183, 185, 197, 209
  sekundäre 172, 182
  und Angst/innere Unruhe 171, 178, 193 f., 201
  und KVT 172 f.
  und medizinische Probleme 166, 172, 182, 210 f., 219
  und Schlaftabletten 205, 215 ff., 218, 220

K
Kataplexie 81, 89, 217, 282, 284
Kern, suprachiasmatischer (SCN) 68 ff.
K-Komplexe 84, 295
Krebs 18, 30, 191, 219, 236, 238
KVT (Kognitive Verhaltenstherapie) 172 f., 175, 178, 184, 211, 224 f., 233

L
Lateralsklerose, amytrophe 13
Leichtschlaf 76, 78, 83 f., 88, 92, 291 f., 295 f.

M
Melatonin 68 f., 95, 99, 112, 135, 168, 213, 278
  Lebensmittel mit, 153
  und Nahrungsergänzungsmittel 213
  und Schichtarbeit 125
Migräne 18, 73

N
Narkolepsie 81, 98 f., 122 f., 130, 198, 217, 281 ff., 284

P
Parasomnien 286
Parkinson-Krankheit 22, 97, 285
Polysomnogramm 291, 293

R
REM (Traumschlaf) 73, 75 f., 78 ff., 81 ff., 84, 88 f., 90 ff., 121 f., 137, 218, 283, 291 f., 296 f.
  Latenz 81
  Paralyse 89, 91, 265, 283
  Verhaltensstörung 97, 285
Restless-Legs-Syndrom (RLS) 14, 218, 274 ff., 277, 279 ff.
Rhythmus, zirkadianer 24, 120 f., 125, 234
  Melatonin 68
  SCN 68
  Störungen 125, 235, 240, 242
  und Licht 68, 118 ff., 125, 137, 241

S
Schichtarbeit 30, 92, 121 f., 124 f., 136, 224, 236 ff., 241
Schlaf
  essen im 61, 152, 286
  gehen im (Schlafwandeln) 286
  Sex im 286
  sprechen im 286
Schlafapnoe 14 f., 23, 59, 87, 114, 122 f., 261, 264 ff., 267 f., 271, 273, 280, 287, 300
  Behandlung 27, 29, 269 f.
  Home Sleep Test 301
  und Blutdruck 25, 269, 271
  und Depressionen 29, 269
  und hyperaktive Blase 96, 269
  und Schlaflabor 274
  und Übergewicht 23, 122
Schlafbeschränkung 174, 208, 225, 233 f.

Schlafentzug/Schlafmangel 32, 40 f., 55 ff., 58, 71, 81, 110, 233, 251, 262
  Studien 25, 38, 63 f., 114
  und Krebs 30, 206
  vs. Insomnie 162, 176, 192 f., 204, 206
Schlafhilfen 149, 190, 198, 203 f., 218
Schlafhygiene 63, 128, 133 f., 159, 166, 174, 197
Schlafphase, verzögerte 239, 241
Schlafphase, vorverlagerte 239 ff.
Schlafstudie 84, 87, 111, 130, 187, 197, 267, 269, 273, 279 f., 285, 287, 289 ff., 292, 294 f., 297 ff., 300 ff.
Schlafwahrnehmungsstörung, *siehe* paradoxe Insomnie
Schlafzeiten 228, 239
Schlaganfall 13, 18, 25 f., 191, 205, 269, 271
Sjögren-Syndrom 32
Sklerose, systemische 32
Stimmungsstörungen 14, 63, 81
Störung, bipolare 29, 169, 171 f.
System, glymphatisches 20 ff.
System, homöostatisches 64 f., 70 f.
System, lymphatisches 20
System, zirkadianes 64, 70 f., 118, 241

T
Tagesschläfrigkeit, exzessive (EDS) 100
Tiefschlaf 73, 75 f., 78, 83 ff., 86 ff., 90, 92, 265 f., 296
  und Alkohol 150
  und Nickerchen 253 f.
  und Schlafmittel 214, 286
  und Schlafstudie 79, 291
Traumschlaf, siehe REM
Triebreduktionstheorie 36

U
Übergewicht 23 f., 304
Unruhe, innere 168, 170 ff., 178

V
Vigilanz 38, 42, 93 f., 99 f., 103 f., 106 f., 171
Vorhofflimmern 18, 25 ff., 269

W
Wachheit 19, 42, 70, 76, 93 ff., 96 ff., 99, 103, 107, 115, 153, 157, 216, 230, 237, 241, 243, 253, 278, 284

Z
Zirbeldrüse (Epiphyse) 68, 112
Zolpidem 125, 206, 210, 215 f., 286